Korrupte Medizin

Hans Weiss

Korrupte
Medizin

**Ärzte als Komplizen
der Konzerne**

Kiepenheuer & Witsch

FSC
Mix
Produktgruppe aus vorbildlich
bewirtschafteten Wäldern und
anderen kontrollierten Herkünften
Zert.-Nr. SGS-COC-1940
www.fsc.org
© 1996 Forest Stewardship Council

Verlag Kiepenheuer & Witsch, FSC-DEU-0096

1. Auflage 2008

© 2008 by Verlag Kiepenheuer & Witsch, Köln
Alle Rechte vorbehalten. Kein Teil des Werkes darf in
irgendeiner Form (durch Fotografie, Mikrofilm oder ein
anderes Verfahren) ohne schriftliche Genehmigung des
Verlages reproduziert oder unter Verwendung elektronischer
Systeme verarbeitet, vervielfältigt oder verbreitet werden.
Umschlaggestaltung: Rudolf Linn, Köln
Autorenfoto: © Lukas Beck
Gesetzt aus der Sabon und der Neuen Helvetica
Satz: Buch-Werkstatt GmbH, Bad Aibling
Druck und Bindung: GGP Media GmbH, Pößneck
ISBN 978-3-462-04037-1

Inhalt

Vorwort **7**

Unter Managern **15**

An der Pharmafront **45**

Die geheimen Honorarlisten **75**

Unter Ärzten **87**

Umsatz, Umsatz über alles **111**

Versuche und Versuchungen **141**

Eine letzte Chance **193**

Pharmakonzerne **199**

Pharma-Ärzte **247**

Ärzte- und Konzernregister **269**

VORWORT

»Wenn wir ehrlich mit uns sind, wissen wir, dass es nichts umsonst gibt ... Zu glauben, dass das allgegenwärtige Sponsoring zu einer unabhängigen Meinungsbildung von uns Ärzten beiträgt, ist Traumtänzerei ... Das Ziel der Gewinnmaximierung konkurriert zwangsläufig mit dem Ziel des medizinischen Fortschritts und, was wichtiger ist, mit dem Patientenwohl.«

(Professor Asmus Finzen, ärztlicher Direktor der psychiatrischen Universitätsklinik Basel, in: Psychiatrische Praxis, 2007; 34)

»Die Verbindungen zwischen der Pharmaindustrie und den Ärzten bedeuten eine ernsthafte Bedrohung für die seriöse Medizin und für das Vertrauen, das Patienten in Ärzte haben«.

»Alle Geschenke an Ärzte – mit einem Limit von null Dollar – sollten verboten werden, weil sie in den meisten Fällen negative Auswirkungen auf die medizinische Versorgung haben«.

(Aus dem Bericht einer Arbeitsgruppe hochrangiger amerikanischer Ärzte – Presseaussendung des New Yorker »Institute on Medicine as a Profession«, 24. Januar 2006, und Veröffentlichung des Berichts in der Zeitschrift der Amerikanischen Ärztevereinigung JAMA, 25. Januar 2006)

Das hohe Ansehen der Medizin beruht auf dem Prinzip der Unabhängigkeit und Objektivität und vor allem auf dem der Fürsorglichkeit gegenüber Patienten. Der Weltärztebund als oberste ethische Instanz der Medizin hat diese Grundlagen in der »Deklaration von Helsinki« folgendermaßen formuliert: *»Die Gesundheit meines Patienten soll mein vornehmstes Anliegen sein. Der Arzt soll bei der Ausübung seiner ärztlichen Tätigkeit ausschließlich im Interesse des Patienten handeln. In der medizinischen Forschung haben Überlegungen, die das Wohlergehen der Versuchsperson betreffen, Vorrang vor den Interessen der Wissenschaft und der Gesellschaft.«* Für dieses Buch wollte ich wissen, ob Ärzte sich an diese ethischen Grundsätze halten. Die erschreckende Antwort lautet: nein. Denn die Interessen der Medizin werden zunehmend bedrängt von den finanziellen Interessen, die die Pharmaindustrie verfolgt. Deren oberstes Ziel ist es, für ihre Aktionäre möglichst hohe Gewinne zu erzielen. Das ist durchaus legitim. Die entscheidende Frage ist jedoch: Sind die Interessen der Medizin und die der Pharmaindustrie miteinander vereinbar?

Professor Wolf-Dieter Ludwig, Krebsspezialist in Berlin und Vorsitzender der Arzneimittelkommission der Deutschen Ärzteschaft, beantwortet diese Frage klar und deutlich: *»Die Pharma-Unternehmen sind keine Verbündeten der Ärzteschaft. Die Branche verfolgt eindeutig andere Interessen – sie will mit ihren Produkten Profit machen. Als Mediziner müssen wir dagegen die Wirksamkeit von Medikamenten unabhängig beurteilen und dabei deren Risiken sowie ihr Kosten-Nutzen-Verhältnis berücksichtigen. Alle diese Informationen bekommen wir von der Pharmaindustrie mit Sicherheit nicht.«* (aus einem Interview in der Zeitschrift »Gesundheit und Gesellschaft«, Heft 6/2007)

Dass es hier nicht nur um fehlende Informationen geht, wird deutlich, wenn man die Liste der Manipulationen oder gar bewusster Täuschungen betrachtet, die die Geschäfte mit der Gesundheit begleiten.

Das Sündenregister reicht von unethischen Verkaufspraktiken, manipulierten oder nicht veröffentlichten Studienerebnissen, über vielfachen Betrug zulasten von Sozialkassen, irreführender Werbung und Vermarktung von Pseudoinnovationen bis hin zur Verheimlichung von Nebenwirkungen und Bestechung von Ärzten (siehe Kapitel Pharmakonzerne, S. 199). Weite Bereiche der Medizin sind jedenfalls von der Pharmaindustrie infiltriert und dominiert. Denn an entscheidenden Schaltstellen der Medizin – Universitäten, Fachgremien, Fortbildungsinstitutionen, Fachzeitschriften und wissenschaftliche Forschung – sitzen zahlreiche Ärzte, die heimlich von der Pharmaindustrie bezahlt werden und sich als deren Lobbyisten betätigen. Man könnte sagen: Weite Bereiche der Medizin haben ihre Seele an die Pharmaindustrie verkauft.

Das gefällt vielen ganz und gar nicht. Der Zorn über die Korrumpierung der Medizin sitzt inzwischen so tief, dass selbst altgediente Mitarbeiter der Pharmaindustrie bereit sind, firmeninterne Hinweise und Unterlagen an Journalisten weiterzugeben. Wichtige Erkenntnisse in diesem Buch basieren auf Informationen, die ich von einer Managerin des schweizerischen Pharmakonzerns Novartis und einem Mitarbeiter des US-Konzerns Eli Lilly erhalten habe. Auch viele Ärzte in Deutschland und Österreich haben mich bei den Recherchen unterstützt.

Weil die meisten Verbindungen zwischen Pharmakonzernen und Ärzten im Verborgenen ablaufen, wollte ich mir selbst einen Blick hinter die Kulissen verschaffen und schlüpfte in verschiedene Rollen. Zeitweise trat ich als Pharma-Consultant, Arzt, Pharmavertreter oder Export-Import-Händler auf und verwendete außer meinem Autorennamen meinen Geburtsnamen Johann Alois Weiss, das Pseudonym Peter Merten sowie den erfundenen Firmennamen »Solutions – Pharma-Consulting«.

Diagnose

In einer Analyse über die Beziehungen zwischen Pharmaindustrie und Medizin kam eine Arbeitsgruppe hochrangiger amerikanischer Ärzte – unter ihnen ein ehemaliger Herausgeber des angesehenen »New England Journal of Medicine« und der Vorsitzende des Verbandes aller medizinischen Universitäten in den USA – im Januar 2006 zum dramatischen Ergebnis, diese seien »eine ernsthafte Bedrohung für die seriöse Medizin und für das Vertrauen, das Patienten in Ärzte haben. Sie höhlen die Integrität der wissenschaftlichen Medizin aus und schädigen Patienten«. (Presseaussendung des New Yorker »Institute on Medicine as a Profession«, 24. Januar 2006 und Veröffentlichung der Analyse in der Zeitschrift der amerikanischen Ärztevereinigung JAMA, 25. Januar 2006) Außerdem schrieb die Arbeitsgruppe: »Alle freiwilligen Selbstkontrollen – von Seiten der Ärzte und der Pharmaindustrie – haben sich als unzureichend erwiesen, um die Interessen der Patienten zu schützen.«

Das klingt nach einer schweren Erkrankung der Medizin.

Therapie

Was tun? Schwere Krankheiten heilt man nicht mit halbherzigen Maßnahmen. Alkoholsucht heilt man nicht dadurch, dass man einem Alkoholiker erlaubt, statt einem Liter Wein nur zwei Gläser täglich zu trinken. Auch eine schwere Lungenentzündung heilt man nicht, indem man »ein bisschen« Antibiotika schluckt. Ohne volle Dosis wird es nicht gehen.

Die Arbeitsgruppe amerikanischer Ärzte forderte rigorose Maßnahmen:

- »Zur Unterbindung derzeitiger Praktiken sollten medizinische Universitäten strenge Regeln und sogar Verbote erlassen.«
- »Alle Geschenke an Ärzte – mit einem Limit von null Dollar – sollten verboten werden, weil sie in den meis-

ten Fällen negative Auswirkungen auf die medizinische Versorgung haben.«

- »Die direkte Abgabe von Medikamentenmustern an Ärzte sollte verboten werden, weil das zur Verwendung von teuren Medikamenten verführt, die nicht wirksamer sind als andere.«
- »Ärzte mit finanziellen Verbindungen zur Pharmaindustrie sollten von allen Gremien verbannt werden, in denen Empfehlungen für Medikamente ausgesprochen werden.«
- »Zahlungen und Unterstützungen der Pharmaindustrie für spezifische ärztliche Fortbildungsinstitutionen oder -kurse sollten verboten werden.«

»Mit diesen Maßnahmen«, so hieß es, »würde die Medizin zeigen, dass bei ihr die Interessen der Patienten an erster Stelle stehen.« (Alle Zitate laut JAMA, 25. Januar 2006)

Der Forderungskatalog führte dazu, dass der Verband medizinischer Universitäten in den USA auf dieser Basis ähnliche Richtlinien aufstellte und im Frühjahr 2008 alle 125 Mitglieder aufforderte, diese so rasch wie möglich in die Praxis umzusetzen: Dies sei notwendig, um sicherzustellen, dass medizinische Entscheidungen unbeeinflusst bleiben, und um zu verhindern, dass bei Medizinern, bei Medizinstudenten und in der Öffentlichkeit der Eindruck entstehe, dass Ärzte von der Pharmaindustrie »bestochen« oder »gekauft« werden:

»Vom Standpunkt der Medizin und im Interesse der Patienten sind diese Art von Beziehungen zwischen der Pharmaindustrie und Ärzten nicht akzeptabel. Viele Mediziner behaupten, von Geschenken, Honorarzahlungen und anderen Zuwendungen nicht beeinflusst zu werden. Zahlreiche Untersuchungen haben jedoch gezeigt, dass sie dadurch sehr wohl beeinflusst werden.«

Inzwischen wurde eine im Internet zugängliche Datenbank eingerichtet, aus der ersichtlich ist, welche amerikanischen Universitäten diese Forderungen bereits umgesetzt haben. Anfang September 2008 waren es 25.

Der beklagenswerte Zustand der Medizin ist allerdings auch eine Folge des Versagens der Politik. Man lässt die Pharmabranche – ähnlich wie bis vor Kurzem die Finanzbranche – schalten und walten, wie es ihr beliebt. Warum wird beispielsweise die europäische Zulassungsbehörde für Arzneimittel (EMEA) zu zwei Dritteln von der Pharmaindustrie finanziert? Und warum hat die EU bis jetzt kein Interesse daran, einige der vielen Milliarden, die sie in den agrar-industriellen Bereich steckt, für pharmaunabängige Studien auszugeben?

Selbsthilfe

Auch in Deutschland scheint sich ärztlicher Widerstand gegen den Würgegriff der Pharmabranche zu organisieren. Die Bayerische und die Berliner Ärztekammer, das Deutsche Cochranezentrum, die Arzneimittelkommission der Deutschen Ärzteschaft, werbefreie Fachpublikationen wie das »arznei-telegramm«, der »Arzneimittelbrief«, die »Arzneiverordnung in der Praxis«, die »Pharmainformation« und vor allem die im Jahr 2006 gegründete Initiative MEZIS (»Mein Essen zahl' ich selbst – Initiative unbestechlicher Ärztinnen und Ärzte«; www.mezis.de) versuchen, der Medizin wieder jene Unabhängigkeit zu verschaffen, die sie als hohes Prinzip auf ihrer Fahne stehen hat.

Industrieunabhängige Informationen für Patienten bieten Zeitschriften wie »Gute Pillen, schlechte Pillen« oder der »Pharma-Brief«, der kritisch über die Themen Arzneimittel und Gesundheit in Deutschland und der Dritten Welt berichtet. Seriöse Bewertungen über Nutzen und Risiken von 15 000 Medikamenten erhalten Konsumenten im Buch »Bittere Pillen 2008–2010« oder im Internet unter www.bittere-pillen.de.

Ich danke ...

... Barbara Wenner, die mir, als sie noch bei der Berliner Agentur Graf & Graf gearbeitet hat, half eine Buchidee in ein Konzept zu verwandeln und den Verlag Kiepenheuer & Witsch als Partner zu gewinnen.

Rebekka Göpfert von der Berliner Agentur Graf & Graf, die mir auch in schwierigen Phasen des Projekts immer verständnisvoll zugehört und mich unterstützt hat.

Lutz Dursthoff und Stephanie Kratz vom Lektorat des Verlags Kiepenheuer & Witsch für ihre furchtlose Begleitung, von den ersten Recherchen bis zum fertigen Buch.

Dem inzwischen leider verstorbenen Münchner Pharmakologen Prof. Dr. med. Jörg Remien für seine Hilfe beim Zusammenstellen meiner »Angebote« an Klinikchefs.

Alison Bond aus New York für die Unterstützung beim Erfinden einer glaubwürdigen Biographie für meine Rolle als Pharmavertreter.

Allen Ärzten und Mitarbeitern der Pharmaindustrie, die dieses Projekt mit Ideen, Informationen und wichtigen Dokumenten unterstützt haben.

Allen Mitarbeitern von Kiepenheuer & Witsch, die an Herstellung, Grafik, Vertrieb und PR des Buches beteiligt waren.

Und vor allem meinen Familienangehörigen, Freunden, Freundinnen und Kollegen, deren Hilfe, Verständnis und Geduld ich während der Arbeit an diesem Buch zeitweise wohl über Gebühr beansprucht habe.

Wien, den 06.10.2008   Hans Weiss

PS: Ich bin an Kritik, Anregungen und weiteren Informationen über die ethische Grauzone zwischen Medizin und Pharmaindustrie interessiert.

Meine Adresse:
Verlag Kiepenheuer & Witsch
Stichwort »Korrupte Medizin«
Bahnhofsvorplatz 1
D-50667 Köln

UNTER MANAGERN

»Für die meisten Ärzte sind Pharmavertreter ein notwendiges Übel, die nur einen Marketingmix auskotzen ... Aber wir sind ja alle nicht blöd: Wir praktizieren das nach wie vor, weil wir mit diesem Verkaufsmodell erfolgreich sind: Es funktioniert!«

(V.S., Sales Excellence-Manager bei Bayer, auf einem pharmainternen Kongress in Barcelona, 14.3.2006)

»Local and regional thought leaders conduct the grassroots activities that launch me-too-products into blockbuster candidates.«

(Mithilfe von lokalen und regionalen ärztlichen Meinungsbildnern kann man ein medizinisch bedeutungsloses Arzneimittel in einen Verkaufsschlager verwandeln.)

(»Pharmaceutical Opinion Leader Management – Cultivating Today's Influential Physicians for Tomorrow«, Cutting Edge, Pharma-Consulting, USA 2007)

Sales Force Effectiveness

Es ist schon spät am Abend, als ich in Barcelona eintreffe und vom Flughafen direkt zu meinem Hotel in der Nähe der Universität fahre. Nach dem Besuch in einem der nahe gelegenen Restaurants vertrete ich mir auf den Ramblas, dem Prachtboulevard der Stadt, noch ein wenig die Füße und gehe nervös zu Bett. Voller Unruhe denke ich an den kommenden Tag, kann lange nicht einschlafen und wache frühzeitig auf. Beim Frühstück blättere ich noch einmal im Programm des Pharmakongresses, für dessen Teilnahme ich eine Gebühr von 3500 Euro bezahlt habe. Veranstalter ist die englische Firma »Eyeforpharma«, die sich auf Veranstaltungsmanagement im Bereich der Pharmaindustrie spezialisiert hat.

»Sales Force Effectiveness Europe 2006 – 13. bis 15. März«

Europas größte und wichtigste Konferenz über die Effizienz von Pharmavertretern. Mit Workshops, Round Tables und den großen Namen der Pharmaindustrie. Das wichtigste Verkaufsstrategie-Forum der Pharmaindustrie.

- *Überprüfen Sie die Effizienz Ihrer Pharmavertreter!*
- *Verbessern Sie die Durchschlagskraft Ihrer Verkaufsorganisation!*
- *Steigern Sie Ihren Gewinn!*
- *Wie Bayer seine Verkaufsmannschaft verbesserte!*
- *Wie Eli Lilly seine Produktivität erhöhte!*
- *Wie Roche seine Pharmavertreter neu organisierte!*

In Gedanken spiele ich einige der Situationen durch, die mich erwarten werden. An diesem und den folgenden zwei Tagen werde ich Peter Merten sein, Strategic Consultant der Firma »Solutions« in Vienna/Austria. Alle Angaben auf meiner

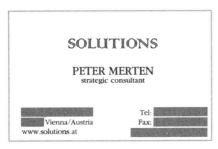

Visitenkarte von Peter Merten

frisch gedruckten Visitenkarte sind erfunden: der Name, die Firma und die Funktion. Selbst die Homepage existiert nicht. Lediglich Postadresse, E-Mail, Fax und Telefonnummer sind real. Wozu dieses Versteckspiel? Als Buchautor und Medizinjournalist Hans Weiss hätte ich keine Möglichkeit gehabt, an diesem Kongress teilzunehmen. Ich war ein rotes Tuch für die Pharmaindustrie. Auch die Höhe der Teilnehmergebühr wirkte abschreckend. Selbst wenn eine Redaktion bereit gewesen wäre, die Summe zu zahlen – Presse war hier unerwünscht. Hier wurden nur jene echten Manager erwartet, die im internationalen Pharmageschäft Rang und Macht hatten. Zum Beispiel Martin Armstrong, Direktor der weltweiten Verkaufs- und Marketingoperationen von Novartis, oder Ivan Blanarik, Marketing- und Verkaufsdirektor von Boehringer Ingelheim, oder Paul Navarre, Business Manager der Verkaufsabteilung von Bayer, und weitere hochrangige Pharmamanager. Man wollte unter sich sein und offen über die Probleme der Pharmaindustrie reden.

Es war Lorna, die mich auf die Idee gebracht hatte, mich als Pharma-Consultant auszugeben und an dieser illustren Veranstaltung teilzunehmen. Lorna ist Managerin beim schweizerischen Pharmakonzern Novartis. Ihr wirklicher Name muss ein Geheimnis bleiben, da sie mich in den vergangenen Jahren immer wieder mit Insiderwissen und firmeninternen Dokumenten versorgt hat. Durch diese Unterlagen erfuhr ich zum Beispiel von Geschenken im Wert von 110 Millionen Euro, die österreichische Ärzte mit angeschlossener Apotheke Jahr für Jahr von Pharmakonzernen erhielten. Die Enthüllung dieses Skandals führte im Sommer 2005 in der Öffentlichkeit zu einem kurzen Aufschrei und sogar zu einer Gesetzesänderung – womit diese Art von Korruption aber nicht abgeschafft, sondern ganz und gar legalisiert wurde. Ein eleganter

Einige Arzneimittelskandale der letzten Jahre

Vioxx: Dieses Rheuma- und Schmerzmittel des US-Konzerns Merck & Co. wurde 1999 zugelassen und musste im September 2004 weltweit vom Markt gezogen werden. Begründung: erhöhtes Risiko schwerwiegender Nebenwirkungen wie Herzinfarkt und Schlaganfall. Dem Hersteller wurde vorgeworfen, er habe von diesem Risiko längst gewusst und hätte das Medikament bereits viel früher aus dem Handel nehmen müssen. Der Grund für diese Heimlichtuerei lag vielleicht darin, dass mit Vioxx 2,5 Milliarden US-Dollar Jahresumsatz erzielt wurde. Experten der US-Zulassungsbehörde FDA schätzen, dass durch die verspätete Marktrücknahme mindestens 27 000 Patienten starben.

Avandia: Dieses Diabetesmittel wurde vom britischen Konzern GSK 1999 auf den Markt gebracht und erzielte im Jahr 2006 einen Jahresumsatz von 2,6 Milliarden US-Dollar. Seriöse Fachleute hatten Avandia von Anfang an als »bedenkliches Arzneimittel« mit ungeklärten Sicherheitsrisiken eingestuft. Im Juni 2007 kam eine Studie zu dem Ergebnis, dass Avandia das Risiko von Herzproblemen steigert. Das Mittel wurde zwar nicht verboten, die Verschreibungszahl ist jedoch dramatisch gesunken.

Seroxat: ein Antidepressivum, das 1992 vom britischen Konzern GSK auf den Markt gebracht wurde. Weltweiter Umsatz im Jahr 2002: 3,3 Milliarden US-Dollar. Im Frühjahr 2003 fand die britische Gesundheitsbehörde heraus, dass der Konzern Nebenwirkungsdaten verschwiegen hatte. Daraufhin wurde die Verwendung von Seroxat bei Jugendlichen unter 18 Jahren verboten.

österreichischer Handkuss für die Pharmaindustrie und ihre Komplizen.

Was veranlasste Lorna, mir zu helfen? Sie habe vor, auszusteigen und die Branche zu wechseln, sagte sie. Die Geschäfte der Pharmaindustrie seien in den vergangenen Jahren schwieriger und die Praktiken skrupelloser geworden.

Bis zum Ende der 90er-Jahre erwirtschafteten die Konzerne fantastische Gewinne von bis zu 45 Prozent des Umsatzes. Seither sind sie jedoch im Durchschnitt auf die Hälfte geschrumpft. Auch andere Symptome deuten darauf hin, dass die Pharmaindustrie kränkelt. Die Forschung liefert schon seit Jahren keine überzeugenden Innovationen mehr und der Ruf der gesamten Branche hat durch einige Arzneimittelskandale schwer gelitten. Die Liste an Vorwürfen ist lang: Vertuschung unangenehmer Studienergebnisse, betrügerische Preismanipulationen, aggressive Werbepraktiken, Kauf von Ärzten. Lornas prägnante Zusammenfassung lautete: »Unser Image nähert sich dem der Waffenindustrie.«

Im geschäftlichen Alltag bekämpfen sich die Pharmakonzerne gegenseitig mit aller nur denkbaren Härte: Man spioniert sich gegenseitig aus, jagt Konkurrenten Marktanteile ab und setzt Heerscharen von Juristen ein, um Patente abzusichern. Aber seit Anfang des Jahrtausends, seit Beginn der großen Krise, ist die Branche verunsichert. Es geht nicht nur einzelnen Konzernen schlechter – nein, es geht allen schlechter.

Deshalb beschlossen sie erstmals im Jahr 2003, ihre Konkurrenz und ihre Feindschaften kurzzeitig ruhen zu lassen und eine Konferenz zum Thema »Sales Force Effectiveness« abzuhalten. Und so trifft sich die Branche seitdem jährlich, setzt sich für ein paar Tage in ein gemeinsames Boot und beratschlagt über bessere Verkaufsstrategien und Zukunftsaussichten.

Die Crème de la Crème

Mir ist mulmig zumute, als ich das am Meer gelegene neue Kongresszentrum von Barcelona betrete, mich in die Reihe der wartenden Pharmamanager einreihe und schließlich meinen falschen Namen nenne. Der Mitarbeiter der Kongressorganisation sucht in einer Kartei und schüttelt den Kopf: »Peter Merten? Tut mir leid. Ich kann diesen Namen nicht finden! Kommen Sie in einer halben Stunde wieder.«

Ist etwas schiefgelaufen? Haben die Veranstalter herausgefunden, dass es gar keinen Pharma-Consultant namens Peter

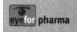

Homepage der Kongressorganisation »Eyeforpharma« mit Hinweisen zum Kongress »Sales Force Effectiveness«, 13. bis 15. März 2006 in Barcelona

Merten gibt? Beunruhigt verlasse ich das Kongresszentrum und warte in der Lobby des nahe gelegenen Hotels Hilton, wo die meisten meiner »Kollegen« abgestiegen sind. Am Ende stellt sich alles als technischer Fehler heraus, und man überreicht mir eine als »vertraulich« eingestufte Liste aller Teilnehmer. Außer mir sind nur zwei Österreicher anwesend: ein Verkaufsmanager von Janssen-Cilag und ein Customer Relations Manager von Boehringer Ingelheim.

Die Kongressunterlagen sind gespickt mit Abkürzungen wie etwa CRM, SPM, ROI – Kürzel aus der Welt der Marketingmanager. CRM ist die Bezeichnung für Consumer Relationship Management, SPM die Abkürzung für Senior Product Manager, und ROI könnte man umgangssprachlich mit dem Satz umschreiben: Wie viel bringt's?

Zum Auftakt des Kongresses diskutieren auf dem Podium drei Manager darüber, wie sich die Pharmaindustrie besseren Zugang zu Ärzten verschaffen kann. V. L., Verkaufsexperte des deutschen Bayer-Konzerns, stellt die rhetorische Frage: »Interessiert es uns überhaupt, was Ärzte wollen?« Und der Verkaufsdirektor von Procter & Gamble, P. N., gibt einige drastisch formulierte Ansichten zum Besten: »Für die meisten Ärzte sind Pharmavertreter ein notwendiges Übel, die nur einen Marketingmix auskotzen ... Aber wir sind ja alle nicht blöd: Wir praktizieren das nach wie vor, weil wir mit diesem Verkaufsmodell erfolgreich sind: Es funktioniert!«

Moderator Martin Moran, Vizepräsident der Firma »Salesforce«, wendet sich daraufhin an das Publikum, streicht ihm ein wenig Honig ums Maul – »hier sitzt die Crème de la Crème der Pharmaindustrie« – und will wissen, ob sich die Rolle der Pharmavertreter in Zukunft verändern müsse. »Wer dieser Meinung ist, soll bitte die Hand heben!« Nur ein Drittel aller Anwesenden streckt eine Hand nach oben. Die Mehrheit aber will alles beim Alten belassen.

Schließlich meldet sich aber doch eine kritische Stimme aus dem Publikum: »Wir wissen ja alle, dass unsere Produktivität gesunken ist. Es gibt kaum noch Innovationen, und wir haben ein Glaubwürdigkeitsproblem. Sollen wir einfach so weitermachen wie bisher? Unsere Vertretermannschaften weiter ausbauen? Weiterhin Me-too-Präparate auf den Markt werfen? Weiterhin von Line-Extensions leben?«

»Line-Extension«, auf Deutsch Produktlinienerweiterung, ist eine Marketingstrategie, die im Fall der Pharmaindustrie darauf abzielt, kurz vor Ablauf der 20-jährigen Patentfrist eines erfolgreichen Medikaments eine neue Anwendungsform zu entwickeln und auf den Markt zu schleusen. Dieser Trick ermöglicht es den Pharmakonzernen, die Patentfrist auszuweiten und damit unbehindert von Generika-Konkurrenz den hohen Medikamentenpreis beizubehalten. Dabei geht es nicht nur um ein paar Milliönchen, sondern – bei erfolgreichen Präparaten – um viele Milliarden.

Ein Beispiel für diese Strategie ist etwa das Parkinsonmittel Requip, das dreimal täglich eingenommen werden muss. Im Juni 2008 beantragte die englische Herstellerfirma GSK die Zulassung für ihr neues Parkinsonmittel namens Requip XL, das die Patienten nur noch einmal täglich schlucken müssen. Der Hintergedanke: Patienten, die auf Requip eingestellt sind, sollen vom Arzt kurz vor Ablauf der Patentfrist auf das ebenso teure, fast gleich lautende Requip XL umgestellt werden. Damit kann die Herstellerfirma GSK – zweitgrößter Pharmakonzern der Welt – die bereits lauernden Generika-Firmen noch einige Monate in Schach halten.

»Me-too« ist die gängigste Marketingstrategie der Pharmakonzerne. Ist eine Firma mit einem neu entwickelten Medikament erfolgreich, bringt die Konkurrenz rasch eine chemisch leicht veränderte Variante auf den Markt, um am Erfolg mitzunaschen: »Ich auch!« Oft sind dann viele Dutzend Medikamente vom selben Typ erhältlich, die sich in ihren Wirkungen und Nebenwirkungen kaum voneinander unterscheiden. Beispielsweise handelt es sich bei den 21 »neuen« Wirkstoffen, die im Jahr 2005 in Deutschland auf den Markt kamen, lediglich in zehn Fällen um wirklich neue Medikamente, die restlichen elf sind Me-too-Präparate.

Das weltweit erfolgreichste Me-too-Medikament ist ein Cholesterinsenker vom Typ der Statine namens Sortis/Lipitor mit einem Jahresumsatz von 13,5 Milliarden US-Dollar im Jahr 2007. Sortis wurde im Februar 1997 vom weltgrößten Pharmakonzern Pfizer auf den Markt gebracht und mit aggressiven Marketingmethoden an die Verkaufsspitze getrieben. Allein im Jahr 2003 hatte Pfizer 712 Millionen US-Dollar für die Bewerbung dieses Medikaments ausgegeben. Der erste Cholesterinsenker vom Typ der Statine – eine wirkliche Neuentwicklung des US-Konzerns MSD – wurde unter dem Markennamen Zocor im Mai 1990 zugelassen. Im Januar 1991 folgte das Me-too-Medikament Pravasin des US-Konzerns BMS, im Februar 1992 Mevinacor des schweizerischen Konzerns Novartis und dann erst das Me-too-Medikament Sortis von Pfizer.

Gegenüber der Öffentlichkeit brüstet sich die Pharmaindustrie gerne damit, wie viel Geld für Forschung und Entwicklung ausgegeben werde. Hier auf dem Kongress jedoch, im Kreis von Eingeweihten, kann man Klartext reden. Der Moderator der Podiumsdiskussion weist darauf hin, dass in der Pharmaindustrie ein Mangel an Innovation und Forschung und in der Folge ein Mangel an neuen Produkten herrsche.

Niemand protestiert und der Moderator stellt die unbequeme Frage: »Ist das, was wir als Pharmaindustrie tun, hauptsächlich auf Verteidigung ausgerichtet?« Er meint damit die Verteidigung des Bestehenden.

Der Großteil des Publikums war jedenfalls der Meinung, dass alles so weiterlaufen würde wie bisher. Denn warum sollte man ein Geschäftsmodell ändern, das bisher so gut funktioniert hat?

Zielperson Arzt

Eines wird auf dem Kongress schnell klar: Alle Anstrengungen der Pharmabranche kreisen um den Arzt. Er ist die Zielperson. Im Wesentlichen geht es darum, ihn möglichst genau kennenzulernen: Bei welchem Arzt lohnt sich ein Pharmavertreterbesuch? Wie profitabel ist er? Wann und wie oft muss man ihn besuchen, damit er mehr Medikamente verschreibt?

Zur Beantwortung solcher Fragen holt sich die Pharmaindustrie Hilfe bei Consulting-Firmen. Diese haben eine ähnliche Funktion wie die Zulieferindustrie für die Autohersteller. Sie liefern den Pharmakonzernen alle notwendigen Informationen und Daten, um Marketingstrategien austüfteln und Pharmavertreter wirkungsvoll einsetzen zu können. Sie sind auch die Sponsoren des Kongresses – ihre Anwesenheit ist unübersehbar. In einer eigenen Ausstellungshalle bieten sie ihre Dienste an und halten Vorträge im Rahmen des Kongressprogramms.

Eine der Schlüsselfiguren unter den Consultants ist Nev Skelton, Group Vice President SFE der Marktforschungsfirma IMS Health. Mit einem Jahresumsatz von mehr als zwei Milliarden Dollar ist diese Firma weltweit führender Anbieter von Informationen zum Verschreibungsverhalten von Ärzten und zu Verkaufszahlen von Medikamenten. Für die Sammlung und Analyse dieser Daten beschäftigt IMS mehr als 7600 Mitarbeiter.

Ich selbst nutze seit vielen Jahren das vielleicht wichtigste Produkt, das die Firma in Deutschland anbietet, den »IMS DPM«, um für den kritischen Arzneimittel-Ratgeber »Bittere

Pillen« eine Auswahl der am häufigsten verkauften Medikamente zu treffen.

Der »IMS DPM« listet detailliert auf, wie viele Packungen von jedem einzelnen Mittel verkauft werden und wie viel Umsatz damit erzielt wird. Die Daten werden jeden Monat anhand von Abrechnungen des Apotheken-Großhandels sowie 4000 öffentlicher Apotheken zusammengestellt. Sogar die Naturalrabatte – also die von den Pharmafirmen an Apotheken verschenkten Gratispackungen – sind berücksichtigt. Jede DPM-Ausgabe umfasst rund 2000 Seiten mit mehr als vier Millionen Zahlen. Ohne diese Datensammlung würden die Marketingmanager der Pharmaindustrie wie Blinde herumtappen.

So ist es nicht verwunderlich, dass der große Vortragssaal des Kongresses bis zum letzten Platz besetzt ist, als der hochrangige Manager Nev Skelton mit seinem Vortrag über Verkaufsstrategien der Pharmaindustrie beginnt. Zunächst entwirft er eine Diagnose über den kränkelnden Zustand der Pharmaindustrie: Es sei pure Geldverschwendung, wenn die Pharmavertreter so wie bisher 75 bis 85 Prozent aller Ärzte besuchten. Es genüge, sich nur auf die Top-Verschreiber zu konzentrieren – und das ohne Umsatzverlust!

»Aber«, so Skelton weiter, »wer sind diese Top-Verschreiber? Unsere Anstrengung muss sich darauf richten, mehr über die verschreibenden Ärzte zu erfahren: Wie denken sie? Was haben sie für Einstellungen? Wie werden sie beeinflusst? Wie verschreiben sie?«

Immer wieder lässt er den Begriff der »Segmentierung« fallen – damit ist die Einteilung von Ärzten nach ihrem Verschreibungspotenzial gemeint. Skeltons Botschaft ist klar: Die Konzerne sollen ihre Budgets umschichten. Einerseits die Zahl der Pharmavertreter verringern und damit Kosten sparen, auf der anderen Seite jedoch mehr Geld für die Segmentierung der Ärzteschaft ausgeben. Er spricht nicht aus, was wohl alle Anwesenden denken. Diese Strategie würde sich nicht nur für die Konzerne, sondern auch für IMS lohnen. Denn eine bessere Segmentierung ohne Verwendung von IMS-Datenbanken ist kaum möglich.

Vollkommen legal sammelt und kauft IMS in mehr als hundert Ländern der Welt alle nur denkbaren Daten über Ärzte, Medikamente und Patienten, ordnet sie und verkauft sie an die Pharmaindustrie. Diese Informationen sind für das Pharmageschäft so unentbehrlich, dass es in der Branche wohl kaum eine Firma gibt, die nicht IMS-Daten verwendet.

Wie umfangreich diese Datensammlung vor allem in Deutschland und Österreich inzwischen ist, wurde mir erst nach dem Kongress klar, als mir Lorna einen Überblick über die IMS-Datenbanken gab. Während des Pharmakongresses hatte niemand darüber gesprochen, aber die Datensammlung in Deutschland und Österreich kommt einer totalen Überwachung der Ärzte ziemlich nahe. Das Erschreckende daran: Die Pharmaindustrie benötigt dafür keine Lauschangriffe, keine Wanzen und auch keine Inoffiziellen Mitarbeiter. Zehntausende von Ärzten liefern alle notwendigen Informationen freiwillig an die Firma IMS, oft gegen ein Honorar von nur dreißig Euro. Die Ärzte spinnen sich damit selbst die Fäden, mit denen sie von der Pharmaindustrie wie Marionetten bewegt werden.

Viele Ärzte lassen sich in ihrer Praxis rund um die Uhr von der Pharmaindustrie überwachen. Alles wird aufgezeichnet, jedes ausgestellte Rezept, jede Diagnose, alle Patientendaten, jedes Laborergebnis, jeder Kontakt mit Pharmavertretern, jede Anforderung von schriftlichem Material bei Firmen, jede Teilnahme an Fortbildungsveranstaltungen. Vermutlich gibt es keine Berufsgruppe, die so genau durchleuchtet und überwacht wird wie die Ärzteschaft. Verschreibungsdaten wandern automatisch vom Computer des Arztes zu den Computern der Firma IMS; von dort auf die Bildschirme der Konzerne und weiter auf die Laptops der Pharmavertreter, die diese Informationen dann nutzen, um den Arzt besser zu beeinflussen. Denn häufig sind die Daten nicht anonymisiert, sondern personenbezogen – und werden von den Konzernen auch gezielt so verwendet.

Wie kostbar diese Informationen für die Konzerne sind, zeigen allein schon die Preise, die die Firma IMS verlangt: für einen elektronischen Zugang zur Datenbank »IMS Sales Tracker« beispielsweise 32 170 US-Dollar. Dafür erhält der Käufer ein Jahr lang Zugriff auf monatlich aktualisierte Marktdaten der 1800 wichtigsten Medikamente, regional aufgeschlüsselt nach Nordamerika, Europa und dem Rest der Welt. Und die Nutzung der Datenbank »IMS DPM« kostet pro Jahr sogar 40 000 bis 60 000 Euro.

Treffsichere Arztbeschreibungen

Eine der raffiniertesten und wertvollsten Datensammlungen von IMS trägt den Namen »Scriptrac«. Sie enthält »Informationen zur treffsicheren Arztbeschreibung«, und zwar inklusive Namen und Adressen von mehr als 31 000 niedergelassenen deutschen Ärzten, darunter 19 300 Allgemeinmediziner und Internisten. Das ist immerhin ungefähr ein Drittel der in Deutschland von Scriptrac erfassten, niedergelassenen Mediziner!

Gespeist wird Scriptrac von Fragebögen, die einmal jährlich an Ärzte verschickt und von diesen selbst ausgefüllt werden. Insgesamt handelt es sich, man lese und staune, um etwa 600 Fragen. Aus den Antworten ergibt sich ein detailliertes Arztprofil.

Zunächst wird das Verordnungsverhalten erkundet und nach den etwa 350 verschiedenen Medikamenten gefragt, die in Arztpraxen üblicherweise verschrieben werden, von den Herzkreislaufmitteln Diovan und Lorzaar bis zu den Demenzmitteln Aricept und Exelon. Jedes Mal wird auch ganz genau nach der Anzahl der wöchentlichen Rezepte gefragt:

- 0
- bis 1
- 2–3
- 4–5
- 6–7
- 8 und mehr

Der zweite Abschnitt enthält mehr als hundert detaillierte Fragen zur Patientenstruktur und Organisation der Praxis. Zum Beispiel folgende:

- Wie viele Privatpatienten behandeln Sie pro Woche?
- Wie alt sind Ihre Patienten?
- Wie viele Ihrer Patienten haben Asthma?
- Wie viele und welche Impfungen führen Sie durch?
- Bieten Sie Wellness-Kurse an?
- Wie viele individuelle Gesundheitsleistungen werden privat verrechnet?
- Wie viele Räume hat die Praxis?
- Wie viele Arzthelferinnen beschäftigen Sie?

Ein weiterer Schwerpunkt des Fragebogens ergründet die Interessensschwerpunkte und das Kommunikationsverhalten des Arztes: Wie verhält sich der Arzt, wenn er Werbung von einer Pharmafirma erhält? Wirft er sie sofort in den Papierkorb? Blättert er zumindest im Prospekt? Liest er alles?

Außerdem wird nach Zusatz- und Weiterbildungen gefragt, nach fachärztlichen Schwerpunkten, nach Anwendungsstudien und danach, ob Pharmavertreter empfangen werden. Nichts vom dem, was im Praxisalltag geschieht, bleibt unregistriert. Ganz detailliert geht es auch darum, ob der Arzt »gern neue Medikamente probiert« und zu welchem Zeitpunkt er dazu bereit ist:

- bevor es eingeführt wird
- kurz nach der Einführung
- nachdem einige Kollegen erste Erfolge verzeichnen konnten
- wenn es von vielen Ärzten verordnet wird
- oder erst, wenn es zu den Standard-Medikamenten gehört

So erfahren Pharmafirmen, ob es Erfolg versprechend ist, wenn Pharmavertreter neue Medikamente bewerben. Am Ende geht es dann um die Persönlichkeit des Arztes. Zur Erklärung heißt es: »Um die Kommunikation zwischen Arzt und Hersteller bedarfsorientiert zu optimieren, haben wir auch Fragen zur allgemeinen Entscheidungsorientierung aufgenommen.« Ins-

	stimme nicht zu			stimme völlig zu	
	1	2	3	4	5

Um die Kommunikation zwischen Arzt und Hersteller bedarfsorientiert zu optimieren, haben wir eine Frage zur Ermittlung der allgemeinen Entscheidungsorientierung aufgenommen. Wir bitten Sie herzlich um die Beantwortung auch dieser Frage, wenngleich es Ihnen natürlich freigestellt ist, grundsätzlich hierauf einzugehen.

Wenn Sie an Ihren normalen Berufsalltag denken, welchen Aussagen können Sie nicht zustimmen (1) und welchen zustimmen (5)?

	stimme nicht zu				stimme völlig zu
	1	2	3	4	5
Ich habe gerne viele Leute um mich	☐	☐	☐	☐	☐
Mein Alltag ist voller Dinge, die mich interessieren	☐	☐	☐	☐	☐
Ich führe ein abwechslungsreiches Leben	☐	☐	☐	☐	☐
Ich probiere etwas Neues aus, auch wenn mal ein kleines Risiko dabei ist	☐	☐	☐	☐	☐
Auf meinem Schreibtisch herrscht oft ein kreatives Chaos	☐	☐	☐	☐	☐
Ich habe Spaß, mich mit neuen Theorien und neuen Ideen zu beschäftigen	☐	☐	☐	☐	☐
Wenn ich Erfolg habe, möchte ich das auch nach außen zeigen	☐	☐	☐	☐	☐
Das Ansehen, das man als Arzt genießt, ist mir wichtig	☐	☐	☐	☐	☐
Es gelingt mir meistens, andere von meiner Meinung zu überzeugen	☐	☐	☐	☐	☐
Ich habe klare Ziele und arbeite hart, um sie zu erreichen	☐	☐	☐	☐	☐
Habe ich mir etwas vorgenommen, will ich es auch gegen Widerstände durchsetzen	☐	☐	☐	☐	☐
Im Privat- und Arbeitsleben muss möglichst alles seine Ordnung haben	☐	☐	☐	☐	☐
Ich bin oft sehr angespannt und an den Grenzen der Leistungsfähigkeit	☐	☐	☐	☐	☐
Bei wichtigen Entscheidungen ist es gut, sich viel Zeit zu lassen	☐	☐	☐	☐	☐
Wenn andere ungerecht behandelt werden, engagiere ich mich	☐	☐	☐	☐	☐

Fragen zur Einstellung von Ärzten, die für die IMS-Datenbank Scriptrac erhoben werden

gesamt 15 Aussagen sind dort aufgelistet, denen der Arzt in fünf Abstufungen zustimmen oder die er ablehnen kann (siehe Abbildung).

Bei diesem Teil des Fragebogens handelt es sich um einen verdeckten psychologischen Test, dem sich der Arzt oder die Ärztin unterzieht. Durch die ausgeklügelten Fragen verschafft sich IMS, und damit die Pharmaindustrie, Einsichten über die unbewussten Entscheidungs- und Kaufmechanismen von Ärzten und Ärztinnen. In Kombination mit den angekreuzten Verordnungsgewohnheiten ergeben sich wichtige Marketing-Erkenntnisse: Welcher Arzt-Typ verschreibt bevorzugt Generika? Welche Persönlichkeiten sind besonders empfänglich für Werbebotschaften neuer Medikamente? Welche Botschaften kommen bei bestimmten Ärzten besonders gut an?

Wertvoll ist die Datenbank vor allem deshalb, weil die Ärzte ja auch ihre Namen und Adressen sowie Geburtsjahr und Niederlassungsjahr angeben. Dadurch können Pharmafirmen mit Hilfe von Scriptrac auf Knopfdruck gezielt alle wichtigen Ärzte werbetechnisch »bearbeiten« und laut Datenbankbeschreibung »das Maximum an Wachstum herausholen«.

Im »Arztdatenpool« von Scriptrac kann man sich über jeden teilnehmenden Arzt ein detailliertes Bild verschaffen. Es handelt sich gleichsam um Arzt-Diagnosen, die man hier zu lesen bekommt – und zwar bundesweit für einen Großteil der niedergelassenen deutschen Ärzte. Einige typische Beispiele seien hier angeführt:

1. »Eine Forget-it-Praxis, klein, wenig innovativ, ohne ausgeprägte Praxisstärken, mit mittlerer bis niedriger Punktezahl, bevorzugt Generika«
2. »Konservative Einstellung, diabetologischer Schwerpunkt, mittelgroße Praxis«
3. »Allrounder, große, innovative Praxis, kein Interesse an Naturheilkunde, schwach bei Demenz und Gastro«
4. »Vielversprechender Exzentriker, (...) verspricht viel, (...) probiert alles aus, Typ ›Schmetterling‹, führt häufig Anwendungsbeobachtungen durch, reagiert mit überdurchschnittlichem Verordnungszuwachs«
5. »Vorsichtiger Introvertierter, (...) vermeidet Risiken, baut auf Gewohntes, wenig kommunikativ, (...) eher Nachzügler, (...) führt kaum Anwendungsbeobachtungen durch – reagiert darauf mit unterdurchschnittlichem Verordnungszuwachs«

Wozu dient das alles? Die Firma IMS formuliert es gegenüber ihren Kunden in der Pharmabranche ganz unverblümt so: Es gehe um eine »neue Dimension, Arztprofile zu definieren und das Verordnungspotenzial abzuschöpfen«. Damit werde »der Geschäftsgewinn signifikant gesteigert«.

Weniger = mehr?

Doch noch einmal zurück nach Barcelona. Die Kongressvorträge, die am deutlichsten Veränderung predigten, stammten von Managern des Pharmakonzerns Bayer. Diese deutsche Traditionsfirma zählte bis vor zehn Jahren zu den ganz

Die wichtigsten Datenbanken der Marktforschungsfirma IMS

Insgesamt bietet IMS in Deutschland und Österreich den Pharmakonzernen etwa 40 Datenbanken über Ärzte, Medikamente, Apotheker und Patienten an, die auch miteinander verknüpft werden können. Im Folgenden sind nur die wichtigsten aufgezählt:

IMS DPM: Diese Datenbank enthält eine umfassende Zusammenstellung aller Arzneimittel. Es wird detailliert aufgelistet, wie viele Packungen von jedem einzelnen Mittel verkauft und wie viele Umsätze damit erzielt werden. Diese Daten werden in Deutschland jeden Monat anhand der Abrechnungen des Apotheken-Großhandels sowie 4000 öffentlicher Apotheken zusammengestellt. Sogar die Naturalrabatte – also die von den Pharmafirmen an Apotheken verschenkten Gratispackungen – sind berücksichtigt. Jede DPM-Ausgabe umfasst etwa 2000 Seiten mit rund vier Millionen Zahlen. Der DPM ist das Herzstück von IMS und wird von der Firma in jedem Land angeboten, in dem es einen funktionierenden Pharmamarkt gibt.

IMS NPA: Diese Datenbank enthält in Deutschland mehr als 99 Prozent aller Rezept-Abrechnungen der gesetzlichen Krankenkassen, aufgeschlüsselt nach 30 Facharztgruppen und 17 Regionen.

IMS Disease Analyzer: Knapp 2000 niedergelassene Ärzte in Deutschland liefern ihre gesamten Patientendaten regelmäßig an IMS. Bis jetzt umfasst die Datenbank Krankengeschichten von zehn Millionen Patienten mit allen Details inklusive Alter, Geschlecht, Größe und Gewicht über einen Zeitraum von bis zu zwölf Jahren. Eine ähnliche Datenbank mit 600000 Patientengeschichten von 120 Ärzten bietet IMS auch in Österreich an. Die Firma verweist voller Stolz darauf, dass diese Datenbestände seit Kurzem wöchentlich aktualisiert werden. Das erlaube es den Benutzern, sofort festzustellen, welchen Einfluss etwa Warnungen der Arzneimittelbehörden oder ein Verbot von Medikamenten haben. Der IMS Disease Analyzer wird vor allem dann von Pharmakonzernen

Die wichtigsten Datenbanken der Marktforschungsfirma IMS
Fortsetzung

verwendet, wenn sie die Markteinführung eines neuen Medikaments planen. Mithilfe der Datenbank können auch direkte und indirekte Krankheitskosten ermittelt werden. Außerdem lässt sich damit überprüfen, wie Werbebotschaften bei den Ärzten ankommen und ob sie ein bestimmtes Medikament auch tatsächlich verschreiben.

IMS Scriptrac enthält »Informationen zur treffsicheren Arztbeschreibung« inklusive Namen und Adressen und umfasst Daten von mehr als 31 000 niedergelassenen Ärzten, darunter 19 300 Allgemeinmediziner und Internisten – also etwa ein Drittel aller von Scriptrac erfassten, niedergelassenen Ärzte in Deutschland. Eine ähnliche Datenbank bietet IMS auch in England und anderen Ländern an.

GPI Krankenhaus-Index: Insgesamt 430 Krankenhäuser in Deutschland liefern monatlich detaillierte Informationen über den Verbrauch aller Medikamente an IMS – aufgeschlüsselt nach Fachabteilungen und Stationen.

Für die Datenbank »IMS Xponent« erhält IMS von 4000 öffentlichen Apotheken sowie dem Apotheken-Großhandel jeden Monat alle Daten über ärztliche Rezepte, die zu Lasten der gesetzlichen Krankenkassen abgerechnet werden. Das betrifft sowohl die Anzahl der verordneten Packungen als auch die Verordnungsausgaben. Damit kann das regionale Verordnungsverhalten von Facharztgruppen analysiert werden. Der Pharmaindustrie werden diese Daten aufgeschlüsselt nach Versorgungsgebieten zur Verfügung gestellt, die jeweils nur sechs bis elf Fachärzte umfassen. »Somit wird eine sehr detaillierte Zielgruppenbetrachtung möglich«, heißt es in der Datenbankbeschreibung von »IMS Xponent«. IMS weist darauf hin, dass »auf Wunsch auch kundeneigene Daten wie Besuchsinformationen, Arztinformationen etc.« integriert werden können. Mit diesem Angebot sollte es Pharmakonzern nicht schwerfallen, sich ein genaues Bild über das Verschreibungsverhalten einzelner Fachärzte zu verschaffen.

Die wichtigsten Datenbanken der
Marktforschungsfirma IMS   Fortsetzung

IMS Pharmascope umfasst zu fast 100 Prozent die von den Apothekenrechenzentren getätigten Abrechnungen zulasten der gesetzlichen Krankenkassen.

IMS VIP: 3000 repräsentativ ausgewählte, niedergelassene Ärzte in Deutschland schicken an IMS kontinuierlich alle Verordnungsdaten inklusive Diagnosen und Patientenmerkmalen wie Alter und Geschlecht. Zusätzlich werden auch Daten über die verordnenden Ärzte selbst erhoben und auf die Gesamtheit Deutschlands hochgerechnet. Mithilfe dieser Datenbank könnte man zum Beispiel feststellen, ob Ärzte bestimmte Krankheiten falsch behandeln. Aber da sowohl die Öffentlichkeit als auch die Ärzteschaft keinen Zugang zu dieser Datenbank haben, bleibt das ein Geheimnis der Pharmaindustrie. Laut IMS hilft die Datenbank IMS VIP den Pharmakonzernen, »strategische Marketingentscheidungen« zu treffen. Damit könne man Marktpotenziale besser abschätzen, wichtige Verordnergruppen identifizieren und die Effizienz von Marketingmaßnahmen überprüfen. Eine ähnliche Datenbank bietet IMS auch in Österreich an.

IMS Oncology Analyzer: Diese Datenbank enthält Informationen zur Krebsbehandlung in Deutschland: Welche Medikamente werden bei welcher Krebsart wie häufig verwendet, auch in Abhängigkeit bestimmter Krebsstadien. Darüber hinaus werden auch andere therapeutische Maßnahmen wie Bestrahlung und Chirurgie sowie Patientenmerkmale aufgezeichnet. Jährlich werden die Daten von 8000 bis 12000 Fällen dokumentiert und von den Firmen zur Marktforschung verwendet.

IMS Acute Cardiovascular Database (CV) zeichnet den Therapieverlauf bei stationären Patienten mit Herz-Kreislauf-Versagen auf – von der Aufnahme ins Krankenhaus bis zur Entlassung. Die Daten von insgesamt 8000 Patienten werden von den Konzernen für strategische Marktentscheidungen im Herz-Kreislauf-Markt verwendet.

Großen der Pharmabranche und galt als Prunkstück der deutschen Industrie. Ab 1998 ging es mit dem Konzern aber steil bergab. Die Gewinne sanken von 19 Prozent plus auf ein Minus von 7 Prozent im Jahr 2003. Und als Bayer im Jahr 2001 seinen Cholesterinsenker Lipobay wegen tödlicher Nebenwirkungen weltweit vom Markt nehmen musste, lief der Konzern sogar Gefahr, von einem der großen Konkurrenten geschluckt zu werden. Nach dem Austausch führender Manager und einem radikalen Kurswechsel wurde der Konzern jedoch wieder auf Erfolgskurs gebracht und konnte Ende 2006 sogar Schering übernehmen.

Bayer gehört zu den wenigen Pharmakonzernen, die schon begonnen haben, die Vorschläge von IMS-Manager Nev Skelton zur Bewältigung der allgemeinen Krise der Pharmaindustrie in die Praxis umzusetzen. Laut V. L., einem hochrangigen Bayer-Verkaufsmanager, geht es darum, »herauszufinden, welche Ärzte wir beeinflussen können. Alle anderen sind uninteressant. Wir konzentrieren uns auf 25 Prozent der Ärzte – die werden von unseren Vertretern besucht. Damit machen wir unser Geld. Alle anderen lassen wir links liegen!«

Ein weiterer Bayer-Mann, C. G., Direktor von »Sales Excellence«, beschreibt im Folgenden anschaulich die Umsetzung dieses Konzepts. Die Pharmavertreter von Bayer würden sich nur noch auf die Top-Ärzte konzentrieren: »Man muss die Ärzte strikt nach Verschreibungspotenzial einteilen und nur diejenigen besuchen, die das höchste Potenzial haben. Alles andere ist Verschwendung.« Außerdem erläutert er, dass Bayer in Zukunft nur noch kleine Vertretermannschaften haben werde. Der Großteil der Pharmavertreter werde demnächst von Zeitarbeitsfirmen für kurzfristige Marketingaktivitäten ausgeliehen – um Aktivitäten von Konkurrenten gezielt abzuwehren oder um eigene Marketingvorteile auszubauen. Es gehe darum, so G., wie beim Militär eine schnelle, kleine Eingreiftruppe von Vertretern zusammenzustellen. Und natürlich müsse man sich die Frage stellen: »Welche Feuerkraft haben wir?«

Weil jeder Besuch eines Pharmavertreters beim Arzt teuer

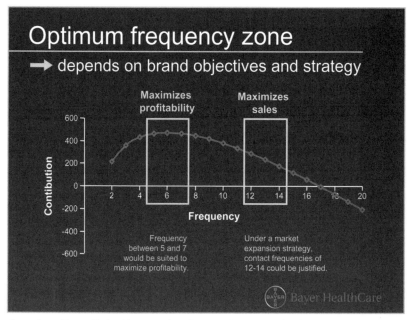

Aus dem PowerPoint-Vortrag des Bayer-Managers C. G.: Wie oft muss ein Pharmavertreter einen Arzt besuchen, damit er mehr Rezepte verschreibt?

sei – G. sprach von 100 bis 150 Euro – werde man in Zukunft sehr genau kalkulieren, wie viel es bringe, einen Arzt zu besuchen. Bis jetzt hätten die meisten Pharmafirmen die simple Strategie verfolgt: Mehr Pharmavertreter = mehr Gewinn! Aber das sei falsch. Bayer habe festgestellt, dass jeder zweite Ärztebesuch hinausgeworfenes Geld sei: »In Deutschland gibt es sehr gute Daten über Ärzte, sodass wir ziemlich genau wissen, welche Ärzte am meisten verschreiben oder das größte Verschreibungspotenzial haben. Wir legen sehr viel Wert auf Segmentierung.«

Da ist er wieder, der von Pharmamanagern so häufig benutzte Begriff der Segmentierung. Jeder Konzern geht dabei anders vor. In manchen Fällen sind das Gold-, Silber- oder Bronzeärzte, im Fall von Bayer sind es Gruppen von 1 bis 10, wobei Ärzte der Gruppe 1 natürlich die Top-Verschreiber sind.

Laut G. bringt es den höchsten Gewinn, einen profitablen Arzt fünf- bis siebenmal im Jahr zu besuchen – so wie alles in der Pharmabranche ist auch das von Marketingleuten genau untersucht worden. Mehr als sieben Besuche wirken sich gewinnschmälernd aus. So wie bei Medikamenten ist eben alles eine Frage der richtigen Dosis.

In der Öffentlichkeit kann man von Vertretern der Pharmaindustrie immer wieder hören, Pharmaberater seien ein notwendiges Instrument, um Ärzte objektiv über Nutzen und Risiken von Arzneimitteln zu informieren. G.s Vortrag lässt allerdings keinen Zweifel daran, dass es den Firmen nicht um Beratung oder um die Qualität von Medikamenten geht, sondern nur um Verkauf. Pharmavertreter waren und sind das wichtigste und teuerste Marketinginstrument, um die Gewinne zu steigern.

Im folgenden Vortrag wies J. M., Marketingchef der Consulting-Firma Cegedim, darauf hin, wie wichtig es für die Pharmabranche sei, die Wirkung einzelner Marketingmaßnahmen genau zu überprüfen. So berichtete er zum Beispiel von pharmainternen Studien, in denen gemessen wurde, was es bringt, wenn eine Firma Ärzte zu einem Symposium einlädt. Das Ergebnis: »Wenn ein Arzt eine Einladung zu einem Symposium erhält, geht seine Verschreibungsrate sofort hinauf!« Es scheine sich dabei aber nur um eine kurzfristige Geste der Dankbarkeit zu handeln. Um eine anhaltende Wirkung zu erzielen, sei es notwendig, im Anschluss an die Einladung die Besuche der Pharmavertreter bei diesem Arzt zu steigern. Erst dann lohne es sich für die Firma. In Zahlen ausgedrückt bringe das bis zu 28 Prozent mehr Marktanteil. Ähnliche Erfolge könne man durch Anwendungsstudien erreichen. Vorausgesetzt, der Arzt erhalte vermehrt Vertreterbesuche – dann steige der Marktanteil um bis zu 16 Prozent.

Wirklich traurig

Immer wieder – es gab hier ja keine störende Öffentlichkeit, der man ein X für ein U vormachen musste – wurde auf dem Kongress auch Selbstkritik geäußert. P. N., Sales Director von Procter & Gamble, der am Beginn des Kongresses davon gesprochen hatte, dass die Pharmaindustrie den Ärzten einen Marketingmix ins Gesicht kotze, schimpfte auch: »Unsere Forschung funktioniert nicht mehr. Wir entwickeln keine wirklich neuen Produkte, sondern nur noch Nachahmerpräparate. Deshalb sind wir gezwungen, über unsere Pharmavertreter Druck auf die Ärzte zu machen und den Verkauf zu pushen.«

Und wie viele dieser Vertreter sind nun in Deutschland unterwegs? Laut dem deutschen »Ärzteblatt« sind es ungefähr 20 000. Da jeder jährlich etwa 1000 Ärztebesuche absolviert und jeder Besuch im Durchschnitt 140 Euro kostet, ergibt sich eine Summe von 2,8 Milliarden Euro im Jahr – dieses Geld wird über die Arzneimittelkosten am Ende von den Versicherten der Krankenkassen bezahlt.

Pharmavertreter sind für die Firmen zwar teuer, aber trotzdem sehr profitabel. Dr. A. B., Chefin der internationalen Pharma-Beratungsfirma Eularis, kommt in einer Anfang März 2008 veröffentlichten Studie zu folgendem Ergebnis (Measures of Sales Force Effectiveness, 5. März 2008): Jeder in einen Pharmavertreter investierte US-Dollar bringt einen Umsatz von 10,30 US-Dollar. B.s Kommentar dieser Zahlen muss für andere Branchen wie Hohn klingen: Das sehe aus wie ein extrem hoher Ertrag, aber die Pharmakonzerne seien an bessere Zahlen gewöhnt. Immerhin bedeute das gegenüber dem Jahr 1996 einen drastischen Rückgang des Ertrags um 22 Prozent.

Als neutraler Beobachter kann man da nur sagen: Das ist Jammern auf allerhöchstem Niveau!

Während des Kongresses hatte ich gelegentlich den Eindruck, dass es hier nicht um Medikamente, sondern um Waffen in einem Krieg ging. Da war die Rede von »Feuerkraft«, von »schnellen Eingreiftruppen«, von »Präzisionswaffen« und Ähnlichem. L. P., leitende Managerin der Planungsabteilung des US-Konzerns Schering-Plough, präsentierte am Beginn ihres ansonsten langweiligen PowerPoint-Vortrages ein Foto mit vorwärtsstürmenden Infanterie-Soldaten – damit waren offenbar die Pharmavertreter gemeint. Warum diese kriegerische Sprache? Wer war der Feind? Ärzte? Patienten? Oder vielleicht die Konkurrenten aus der eigenen Branche?

Am dritten und letzten Tag des Barcelona-Kongresses las Stewart Adkins, hochrangiger Manager der inzwischen insolventen US-Investmentbank Lehman Brothers, den versammelten Pharmabossen jedenfalls noch gehörig die Leviten. An seiner Haltung und seinem selbstbewussten Auftreten war deutlich erkennbar, dass Adkins das große Geld und die wirkliche Macht verkörperte, er sprach im Namen von Investoren, vor denen selbst Pharmabosse zitterten.

Adkins' Diagnose war ernüchternd:

▦ »Wir haben zu wenig neue Produkte.« Anhand der Grafiken, die er zeigte, wurde selbst dem Dümmsten klar: Es sieht nicht gut aus! Alle Kurven weisen nach unten anstatt nach oben.
▦ »Die Produkte, die wir haben, verlieren das Patentrecht.«
▦ »Es sind keine neuen, Erfolg versprechenden Produkte in Sicht.«
▦ »Unsere Gesellschaften altern – es wird weniger junge und mehr alte Menschen geben. Das bedeutet: weniger aktive Leute, die das Gesundheitssystem finanzieren. Es wird schwieriger werden, hohe Preise für Medikamente durchzusetzen.«
▦ »Unsere Branche ist vollkommen dominiert von Me-too-Medikamenten – es wird also schwieriger werden, dafür hohe Preise festzusetzen.«

Das alles, so Adkins, sei ziemlich deprimierend. Und er schimpfte: »Die Pharmaindustrie gibt für Marketing viel mehr Geld aus als für Forschung! Wir setzen die falschen Prioritäten. Das ist wirklich traurig!« Auch sein Rezept zur Bewältigung der Krise lautete, die Zahl der Pharmavertreter zu verringern und nur jene Ärzte zu besuchen, die wirklich profitabel für die Pharmaindustrie seien. Adkins hatte eine klare Botschaft an alle Pharmamanager: »Runter mit den Ausgaben für Marketing und Verkauf, und zwar um 25–40 Prozent.« Am Ende erteilte Adkins ein dickes Lob an den Bayer-Manager C. G.: Der habe gezeigt, wo es langgehe und wie man trotz Forschungskrise den Gewinn steigere.

Da wollte Novartis-Manager Martin Armstrong nicht zurückstehen und fügte in der anschließenden Diskussion hinzu: »Novartis hat die Verkaufsmannschaft um 20 Prozent verringert, gleichzeitig aber den Umsatz um 18 Prozent gesteigert. Und den Profit deutlich erhöht!« Seine Botschaft war klar: Alles ist letztlich nur eine Frage des besseren Marketings.

Am Ende des Kongresses applaudierte man sich gegenseitig, und unter den Anwesenden machte sich wieder Goldgräberstimmung breit. Man hatte ein klares Rezept gegen die Krise vor Augen: Die Konzerne würden ihre Infanteriedivisionen verkleinern, die Feuerkraft erhöhen und die Zielgenauigkeit steigern. Der Krieg um höhere Gewinne würde wieder einmal gewonnen werden.

Der gefragte Peter Merten

Kurz nach meiner Rückkehr aus Barcelona erhalte ich eine E-Mail der Veranstaltungsfirma Eyeforpharma mit der freundlichen Bitte, alle Vorträge zu bewerten. Ich gebe mir Mühe, und darauf erhalte ich von I. W., der Chefin der Veranstaltungsabteilung, eine Interviewanfrage. Sie will von mir wissen, mit welchen Themen sich Pharmamanager in Zentral- und Osteuropa am meisten beschäftigen. Ob ich am Freitagabend dieser Woche erreichbar sei?

Ja, ich wäre erreichbar. Aber ein telefonisches Interview erscheint mir zu riskant, weil ich die Sprache der Pharmamanager nicht ausreichend beherrsche und auch keine klare Vorstellung habe, was ich auf W.s Fragen antworten soll. Also

> **From:** I. W.
> **To:** peter.merten@▓▓▓▓
> **Sent:** Thursday, March 30, 2006 10:02 AM
> **Subject:** A quick request
>
> Dear Peter,
> I hope you are well. I am doing some research on the pharma Central and Eastern European region for a
> conference which I am researching and I am trying to understand what important topics should be on the
> conference agenda and what the major Issues and challenges are for pharma sales and marketing executives
> working in this region would be. I was hoping that you might be able to spare 10 minutes of your time to talk to me
> about this region and what challenges exist.
> Are you available Friday this week? If not, can we arrange a call for Monday or Tuesday of next week?
> If you still have not had time to complete the questionnaire for the SFE Europe conference, the presentations can
> be viewed at http://www.eyeforpharma.com/▓▓▓▓▓▓▓▓▓▓▓▓▓ . I am still waiting for a couple of
> presentations, which I will send to you as soon as I receive them.
> I look forward to hearing from you soon.
> Many thanks in advance for your time and help.
>
> Best regards,
> I.
>
> **eyeforpharma**

Anfrage der Eyeforpharma-Direktorin I. W. an Peter Merten wegen eines Interviews zum Thema Pharmaindustrie in Zentral- und Osteuropa, 30. März 2006

winke ich ab und gebe vor, gerade auf dem Sprung zu einer Geschäftsreise in die USA zu sein.

In den folgenden Monaten erhielt ich mehrere E-Mails dieser Art. Etwa von R. B., einem Eventmanager von Eyeforpharma: Er sei dabei, eine internationale Konferenz über Prognosen im Pharmabereich zu organisieren und ich sei ihm als die am besten geeignete Person empfohlen worden, um darüber Auskunft zu geben. Offenbar genügte schon die Teilnahme an einem pharmainternen Kongress, um als wichtige Auskunftsperson eingestuft zu werden. In dieser Branche schien es nicht allzu schwierig zu sein, Karriere zu machen.

Eine besondere Überraschung war die Einladung, die ich von E. E. erhielt, dem Forschungschef der US-Consultingfirma Cutting Edge Information. Er lud mich ein, an einer pharmainternen Studie über die von Konzernen bezahlten Honorare für Mediziner teilzunehmen. Seine E-Mail war ein Geschenk des Himmels. Von Konzernen bezahlte Honorare für Mediziner – das waren genau jene Informationen, die mich brennend interessierten.

> **From:** E. E.
> **To:** Peter Merten
> **Sent:** Tuesday, September 11, 2007 5:22 PM
> **Subject:** Last Chance for Thought Leader FMV Benchmarking Data
>
> Dear Peter,
>
> I would like to invite you to participate in our newest benchmarking research study: **Determining Fair-Market Value for Thought Leader Activity**. In return for your participation, we will provide you the data compiled from the study, free of charge.
> Please complete our online survey at http://www.cuttingedgeinfo.com/studies/PH106survey.asp#body and we will contact you about the results.
> Thank you for your time, and I look forward to the opportunity to work with you to deliver valuable research findings.
>
> Kind regards,
> E. E.
> Cutting Edge Information
> Phone: 919-

Cutting Edge-Forschungsdirektor E. E. lädt den Pharma-Consultant Peter Merten ein, an einer Studie über Pharmahonorare für Ärzte teilzunehmen, E-Mail vom 11. September 2007

Als Belohnung winkte ein fertiges Exemplar der Studie. Aber wie sollte ich glaubwürdige Antworten geben, wenn ich wenig Ahnung von den marktüblichen Honoraren hatte? Schließlich handelt es sich hier um einen der geheimen und am besten abgeschotteten Bereiche der Pharmaindustrie. Ich rief Lorna an, meine Pharma-Informantin. Vielleicht konnte sie mir bei der Beantwortung der Fragen helfen. Sie winkte ab. Honorare für Ärzte zählten nicht zu ihrem Arbeitsbereich. Mir würde nichts anderes übrig bleiben, als im Frühjahr 2008 die fertige Studie zu kaufen (siehe Kapitel »Die geheimen Honorarlisten«).

Bis dahin musste ich mich wohl oder übel mit anderen Studien von Cutting Edge begnügen, die Lorna mir zur Verfügung stellen konnte. Diese Firma, erklärte sie mir, sei spezialisiert auf die Erstellung von Richtwerten (Benchmarks) für die Pharmaindustrie. Damit könne man vergleichen, ob man besser oder schlechter sei als die Konkurrenz.

Der Vorteil solcher Studien besteht darin, dass die Ergebnisse und Aussagen allgemeine Gültigkeit für die gesamte Pharmaindustrie haben. Der Nachteil: Bis auf wenige Ausnahmen werden keine Medikamenten- oder Firmennamen genannt. Denn nur unter dieser Bedingung sind große Pharmakonzerne wie Bayer, Pfizer, Sanofi-Aventis, Novartis, Eli Lilly oder Bristol-Myers Squibb bereit, Cutting Edge konkrete Daten und Marketingbeispiele zur Ermittlung von Richtwerten zur Verfügung zu stellen.

Erstklassige Gewinne mit zweitklassigen Medikamenten

Lornas Cutting-Edge-Unterlagen enthielten brisante Informationen. Auf jeder einzelnen Seite wird deutlich, dass es letztlich nicht um die Qualität von Medikamenten geht. Alles ist nur eine Frage von Geld und Marketing. Mit entsprechendem Geschick können Pharmakonzerne auch mit »zweitklassigen« oder »unvorteilhaften« Arzneimitteln erstklassige Verkaufserfolge erzielen.

In der Studie »Blockbuster Pharmaceutical Launches« (Markteinführung von Verkaufsschlagern) aus dem Jahr 2006 wurde etwa ein Medikament mit »potenziell schwerwiegenden Nebenwirkungen« beschrieben. In der Konsumgüterindustrie hätte ein Produkt, das so negativ eingestuft wird, keinerlei Marktchancen; niemand würde es kaufen. Aber in der Pharmabranche gelten andere Gesetze. Hier gibt es die Möglichkeit, »with commercial resources and marketing savvy«, also mit dem Einsatz entsprechender Geldmittel und Marketinggeschick alles wettzumachen. Das bedeutet: Der Pharmakonzern erhöhte das Marketingbudget dieses bedenklichen Arzneimittels und schraubte es auf 557 Millionen US-Dollar hoch. Davon wurden allein 75 Millionen Dollar ausgegeben, um einflussreiche Ärzte auf die Firmenseite zu ziehen.

In einer weiteren Cutting-Edge-Studie aus dem Jahr 2005 – »European Pharmaceutical Marketing: Launching Successful Brands« (Pharmamarketing in Europa) – konnte man nachlesen, wie es einem Pharmakonzern gelang, ein Medikament erfolgreich zu vermarkten, das als »unfavorable« eingestuft wurde, also als unvorteilhaft. Die verantwortlichen Produktmanager gaben doppelt so viel Geld wie üblich für ärztliche Meinungsbildner aus und schafften es damit, während der Markteinführung positive Erwartungen in der Ärzteschaft zu wecken und »viele kritische Fragen zur Sicherheit des Medikaments zu vermeiden«.

Was konnte man laut Cutting Edge daraus lernen?

Wenn die Schwachstellen des Medikaments früh genug erkannt werden, kann das Management die richtigen Schritte setzen, um trotzdem den höchstmöglichen Umsatz zu erzielen.

In derselben Studie wurde auch die erfolgreiche Vermarktung eines fragwürdigen Medikaments beschrieben, bei dem die Herstellerfirma einen weltweiten Jahresumsatz von mehr als zwei Milliarden Euro erwartete. Laut Cutting Edge hatte die europäische Arzneimittelbehörde die Zulassung auf der Basis mangelhafter Unterlagen erteilt. Die Herstellerfirma verfügte nur über Daten zur kurzfristigen Wirksamkeit. Über die langfristige Sicherheit und Verträglichkeit gab es keine Aussagen. Deshalb hatte die Firma um eine Zulassung in den USA erst gar nicht ersucht – dort wäre sie aufgrund der mangelhaften Daten nicht erteilt worden.

Ich überlegte, ob es sich vielleicht um das Schlankheitsmittel Acomplia handelte. Oder um das Rheumamittel Prexige? Beide Medikamente waren in ihrem Nutzen umstritten, beide waren zwar in Europa, aber nicht in den USA zugelassen worden.

Intern wurde das Medikament als zweitklassig eingestuft. Für die erfolgreiche Vermarktung bei den Ärzten spielte das aber keine Rolle. Denn dieser Nachteil wurde mehr als wettgemacht durch gesteigerte Marketingausgaben und die Zusammenarbeit mit einem zweiten Pharmakonzern, der laut Cutting Edge vor allem in den Bereichen Verkauf und Marketing top war.

Alles in allem, so lautete die Zusammenfassung von Cutting Edge, sei das also ein Beispiel dafür, wie man ein Medikament, bei dem es nur einen mangelhaften Nachweis über die Wirksamkeit gäbe und das normalerweise gar nicht auf den Markt gebracht werden könnte, trotzdem erfolgreich gegenüber Konkurrenten behauptet. Das zeige, wie man mit einer erfahrenen, hoch qualifizierten Verkaufsmaschinerie, die über große Geldmittel und entsprechende Marketingtechniken verfügt, aus einem zweitklassigen Medikament einen Verkaufsschlager produzieren könne. Wortwörtlich heißt es in der Studie: »It is the model of an experienced, skilled commercialization outfit using its marketing savvy and deep pockets to elevate a mediocre drug to blockbuster heights.«

AN DER PHARMAFRONT

»Ich bin käuflich. Was bieten Sie mir?«

(Ein Allgemeinarzt im Süden Deutschlands im Gespräch mit einem Pharmaberater)

»Many pharmaceutical companies are hesitent to tie thought leader contributions to financial returns, because they fear that they will be perceived as influencing medical professionals to use or promote their products.«

(Viele Pharmakonzerne zögern, die Beiträge von Meinungsbildern in Beziehung zu finanziellen Erträgen zu setzen, weil sie fürchten, dass das als Beeinflussung von Verschreibungsgewohnheiten gesehen wird.)

(Aus der Studie »Pharmaceutical Thought Leaders 2007«, Cutting Edge)

1. Internet-Pharmaschule

Ursprünglich hatte ich geplant, als Pharmavertreter zu arbeiten, um für dieses Buch Material über die Geschäftspraktiken der Konzerne zu sammeln. Meine »Karriere« als Pharma-Consultant, die auf Anregung von Lorna zustande kam, sollte mir eigentlich nur einige Zusatzinformationen liefern.

Es war nicht das erste Mal, dass ich auf diese verdeckte Art und Weise recherchierte. Vor 25 Jahren hatte ich ein Jahr lang für das Buch »Gesunde Geschäfte – die Praktiken der Pharmaindustrie« als Pharmavertreter für den Bayer-Konzern gearbeitet. Das Ergebnis damals: bestochene Ärzte, Patienten, die als Versuchskaninchen missbraucht wurden, Falschinformationen. Nun wollte ich wissen, ob sich dank schärferer Gesetze und Kontrollen die Zustände geändert haben.

Doch die Dinge entpuppten sich von Anfang an als schwieriger als angenommen. Damals war alles viel einfacher gewesen. Ohne komplizierte Aufnahmeprozedur hatte mich Bayer angestellt und nach einer kurzen Schulung losgeschickt, um Ärzte zur Verschreibung von Medikamenten zu überreden. Heutzutage war ich gezwungen, auf eigene Kosten zunächst eine spezielle Ausbildung zu absolvieren. Und so schrieb ich mich bei der »1. Internet-Pharmaschule« der Firma »Advanced Medical Services« in Mannheim ein. Zur Tarnung wählte ich den Namen, der in meiner Geburtsurkunde stand – Johann Alois Weiss – und veränderte dreißig Jahre meiner Biografie. Alles klappte. Niemand kam auf die Idee, dass ich Journalist sein könnte. Während meines Aufenthalts als Pharma-Consultant in Barcelona steckte ich mitten in der Pharmavertreter-Ausbildung. Vor mir lagen noch mehrere Monate intensiven Lernens und viele Tests – ein Zeitaufwand von ungefähr 1000 Stunden.

Ende Juni 2006 beendete ich die Ausbildung mit einer Prüfung vor der Industrie- und Handelskammer Mannheim als

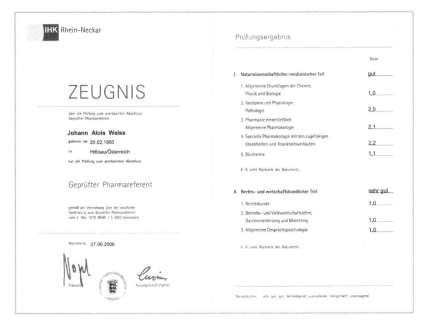

Zeugnis der Industrie- und Handelskammer für den Pharmareferenten Johann Alois Weiss

einer der drei Besten des Jahrgangs. Nach der Mitteilung des Ergebnisses folgte umgehend der Satz: »In Ihrem Alter werden Sie aber keinen Job mehr finden!«

Ich war irritiert. Bis dahin hatte ich kaum daran gedacht, dass meine 56 Jahre ein Problem sein könnten. Ich war hoch motiviert, ich war ein toller Verkäufer – jedenfalls redete ich mir das ein. Doch die Prüfer sollten recht behalten: Alle Bewerbungen bei Pharmakonzernen und Leiharbeitsagenturen blieben erfolglos, ja, ich wurde nicht einmal zu einem Interview eingeladen. Die ganze Ausbildung schien umsonst gewesen zu sein.

So schnell wollte ich aber nicht aufgeben und beschloss, eine jüngere Person zu suchen, die an meiner Stelle als Pharmavertreter arbeiten und in das Buchprojekt einsteigen würde. Auf eine Anzeige in der *taz* erhielt ich mehrere Bewerbungen.

Unter anderem von einer jungen Biologin, die alle Voraussetzungen erfüllte, um sich ohne weitere Ausbildung sofort bei
Firmen bewerben zu können.

Vier Monate später gab sie ebenfalls auf. Auch sie hatte es
nicht geschafft, einen Job als Pharmavertreterin zu erhalten.
Wahrscheinlich war es nicht nur eine Altersfrage, sondern hatte auch mit dem allgemeinen Personalabbau in der Pharmabranche zu tun. In den Medien konnte man lesen:

»Der französisch-deutsche Konzern Sanofi-Aventis verklei-
nert die Zahl der Pharmaberater.«

»Der Darmstädter Merck-Konzern wird den Außendienst
auf 400 Personen reduzieren.«

»Bayer rechnet im Zuge der Übernahme von Schering mit
dem Wegfall von bis zu 6000 Stellen.«

Die Anregung hochrangiger Manager auf dem Pharmakongress in Barcelona, die Vertreter-Mannschaften zu verkleinern,
war offenbar auf fruchtbaren Boden gefallen.

Als Pharmavertreter

Doch ich wollte zumindest einen kleinen Einblick in den
heutigen Joballtag jener Menschen gewinnen, von denen auf
dem Kongress in Barcelona so viel die Rede war. Ich wollte
wissen, wie es um die »Infanterie« der Pharmakonzerne be-
stellt ist. Dank der Vermittlung eines Freundes gelang es mir,
einen Pharmavertreter einen Tag lang bei seinem Job zu begleiten. Um seine Existenz nicht zu gefährden, verzichte ich
darauf, ihn näher zu beschreiben. Ich werde ihn Alexander
nennen.

Wir treffen uns in einem Hotel im Zentrum einer mittel-
großen Stadt im Süden Deutschlands. Vor Beginn der gemein-
samen Besuchstour erzählt mir Alexander beim Frühstück ein
wenig von sich. Er hatte im Herbst 2006 beschlossen, Pharmavertreter zu werden, »weil das krisensicher ist und man
sich den Tag selber einteilen kann. Und weil man einen schönen Dienstwagen hat, den man auch privat nutzen kann«.

49

Weil Pharmakonzerne seit einiger Zeit keine Neueinsteiger mehr anstellten, habe er sich bei »pharmexx« beworben, einem großen Leiharbeitsbetrieb. Bei den Bewerbungen habe er das erzählt, was man von ihm hören wollte. Er könne gut zuhören und Fragen stellen, sei offen und neugierig und so weiter: »Das übliche Blabla.«

In Alexanders Lachen mischt sich eine Spur von Verachtung. Und natürlich sei er ein guter Verkäufer, das habe ihm schon als Kind Spaß gemacht. Einer der Interviewer von pharmexx habe ihn aufgefordert, ihm einen Bleistift zu verkaufen. »Bescheuert« – aber er habe es geschafft und sei jetzt nach sechs Wochen Lernen und Tests zusammen mit etwa 160 anderen Auserwählten für den britischen Konzern GlaxoSmithKline unterwegs. Leider ende der Job bereits im Oktober. Und dann? »Ich hoffe, dass pharmexx einen neuen Job für mich hat oder dass ich vielleicht von Glaxo mit einer festen Anstellung übernommen werde.« Wenn nicht, müsse er sich eben wieder neu bewerben.

Der Einsatz solcher zusätzlicher Vertretergruppen ist für die Pharmakonzerne eine teure Investition. Eine Untersuchung von Eyeforpharma aus dem Jahr 2004 kam zu dem Schluss, dass ein Pharmavertreter inklusive Lohn, Reisen und technischer Ausstattung pro Jahr etwa 120 000 Euro kostet. Die von Glaxo für die Dauer von zehn Monaten angeheuerte Vertretermannschaft kostete also rund 16 Millionen Euro. Viel Geld – aber offenbar lohnte es sich.

Alexander erzählt, bei den Schulungen in Berlin, München und Dresden sei es nur um zwei Medikamente gegangen: um das Diabetesmittel Avandamet und um das Asthmamittel Viani. Klipp und klar sei ihm gesagt worden: »Das Ziel eines jeden Besuchs ist die Verschreibung.«

Obwohl er erst wenige Monate unterwegs ist, wirkt er desillusioniert: »Ehrlich gesagt, ich habe mir den Job schon ein wenig anders vorgestellt. Dass man auch fachliche Gespräche mit den Ärzten führt. Aber das interessiert die gar nicht. Am wichtigsten sind immer die Musterpackungen. Ohne Muster bist du gar nichts!«

Jeden Tag soll er neun Ärzte besuchen. Sein Reisegebiet umfasst etwa 150 Internisten und Allgemeinärzte. Das bedeutet, ungefähr alle drei Wochen mit einer neuen Tour zu beginnen. Er zeigt mir die Datenbank von pharmexx, die auf seinem Laptop installiert ist. So hat er Zugriff auf alle Informationen, die er für seine Besuche benötigt. Beispielsweise die Umsatzzahlen sowie die Zahl der verkauften Packungen seines Gebiets, aufgeschlüsselt nach einzelnen Medikamenten und Monaten. Außerdem natürlich die Ärzte. Sie sind in drei Gruppen eingeteilt:

- 1er Ärzte – ungefähr 70 an der Zahl. Die seien am wichtigsten, um die müsse er sich am intensivsten kümmern.
- 2er Ärzte – ebenfalls ungefähr 70. Die seien nicht ganz so wichtig wie die von Gruppe 1.
- 3er Ärzte – etwa 150 an der Zahl. Wenn er wolle, könne er sie ebenfalls in die Besuchsrunden einbauen. Aber er könne sie auch links liegen lassen.
- Darüber hinaus gibt es noch weitere 130 Ärzte, die nicht auf seiner Besuchsliste stehen. Sie sind für die Firma uninteressant.

Ich frage Alexander, was er in seine Tasche packe, wenn er Ärzte besucht. »Laptop, ein paar Musterpackungen Avandamet und Viani, Kugelschreiber mit Viani-Aufdruck, Werbeschriften, nichts Besonderes. Im Kofferraum hab ich noch mehr.« Wir haben unser Frühstück beendet und machen uns auf den Weg zu seinem Dienstwagen. Im Gehen erklärt er: »Das Viani mögen sie alle, das ist zur Vorbeugung von Asthmaanfällen. Ganz schön teuer. Mehr als 50 Euro die Packung!«

Auf meine Frage, ob es stimme, dass man pro Jahr und Arzt nur zwei Packungen als Muster abgeben dürfe, nickt Alexander: »Ja, das stimmt.« Doch dann fügt er hinzu: »Genau das ist das Problem. Ohne Musterpackung kommst du gar nicht bis zum Arzt. Da empfängt er dich gar nicht. Wie soll das gehen,

51

wenn ich einen Arzt zehn- oder zwölfmal im Jahr besuche und nur zwei Musterpackungen abgeben darf?«

Er schüttelt den Kopf. Als Leiharbeiter von pharmexx sei er schlechter gestellt als die Glaxo-Vertreter. Die hätten Muster im Überfluss. Einer von denen habe ihm netterweise zwei volle Kartons überlassen, damit er besser über die Runden komme. Wie viele Packungen er dem Arzt schenke, zwei oder fünf oder zehn, könne sowieso niemand kontrollieren. Am schlimmsten, schimpft Alexander, seien einige Generika-Firmen: »Die verschenken ihre Muster tütenweise!«

Und dann erzählt er von einem weiteren Vorteil anderer Vertreter: Sie würden über ein monatliches Budget von 300 Euro verfügen, um Ärzte zum Essen einzuladen. Wahrscheinlich gebe es aber noch ganz andere Angebote an Ärzte. So habe er nicht schlecht gestaunt, als ihn ein Arzt gleich beim ersten Besuch mit den Worten begrüßt habe: »Ich bin käuflich! Was bieten Sie mir?«

So direkt werde er allerdings nur selten angesprochen. Meistens würden Wünsche nur verschlüsselt geäußert. Wenn ein Arzt zum Beispiel gleich nach der Begrüßung minutenlang von diesem wunderbaren neuen Theaterabend schwärme, laufe alles darauf hinaus, dass der Vertreter endlich die erlösende Frage stelle: Darf ich Ihnen Karten besorgen? – Er sei zwar erst kurz in dem Job, aber da sei ihm schon einiges untergekommen. Wahrscheinlich würden andere Firmen so etwas tatsächlich anbieten. Wie sonst kämen Ärzte auf solche Wünsche?

Schon zu meiner Zeit als Pharmavertreter bei Bayer waren all diese kleinen Geschenke und Gefälligkeiten branchenüblich gewesen – es hatte sich also nichts verändert. Die heutzutage strengeren Gesetze und Vorschriften scheinen nicht viel gefruchtet zu haben.

»Wiederholter und anhaltender Betrug« – einige Informationen zum Arbeitgeber von Alexander

Der britische Pharmakonzern GlaxoSmithKline erzielte im Jahr 2007 einen Umsatz von mehr als 31 Milliarden Euro und einen Gewinn von mehr als 10 Milliarden Euro. Weltweit lag er damit auf Platz zwei der Branche.

In den firmeninternen »Verhaltensregeln über die Zusammenarbeit mit privaten und öffentlichen Einrichtungen im Gesundheitswesen und deren Mitarbeitern sowie mit niedergelassenen Ärzten«, die allen Mitarbeitern des Konzerns bekannt gemacht werden, heißt es: »Ein tragender Grundsatz unseres Unternehmens bei allen unseren Tätigkeiten ist die strikte Beachtung des geltenden Rechtes. Unsere Regeln dienen dazu, die Transparenz aller unserer Aktivitäten zu gewährleisten und Irritationen und Fehlentwicklungen zu vermeiden.« – Schöne Worte!

Betrügereien im großen Stil zählten viele Jahre lang zu den gängigen Geschäftspraktiken von GlaxoSmithKline. Einige Beispiele:

- Im März 1997 wurde die Firma »Smith Kline Beecham Clinical Laboratories«, eine der Vorgängerfirmen von GlaxoSmithKline, wegen Betrügereien zulasten von Sozialkassen von einem US-Gericht zu einer Zahlung von 325 Millionen US-Dollar verpflichtet.

- Im April 2003 erklärte sich GlaxoSmithKline bereit, wegen betrügerischer Preismanipulationen zulasten von Sozialkassen 88 Millionen Dollar an die US-Regierung, 49 Bundesstaaten, verschiedene Sozialkassen und an den District of Columbia zu zahlen.

- Im Mai 2004 erhob die italienische Finanzbehörde nach einer zwei Jahre dauernden Untersuchung Anklage gegen 273 Mitarbeiter von GlaxoSmithKline und mehr als 4400 Ärzte. Mitarbeiter des Konzerns hatten versucht, Ärzte durch Bestechung und Geschenke zu mehr Verschreibungen anzuregen. Unter dem Deckmäntelchen »Medizinische Reisen« gab es beispielsweise Einladungen zum

»Wiederholter und anhaltender Betrug« – einige Informationen zum Arbeitgeber von Alexander

Fortsetzung

Grand Prix der Formel I nach Monte Carlo. Insgesamt ging es um eine Summe von 278 Millionen US-Dollar. Mithilfe einer Computer-Software namens Giove (Jupiter) konnten die Konzernmitarbeiter genau überprüfen, ob die Bestechungen zum Erfolg führten. Zahlreiche Firmenmitarbeiter sind wegen »Korruption und Bildung einer kriminellen Vereinigung« angeklagt.

Die erste Anhörung in diesem Gerichtsverfahren soll im Oktober 2008 in Verona stattfinden. Die US-Finanzbehörde »Security and Exchange Commission« (SEC) hat in dieser Sache ebenfalls mit Untersuchungen begonnen.

▨ »Wiederholten und anhaltenden Betrug« warf der New Yorker Generalstaatsanwalt Eliot Spitzer der Firma GlaxoSmithKline in einer Klage am 18.5.2004 vor. Der Konzern habe Nebenwirkungen beim Antidepressivum Seroxat – stark erhöhtes Suizidrisiko bei Jugendlichen – bewusst geheim gehalten. GlaxoSmithKline wies alle Vorwürfe von sich: Man habe »verantwortungsbewusst agiert« und »alle Studien seien den Arzneimittelbehörden zugänglich gemacht worden«. Das Verfahren wurde im September 2004 eingestellt, nachdem sich der Konzern bereit erklärt hatte, alle klinischen Studien auf einer Website zu veröffentlichen und 2,5 Millionen Dollar Entschädigung zu zahlen.

▨ Im September 2005 musste GlaxoSmithKline in den USA Schadenersatz in der Höhe von 150 Millionen Dollar zahlen, wegen Medikamentenpreisen, die »auf betrügerische Art und Weise erhöht waren«. Dadurch wurden mehrere von der US-Regierung und von US-Bundesstaaten finanzierte Sozialkassen geschädigt. Es ging um Medikamente, die bei Krebsbehandlungen verwendet wurden. Am Ende des Prozesses erklärte das US-Justizministerium: Wir werden »diese betrügerischen Praktiken mit aller Härte verfolgen. Sie dienen nur dem Profit von Pharmakonzernen und Ärzten zulasten von Sozialprogrammen für Arme und Alte.«

»Wiederholter und anhaltender Betrug« – einige Informationen zum Arbeitgeber von Alexander

Fortsetzung

Im März 2006 endete in New York ein Gerichtsverfahren, bei dem sich GlaxoSmithKline in einem Vergleich zur Zahlung von 14 Millionen US-Dollar an verschiedene Sozialkassen bereit erklärte. Der Konzern hatte durch juristische und marketingtechnische Tricks versucht, die Vermarktung billiger Generika zu verhindern und den hohen Preis für das Antidepressivum Seroxat/Paxil aufrechtzuerhalten. Dem Konzern war »betrügerisches Verhalten« vorgeworfen worden.

Im August 2006 wurde ein mehrjähriges Gerichtsverfahren abgeschlossen, das von amerikanischen Bundesstaaten gegen GlaxoSmithKline wegen Preismanipulationen zum Schaden von Sozialkassen in Gang gesetzt wurde. Der Konzern musste 70 Millionen Dollar Schadenersatz leisten.

Nach einer vierjährigen Untersuchung über die Praktiken von GlaxoSmithKline bei der Vermarktung des Antidepressivums Seroxat/Paxil kam die englische Arzneimittelbehörde im März 2008 zu folgendem Ergebnis: Der Konzern habe es unterlassen, die Behörden rechtzeitig über das achtfach erhöhte Suizidrisiko bei Kindern und Jugendlichen zu informieren. Die britische Regierung unterließ es jedoch, strafrechtlich gegen GlaxoSmithKline vorzugehen, weil die britischen Gesetze eine derartige Informationspflicht gar nicht vorschreiben und eine Klage deshalb keinen Erfolg gehabt hätte.

Am 25. März 2008 erhielt GlaxoSmithKline von der amerikanischen Arzneimittelbehörde wegen »ernsthafter Verletzungen der Informationspflicht« eine Verwarnung. In zahlreichen Studienberichten fehlten Angaben über bedeutsame Nebenwirkungen. Der Konzern wurde aufgefordert, die Missstände unverzüglich abzustellen.

Im Juni 2008 weitete das US-Justizministerium seine Untersuchung über die beim Antidepressivum Seroxat/Paxil angewandten Marketingmethoden von GlaxoSmithKline aus.

> **»Wiederholter und anhaltender Betrug« – einige Informationen zum Arbeitgeber von Alexander**
>
> Fortsetzung
>
> Laut Bericht des *Wall Street Journal* wies der Konzern alle Anschuldigungen folgendermaßen zurück: »Wir haben uns verantwortungsvoll verhalten bei unseren Forschungen, bei der Dokumentation der Ergebnisse und in unserer Kommunikation mit Behörden und der Öffentlichkeit.«
>
> ▨ Im Juni 2008 waren in den USA noch mindestens zehn Klagen gegen GlaxoSmithKline anhängig. Kläger: mehrere US-Bundesstaaten und Bezirksverwaltungen des Staates New York. Der Vorwurf: Preismanipulationen zum Schaden von Sozialkassen. Der Konzern wies alle Vorwürfe von sich und erklärte, er werde sich mit allen ihm zur Verfügung stehenden juristischen Mitteln dagegen wehren.

Von Ärzten und Mustern

Alexander und ich machen uns schließlich auf den Weg. Er hat keine Bedenken, mich mitzunehmen. Das werde nicht auffallen. Schließlich würde ihn auch sein Chef manchmal begleiten; zur Kontrolle. Die erste Praxis, die wir besuchen, ist nur mit einer Arzthelferin besetzt. Sie erklärt, der Chef sei an einer Sommergrippe erkrankt. Nein, sie wisse nicht, wie lange die Praxis geschlossen bleibe.

Die nächste Praxis liegt in einer pulsierenden Gegend mit vielen Geschäften. Sie befindet sich im Erdgeschoss eines neuen Gebäudes, in dem zwei weitere Ärzte residieren. »Der ist wichtig, der hat viele Patienten und macht viel Umsatz«, erklärt Alexander und fügt hinzu: »Deswegen hat er nie Zeit. Wetten, er gibt uns höchstens zehn Sekunden?«

Schon bevor wir an der Eingangstüre klingeln, hat sich Alexander mit einer Packung Viani und seiner Visitenkarte in der

Hand ausgerüstet. So bewaffnet, betreten wir den großzügigen Empfangsraum. Hier ist alles neu und sehr geschmackvoll mit Naturholzmöbeln eingerichtet. Eine aufmerksame Arzthelferin überwacht das ständige Kommen und Gehen von Patienten. Alexander gibt seine Visitenkarte ab. »Der Herr Doktor ist sehr beschäftigt, es kann ein paar Minuten dauern«, heißt es.

Wir bleiben am Tresen stehen. Auf einem Abstelltisch liegen zahlreiche Musterpackungen: Voltaren (ein Rheumamittel von Novartis), Concor (ein Herz-Kreislauf-Mittel von Merck) und Singulair (ein Asthmamittel von Dieckmann). Offenbar waren schon mehrere Vertreter vor uns da. Nach wenigen Minuten taucht der Arzt auf, jung, braun gebrannt, souverän. Er kommt auf Alexander zu, gibt ihm kurz die Hand, greift nach der Viani-Packung, sagt: »Die nehm ich! Auf Wiedersehen!«, dreht sich um und verschwindet wieder. Alexander hatte gerade noch Zeit, »Grüß Gott« zu sagen. Als wir kurz darauf wieder auf der Straße stehen, lacht Alexander: »Na, was hab ich gesagt: zehn Sekunden! Manche Ärzte geben einem nicht einmal die Hand. Die haben Angst davor, sich eine Grippe einzufangen.«

An der nächsten Praxistür empfängt uns ein Schild mit der Aufschrift: »Wegen Krankheit vorübergehend geschlossen«. Unser vierter Besuch ist ebenfalls ein Schlag ins Wasser. »Kommen Sie in einer Stunde wieder«, erklärt uns die Arzthelferin. Alexander murmelt entschuldigend: »Na ja, heute läuft es nicht besonders gut. Manchmal ist es eben so. Wir besuchen jetzt einen Arzt, der ganz sicher da ist. Kategorie 3. Uninteressant fürs Geschäft, aber Besuch ist Besuch.«

Seine Praxis liegt in einem Stadtviertel, das hauptsächlich von Einfamilienhäusern mit Vorgärten geprägt ist. Ein Reich von Thujen, Blautannen, Begonien und Gartenzwergen. Hier werden keine Abenteuer mehr ausgeheckt, sondern Adressen von Altersheimen ausgetauscht. Auch die Praxis vermittelt diesen Eindruck. Wir werden von einem älteren Herrn empfangen, einem Allgemeinarzt. Er hat keine Eile, in seinem Wartezimmer herrscht kein Gedränge.

Seine erste Frage lautet: »Was haben Sie für mich?« Alex-

ander legt eine Musterpackung Avandamet auf seinen Tisch.
»Ah, das gute Avandamet! Das nehm ich gerne, das verwende
ich nur bei sehr guten Freunden. Hätten Sie vielleicht noch ein
zweite Packung?« Alexander schüttelt den Kopf: Leider sei-
en ihm die Muster ausgegangen. Damit ist das Gespräch beendet.

Praxis Nummer sechs gehört einer Internistin aus Gruppe 2. »Ein wenig verschroben, aber nett«, lautet Alexanders
Beschreibung. Unsere Pechsträhne setzt sich fort: Sie ist nicht
da. Die Arzthelferin rät uns, es in zwei Stunden noch einmal
zu versuchen.

Nummer sieben ist eine Praxis in einem sehr gepflegten Ein-
familienhaus. Auf der Eingangstüre steht »Ärztin für Allge-
meinmedizin«. Sie empfängt uns höchstpersönlich, aber nur,
weil sie gerade im Begriff ist, die Praxis zu verlassen und einen
Hausbesuch anzutreten. »Ah, Herr Viani!«, sagt sie freundlich, als sie die Musterpackung in Alexanders Hand sieht. »Die
nehm ich gerne! Ich bin eigentlich schon gar nicht mehr da,
aber die Bestätigung kriegen Sie noch.« Sie holt einen Stempel
und drückt ihn auf den Vordruck, den ihr Alexander auf den
Tisch geschoben hat.

Der nächste Besuch bei unserer Vertretertour gilt ebenfalls
einer Ärztin. Ihre gediegene, mit Designermöbeln ausgestattete
Praxis liegt mitten im Stadtzentrum. Wir werden gleich vorge-
lassen. »Was haben Sie Neues für mich?« Sie lässt Alexander
aber gar nicht zu Wort kommen, sondern redet sofort weiter:
»Das Viani nehm' ich schon, aber es ist zu teuer, das sag' ich
Ihnen gleich. Ihre Konkurrenz schläft ja nicht, da kündigen
sich billigere Kombinationen an.« Alexander zieht ein Formular aus seiner Tasche und versucht, der Ärztin eine Fortbil-
dungs-Veranstaltung in der Nachbarstadt schmackhaft zu machen: »Da gibt's auch ein schönes Essen!«

Sie winkt ab: »Nein, das ist mir zu weit weg, so viel Zeit
habe ich nicht.« Sie schiebt das Formular zurück und verab-
schiedet uns: »Das war's dann! Ich wünsche Ihnen noch einen
schönen Tag!« Und schon sind wir unterwegs zur nächsten
Station – zu einem Internisten aus der Gruppe 1.

Alexander kündigt ihn mir mit den Worten an: »Da gibt's keine Probleme!« Gleich beim Eintreten wird klar, was damit gemeint ist. Alexander hat einen besonderen Draht zur Arzthelferin. Sie liebt Tratsch und erzählt ungefragt, ihr Chef habe eine Reise in die Karibik gebucht, aber kurz vor der Abreise sei seine Mutter so schwer erkrankt, dass er zu Hause bleiben musste. Seither sei die Stimmung etwas getrübt. Weil bereits zwei Pharmavertreter im Wartezimmer sitzen, dauert es eine Zeit lang, bis wir an die Reihe kommen. Dann taucht der Arzt selbst im Wartezimmer auf, nimmt eine Packung Viani in Empfang und verschwindet sofort wieder.

Praxis Nummer zehn liegt in einem Viertel mit vielen Migranten – ein sozialer Brennpunkt. Das Wartezimmer ist so voll, dass einige Patienten stehen müssen. Kinder rennen herum, und es ist so laut, dass Alexander schreien muss, um mir zu erklären: »Das ist hier immer so!« Eine der Arzthelferinnen lotst uns vor eine verschlossene Tür und bedeutet uns, hier stehen zu bleiben. Als sich wenige Augenblicke später die Tür öffnet, versucht Alexander sofort, die Chance zu nutzen. Aber der Arzt herrscht ihn an: »Lassen Sie mich in Ruhe! Sehen Sie nicht, dass ich beschäftigt bin? Ich habe keine Zeit! Gehen Sie!« Wir machen kehrt und verlassen die Praxis. Alexander schüttelt den Kopf, er wirkt ein wenig verstört: »So was! Das war ja heftig. Nein, so was ist mir noch nie passiert.«

Unser letzter Besuch gilt einer großen Praxis in einer wohlhabenden Gegend. Sie wird von einem Internisten der Kategorie 1 betrieben. Eine Arzthelferin führt uns in ein geschmackvoll eingerichtetes Nebenzimmer. Auf dem Tisch liegen Werbeprospekte von Pharmafirmen. »Dem kann man nichts vormachen, der ist fachlich sehr gut«, erklärt Alexander.

Nach kurzer Wartezeit taucht der Arzt auf, begrüßt uns und räumt die Prospekte vom Tisch. Als Alexander beginnt, die Vorteile von Viani anzupreisen, fällt er ihm ins Wort: »Da müssen Sie mir nichts erzählen! Das ist ein gutes Medikament!« Daraufhin holt Alexander eine Musterpackung Avandamet aus seiner Tasche. Mit einer Handbewegung wehrt der Arzt ab: »Nein, das Avandamet brauche ich nicht. Ich halte nichts davon. Im ›New England Journal of Medicine‹ ist dazu alles Notwendige geschrieben worden.« Dann verwickelt er Alexander in ein Gespräch über Diabetiker und Insulintherapien, und man merkt, wie sehr es ihm gefällt, Alexander zu zeigen, wer hier den Ton angibt. Immerhin nimmt er sich am Ende die Zeit, uns persönlich zum Ausgang zu führen und freundlich zu verabschieden.

Es ist zwölf Uhr dreißig, Alexander hat sein Tagespensum geschafft: elf Besuche, bei denen wir nur sieben Ärzte angetroffen haben. Von diesen sieben hat uns einer unsanft vor die Tür gesetzt, vier haben sich nur die Zeit genommen, die Musterpackung entgegenzunehmen und lediglich mit zweien konnte Alexander ein paar Sätze wechseln. Was für ein trostloser Job! So war es schon vor 25 Jahren, als ich für Bayer von Arzt zu Arzt tingelte. Daran hatte sich nichts geändert.

Und diese tausend Stunden, die ich mit Anatomie, Pharmakologie und all den anderen medizinischen Fächern verbracht hatte, um am Ende ein Zeugnis als Pharmareferent zu erhalten – wozu war das notwendig? Offenbar dient es nur dazu, der Öffentlichkeit den Eindruck von Seriosität vorzugaukeln.

Erhöhtes Risiko

Ich frage nach, was der Arzt im Gespräch über Avandamet mit dem Hinweis auf die Zeitschrift »New England Journal of Medicine« gemeint habe. Alexander erklärt mir: »Im Mai dieses Jahres ist dort ein kritischer Bericht über die Nebenwirkung von Rosiglitazon erschienen – einem der beiden Wirkstoffe in Avandamet. Angeblich gibt es ein erhöhtes Risiko, einen Herzinfarkt zu erleiden. Glaxo hat das aber heftig dementiert: Das stimme nicht. Jedenfalls hat diese Veröffentlichung bis jetzt keine Auswirkungen auf die Verschreibungen gehabt. Die sind so hoch wie vorher, oder sogar noch höher.«

Ein Blick in das Zahlenreich von IMS bestätigte Alexanders Aussage. Trotz der Warnung im »New England Journal of

Avandamet, Avandia, Rosiglitazon

Avandamet ist ein Diabetesmedikament, das aus zwei Wirkstoffen besteht: Metformin und Rosiglitazon. Metformin ist bereits seit 1973 auf dem Markt, Rosiglitazon erst seit dem Jahr 2000.

Von Anfang an hatte die industrieunabhängige Berliner Fachpublikation »Arzneimittel-Kursbuch« vor Rosiglitazon gewarnt und geschrieben: »Ein bedenkliches Arzneimittel: Es kann lebensbedrohliche Herzschwäche auslösen. Den gefährlichen Risiken steht kein adäquater Nutzen gegenüber.«

Der Herz-Kreislauf-Spezialist Professor Markolf Hanefeld aus Dresden hingegen beschrieb die Wirkstoffgruppe der Glitazone, zu denen auch Rosiglitazon zählt, im »Deutschen Ärzteblatt« als »wirksame und gut verträgliche« Diabetesmittel. Für Kenner der Ärzteszene war diese Beurteilung keine Überraschung, denn der Professor stand als Berater (Consultant) im Dienst des Herstellers GlaxoSmithKline.

Medicine« stieg in Europa der Verkauf von Rosiglitazon-haltigen Mitteln im Jahr 2007 um vier Prozent. In den USA hingegen fielen sie um 22 Prozent. Wie kommt es, dass Ärzte so unterschiedlich reagieren? Vielleicht hatte es damit zu tun, dass in den USA im Mai 2007 auch die Arzneimittelbehörde FDA alle Ärzte vor solchen Mitteln gewarnt hatte: »Sicherheitsdaten ... zeigten ein signifikant erhöhtes Risiko von Herzinfarkten und Todesfällen bei Patienten, die Rosiglitazon einnahmen.«

Wucherpreise für Medikamente

Wenn es stimmt, was Alexander mir erzählt hat, verschenkt der britische Pharmakonzern GlaxoSmithKline jährlich 150 000 bis 200 000 Avandamet-Muster an deutsche Ärzte. Bei einem Verkaufspreis von 88 Euro pro Packung ergibt das eine Summe von 13 bis 18 Millionen Euro. Zum Vergleich: 307 000 Avandamet-Packungen werden jährlich verkauft. Das ergibt eine Summe von 28 Millionen Euro. Von fünf Packungen Avandamet werden also drei verkauft und zwei verschenkt. Es findet ein permanenter Sommerschlussverkauf von Medikamenten statt; nach dem Motto: Nimm fünf, zahl drei! Und dabei handelt es sich nicht etwa um eine Eigenheit von GlaxoSmithKline. Alle Pharmakonzerne kurbeln ihren Verkauf damit an, dass sie einen großen Teil ihrer Medikamente verschenken.

Doch wie ist das möglich, so viele teure Medikamente zu verschenken und trotzdem gigantisch hohe Gewinne einzustreichen? Wie rechnet sich das? Nun, in Wirklichkeit sind die Medikamente gar nicht teuer, sondern spottbillig. Sie werden von den Konzernen nur teuer verkauft.

Um das herauszufinden und nachzuweisen, musste ich erneut meine Identität wechseln. Aus dem Pharma-Consultant Peter Merten wurde der Import-Export-Händler Hans Weiss in Vienna/Austria. In dieser neuen Funktion schickte ich eine E-Mail an die chinesische Firma Tianjin Pacific Chemical & Pharmaceutical Co. Ltd. und holte ein Angebot über den Preis von 800 Kilogramm Metformin ein – einen der beiden Wirkstoffe von Avandamet.

Einen Tag später lag die Antwort vor: Ein Kilogramm Metformin mit garantierter Qualität nach britischer Vorschrift kostete 6,80 US Dollar. Umgerechnet waren das 4,30 Euro.

Den Preis des zweiten in Avandamet enthaltenen Wirkstoffs – Rosiglitazon – konnte ich einer Liste entnehmen, die der britische Chemikalienhersteller Cecpharm im Internet veröffentlicht hatte: 2500 US-Dollar pro Kilogramm. Umgerechnet sind das 1578 Euro.

Übrigens handelt es sich bei Tianjin Pacific Chemical & Pharmaceutical Co. Ltd. und Cecpharm nicht um dubiose Hinterhof-Produzenten. Zu den Kunden von Cecpharm zählen neben Bayer und Hexal auch die nationale Gesundheitsbehörde der USA sowie die Forschungslabors der amerikanischen Universitäten Harvard und MIT.

Jetzt musste ich nur noch rechnen: In Deutschland enthält eine Packung Avandamet 112 Filmtabletten mit je 2 Milli-

62

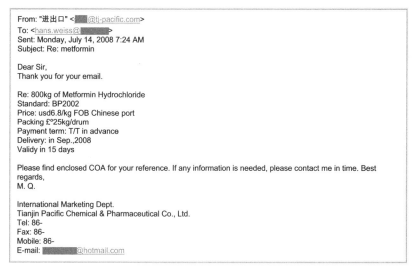

Angebot der chinesischen Firma Tianjin Pacific Chemical & Pharmaceutical Co. Ltd. für 800 kg des Diabeteswirkstoffes Metformin

gramm Rosiglitazon und 500 Milligramm Metformin. Laut dem Medikamentenverzeichnis »Rote Liste« wird eine Packung Avandamet zum Preis von 88,17 Euro verkauft. Die Wirkstoffe, die in einer Packung Avandamet enthalten sind, kosten also exakt 0,59 Euro! Das entspricht 0,7 Prozent des Verkaufspreises. In Österreich enthält eine Packung Avandamet 56 Filmtabletten mit je 2 Milligramm Rosiglitazon und 1000 Milligramm Metformin. Sie kostet 38,25 Euro. Der Wert der Wirkstoffe beträgt pro Packung lediglich 0,42 Euro. Das sind 1,1 Prozent des Verkaufspreises.

Wie kommen derartige Wucherpreise zustande? Sie werden von den Firmen nach Belieben festgelegt. Verlangt wird, was der Markt hergibt – und das sind in diesem Fall die Krankenkassen. Die zahlen immer, egal wie viel es kostet. Zur Rechtfertigung der hohen Preise verweisen die Pharmakonzerne gerne auf die hohen Entwicklungs- und Forschungskosten. Offiziell, laut Eigenangaben der Konzerne, liegen sie bei etwa 15 Prozent des Umsatzes. In Wirklichkeit sind sie wohl wesentlich niedriger. Eine Untersuchungskommission des britischen Parlaments kritisierte vor Kurzem, dass nicht bekannt sei, was die Firmen alles unter »Forschungskosten« budgetieren, denn die Grenzen zum Marketing seien fließend.

Die Preisgestaltung bei Avandamet ist kein Einzelfall, sondern ganz und gar typisch für die gesamte Branche. Stichprobenartig recherchierte ich die echten Preise für einige häufig verwendete Arzneimittel und kam immer zu demselben Ergebnis. Diese machen nur einen winzigen Bruchteil des Verkaufspreises aus.

Deutschland – was Medikamente wirklich kosten

Die folgende Liste enthält einige häufig verwendete Arzneimittel. In Klammer gesetzt ist das Jahr, in dem der Wirkstoff erstmals zugelassen wurde. Medikamente, bei denen das Wirkstoffpatent bereits abgelaufen ist, sind mit einem * gekennzeichnet. Der Jahresumsatz stammt aus der Datenbank DPM von IMS (2006) und umfasst nur den Apothekenmarkt, nicht den Klinikmarkt. Der Packungspreis bezieht sich auf die jeweils kleinste Packung und wurde der »Roten Liste 2008« entnommen. Der Kostenanteil des Wirkstoffs bezieht sich auf den Verkaufspreis der Packung und wurde so berechnet, wie das am Beispiel Avandamet dargestellt ist – mithilfe von Angeboten diverser Herstellerfirmen von Wirkstoffen im Juli 2008.

- Adalat – ein Herz-Kreislauf-Mittel von Bayer (1975*); Jahresumsatz 2 Millionen €; Packungspreis 14,99 €; Kostenanteil des Wirkstoffs: circa 0,3 Prozent

- Aspirin – ein Schmerzmittel von Bayer (1899*); Jahresumsatz 24 Millionen €; Packungspreis 1,54 €; Kostenanteil des Wirkstoffs: circa 0,2 Prozent

- ASS-ratiopharm – ein Generikum zur Vorbeugung von Herzinfarkt von ratiopharm (1899*); Jahresumsatz 13 Millionen €; Packungspreis 2,67 €; Kostenanteil des Wirkstoffs: circa 0,8 Prozent

Deutschland – was Medikamente wirklich kosten
Fortsetzung

- Diovan – ein Bluthochdruckmittel von Novartis (1996*); Jahresumsatz 51 Millionen €; Packungspreis 20,33 €; Kostenanteil des Wirkstoffs: circa 1,5 Prozent

- Glivec – ein Krebsmittel von Novartis (2001); Jahresumsatz 172 Millionen €; Packungspreis 1715,81 €; Kostenanteil des Wirkstoffs: circa 3 Prozent

- Iscover – ein Mittel gegen Thrombosen von BMS (1998); Jahresumsatz 133 Millionen €; Packungspreis 78,83 €; Kostenanteil des Wirkstoffs: circa 2 Prozent

- Nexium mups – ein Mittel gegen Magengeschwüre und Reflux von AstraZeneca (2000); Jahresumsatz 191 Millionen €; Packungspreis 32,30 €; Kostenanteil des Wirkstoffs: circa 3 Prozent

- Pantozol – ein Mittel gegen Magengeschwüre und Reflux von Altana Pharma (1994*); Jahresumsatz 180 Millionen €; Packungspreis 32,30 €; Kostenanteil des Wirkstoffs: circa 1 Prozent

- Plavix – ein Mittel gegen Thrombosen von Sanofi-Aventis (1998); Jahresumsatz 141 Millionen €; Packungspreis 78,83 €; Kostenanteil des Wirkstoffs: circa 2 Prozent

- Sortis – ein Cholesterinsenker von Pfizer (1997); Jahresumsatz 110 Millionen €; Packungspreis 55,09 €; Kostenanteil des Wirkstoffs: circa 1,6 Prozent

- Spiriva – ein Mittel gegen chronisch-obstruktive Lungenerkrankung von Boehringer Ingelheim (2002); Jahresumsatz 145 Millionen €; Packungspreis 62,38 €; Kostenanteil des Wirkstoffs: circa 0,7 Prozent

- Taxol – ein Krebsmittel von BMS (1994*); Jahresumsatz 2 Millionen €; Packungspreis 696,70 €; Kostenanteil des Wirkstoffs: circa 0,16 Prozent

- Taxotere – ein Krebsmittel von Sanofi-Aventis (1996); Jahresumsatz 192 Millionen €; Packungspreis 238,30 €; Kostenanteil des Wirkstoffs: circa 8 Prozent

> ### Deutschland – was Medikamente wirklich kosten
> Fortsetzung
>
> - Viagra – ein Erektionsmittel von Pfizer (1998*); Jahresumsatz 47 Millionen €; Packungspreis 44,11 €; Kostenanteil des Wirkstoffs: circa 0,17 Prozent
>
> - Voltaren dolo – ein Schmerzmittel von Novartis (1976*); Jahresumsatz 8 Millionen €; Packungspreis 3,33 €; Kostenanteil des Wirkstoffs: circa 2 Prozent
>
> - Zyprexa – ein Neuroleptikum von Eli Lilly (1996*); Jahresumsatz 96 Millionen €; Packungspreis 109,81 €; Kostenanteil des Wirkstoffs: circa 0,19 Prozent
>
> Man könnte diese Liste endlos ausdehnen und käme immer zu einem ähnlichen Ergebnis: Der Kostenanteil der Wirkstoffe am Verkaufspreis liegt im Schnitt bei zwei Prozent. Das gilt auch für Generika wie etwa ASS-ratiopharm und Originalpräparate, deren Patentschutz längst abgelaufen ist. Das ist der Grund, warum die Pharmakonzerne Gewinnraten zwischen 20 und 45 Prozent erwirtschaften.
>
> Derzeit erzielen die Pharmakonzerne in Deutschland mit ihren Medikamenten einen Jahresumsatz von 34 Milliarden Euro (von April 2007 bis April 2008, IMS-Health-Daten). Der wahre Wert dieser Medikamente beträgt jedoch lediglich etwa zwei Prozent davon – also 680 Millionen Euro. Damit ist die Pharmaindustrie dem Wunsch der mittelalterlichen Alchimisten, aus jedem Stoff Gold herzustellen, schon ziemlich nahe gekommen.

Im normalen Geschäftsleben würde man eine derartige Preisgestaltung als Wucher bezeichnen. Möglich ist sie nur, weil sich die Pharmakonzerne auf Mitstreiter in der Ärzteschaft stützen können. Diese verteidigen den Preiswucher mit allen Mitteln, denn sie selbst profitieren davon auf vielerlei Arten. Nur hohe Gewinne der Pharmabranche ermöglichen es, Ärzte großzügig mit Geschenken und Zuwendungen zu versorgen.

Ein schönes Beispiel für diese Interessensallianz lieferten

Österreich – was Medikamente wirklich kosten

Die folgende Liste enthält einige häufig verwendete Arzneimittel. In Klammer gesetzt ist das Jahr, in dem der Wirkstoff erstmals zugelassen wurde. Medikamente, bei denen das Wirkstoffpatent bereits abgelaufen ist, sind mit einem * gekennzeichnet. Der Packungspreis bezieht sich auf die jeweils kleinste Packung und wurde dem »Erstattungskodex« der Krankenkassen beziehungsweise dem Austria Codex 2006/2007 entnommen. Der Kostenanteil des Wirkstoffs bezieht sich auf den Verkaufspreis der Packung und wurde so berechnet, wie das am Beispiel Avandamet dargestellt ist – mithilfe von Angeboten diverser Herstellerfirmen von Wirkstoffen im Juli 2008.

- Adalat – ein Herz-Kreislauf-Mittel von Bayer (1975*); Packungspreis 3,25 €; Kostenanteil des Wirkstoffs: circa 1,4 Prozent

- Aspirin – ein Schmerzmittel von Bayer (1899*); Packungspreis 2,45 €; Kostenanteil des Wirkstoffs: circa 0,1 Prozent

- ASS-ratiopharm – ein Schmerzmittel-Generikum von ratiopharm (1899*); Packungspreis 1,75 €; Kostenanteil des Wirkstoffs: circa 0,8 Prozent

- Diovan – ein Bluthochdruckmittel von Novartis (1996*); Packungspreis 24,55 €; Kostenanteil des Wirkstoffs: circa 4,8 Prozent

- Glivec – ein Krebsmittel von Novartis (2001); Packungspreis 5976,60 €; Kostenanteil des Wirkstoffs: circa 2,8 Prozent

- Nexium – ein Mittel gegen Magengeschwüre und Reflux von AstraZeneca (2000); Packungspreis 9,70 €; Kostenanteil des Wirkstoffs: circa 2,3 Prozent

- Pantoloc – ein Mittel gegen Magengeschwüre und Reflux von Altana Pharma (1994*); Packungspreis 22,95 €; Kostenanteil des Wirkstoffs: circa 1,3 Prozent

- Plavix – ein Mittel gegen Thrombosen von Sanofi-Aventis (1998); Packungspreis 64,95 €; Kostenanteil des Wirkstoffs: circa 2,9 Prozent

Österreich – was Medikamente wirklich kosten

Fortsetzung

- Sortis – ein Cholesterinsenker von Pfizer (1997); Packungspreis 30,40 €; Kostenanteil des Wirkstoffs: circa 1,9 Prozent

- Spiriva – ein Mittel gegen chronisch-obstruktive Lungenerkrankung von Boehringer Ingelheim (2002); Packungspreis 48,80 €; Kostenanteil des Wirkstoffs: circa 0,8 Prozent

- Taxol – ein Krebsmittel von BMS (1994*); Packungspreis 792,60 €; Kostenanteil des Wirkstoffs: circa 0,14 Prozent

- Taxotere – ein Krebsmittel von Sanofi-Aventis (1996); Packungspreis 297,95 €; Kostenanteil des Wirkstoffs: circa 6,7 Prozent

- Viagra – ein Erektionsmittel von Pfizer (1998*); Packungspreis 52,15 €; Kostenanteil des Wirkstoffs: circa 0,15 Prozent

- Voltaren rapid – ein Schmerz- und Rheumamittel von Novartis (1976*); Packungspreis 2,30 €; Kostenanteil des Wirkstoffs: circa 2 Prozent

- Zyprexa – ein Neuroleptikum von Eli Lilly (1996*); Packungspreis 45,75 €; Kostenanteil des Wirkstoffs: circa 0,37 Prozent

Diese Liste umfasst nur einige zufällig ausgewählte, häufig verwendete Arzneimittel. Das Ergebnis ist immer dasselbe: Der Kostenanteil der Wirkstoffe am Verkaufspreis liegt bei ungefähr zwei Prozent. Das gilt auch für Generika wie etwa ASS-ratiopharm sowie Originalpräparate, deren Patentschutz längst abgelaufen ist. Das ist der Grund, warum die Pharmakonzerne Gewinnraten zwischen 20 und 45 Prozent erwirtschaften.

Im Jahr 2006 erzielten die Pharmakonzerne in Österreich mit ihren Medikamenten einen Jahresumsatz von 2,54 Milliarden Euro (IMS-Health-Daten laut Pharmig). Der wahre Wert dieser Medikamente beträgt jedoch lediglich etwa zwei Prozent davon – also 50,8 Millionen Euro.

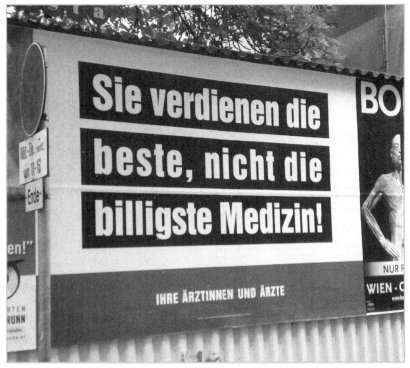

Plakatwerbung der österreichischen Ärztekammer, Juli 2008

die österreichischen Ärztekammern in den Monaten Juni und Juli des Jahres 2008. Um die ausufernden Kosten im Gesundheitswesen einzudämmen, plante die Regierung eine klitzekleine Reform. Die sah unter anderem vor, Ärzte dazu zu zwingen, statt teurer Originalmedikamente verstärkt Generika zu verschreiben. Daraufhin ertönte ein Aufschrei der Ärztekammern, als sei das Abendland in Gefahr. Tausende Ärzte gingen auf die Straße, und im ganzen Land wurden Plakate geklebt: »Sie verdienen die beste, nicht die billigste Medizin. Ihre Ärztinnen und Ärzte.«

Und schon ging die Regierung in die Knie, und alle Reförmchen wurden abgesagt.

Pharma-Bildung

Auf unserer Besuchstour hatte Alexander einer Ärztin die Teilnahme an einer Fortbildung inklusive Abendessen nahegelegt – sie hatte das abgelehnt. Später zeigte mir Alexander eine Broschüre von EuMeCom, einem »Unternehmen der GlaxoSmithKline-Gruppe«. Da wurde ein umfassendes Programm an »Präsenz- und Online-Fortbildungen« angeboten. Damit kann jeder Arzt und jede Ärztin die gesetzlich vorgeschriebenen 250 Fortbildungspunkte erwerben. Diese Punkte sind einheitlich mit der Abkürzung CME (Continuing Medical Education) gekennzeichnet.

Glaubt man den offiziellen Verlautbarungen der Pharmaindustrie, ist die ärztliche Fortbildung – auch die von Konzernen finanzierte – vollkommen unabhängig von wirtschaftlichen Interessen. So erklärte beispielsweise ein Sprecher von GlaxoSmithKline im Mai 2008 gegenüber der *Financial Times:* »Die Fortbildungen sind ausschließlich medizinisch motiviert. Spezifische Produktbotschaften sucht man vergebens.«

Die Pharmastudie »Analysis of ROI for Pharmaceutical Promotion (ARPP-Analysis)« aus dem Jahr 2002 belegt hingegen, dass die Pharmaindustrie medizinische Fortbildungen wohl deshalb so massiv unterstützt, weil es sehr viel Geld bringt. Anhand der Verkaufszahlen sowie der Marketing- und Werbeausgaben von insgesamt 392 Medikamenten aus den Jahren 1995 bis 2000 wurde folgendes nachgewiesen: Jeder Euro, der von den Pharmakonzernen in »medizinische Fortbildung« investiert wird, bringt eine Umsatzerhöhung von 11,70 Euro. Es lohnt sich. Die Studie wurde übrigens von den Konzernen Bayer, Novartis, GlaxoSmithKline und Wyeth unterstützt.

Jedenfalls schreibt das Gesetz vor, dass »die Fortbildungsinhalte ... frei von wirtschaftlichen Interessen sein« müssen. Kontrollieren sollen das die Landesärztekammern.

Weil ich wissen will, ob diese gesetzlichen Vorschriften auch tatsächlich eingehalten werden, melde ich mich im Internet für die »Ringvorlesung« von EuMeCom an. Der Registrierungsvorgang für Dr. Johann Alois Weiss aus Wien, Fachge-

biet Innere Medizin, ist unkompliziert und dauert nur wenige
Minuten. Da Alexander bei unserer Besuchstour das Diabetes-
mittel Avandamet beworben hatte, beschließe ich, eine Fortbildung zum Thema Diabetes zu absolvieren: »Diabetes Mellitus Typ 2 – Screening und Prävention« von Professor Dr. med.
Stephan Matthaei. Als Belohnung winken zwei CME-Punkte.

Mit einem Klick erhalte ich einen zwölfseitigen Text und einige Hinweise zum Autor – er ist Chefarzt am Diabetes-Zen-
trum des Christlichen Krankenhauses Quakenbrück.

Professor Matthaei zählt zunächst die Faktoren auf, die das
Risiko erhöhen, an Diabetes zu erkranken: Übergewicht, fett-
stoffreiche Ernährung, Mangel an sportlichen Aktivitäten. Zur
Vorbeugung werden folgende Maßnahmen empfohlen: Verringerung von Übergewicht, Ernährungsumstellung und regelmäßige sportliche Aktivität.

Aber es wäre keine Pharmafortbildung, wenn hier nicht auch
Medikamente ins Spiel gebracht würden. Und so kommt Professor Matthaei auf eine medizinische Studie namens DREAM
zu sprechen, in der die vorbeugende Wirkung von Rosiglitazon
(enthalten in den Diabetesmitteln Avandia und Avandamet)
untersucht worden war. DREAM wurde, wen wundert's, unter
anderem von GlaxoSmithKline finanziert. Zudem war der Studienleiter, Professor Hertzel Gerstein von der kanadischen Universität McMaster, ein Berater (Consultant) des Konzerns. Jedenfalls präsentierten die Studienautoren folgendes Ergebnis:
Der Wirkstoff Rosiglitazon verringere das Risiko der Entstehung von Diabetes. Ähnlich positiv lautet auch die Darstellung
in Professor Matthaeis Internetvorlesung.

Eine ganz andere Meinung wurde allerdings in einem Leit-
artikel der angesehenen Fachzeitschrift »New England Journal of Medicine« vertreten. Dort wurde die DREAM-Studie in
ungewöhnlich scharfen Worten kritisiert: »Mit überzeugender
Wissenschaft haben derartige, von der Industrie gesponserte
Studien nichts zu tun. Die DREAM-Studie konzentriert sich
hauptsächlich auf Marketingfragen. Es handelt sich hier um
einen Versuch, das Vorstadium einer Erkrankung zu medika-
lisieren.« Mit anderen Worten: Es ging hier um die Erfindung

einer neuen Krankheit – dem Vorstadium der Zuckerkrankheit –, um sie mit Pillen behandeln zu können. Vernichtendes Gesamturteil des Leitartikels: Rosiglitazon bringe keinen gesundheitlichen Nutzen bei der Vorbeugung von Diabetes. Außerdem seien die Risiken nur unzureichend erwähnt worden. Und warum stellt Professor Matthaei in seiner Vorlesung Rosiglitazon so positiv dar? Eine Recherche bringt Erhellendes zu Tage: Der Quakenbrückener Diabetesspezialist steht seit Langem auf der Referentenliste von GlaxoSmithKline und rührt die Rosiglitazin-Werbetrommel:

- Am 31. Oktober 2003 auf einem Industriesymposium in Wiesbaden
- Im September 2004 auf einem Industriesymposium in München
- Am 2. September 2004 auf einem Industriesymposium in Baden bei Wien. Titel der Veranstaltung: »Rosiglitazon – a rising star?«
- Im März 2007 bei einer »Fortbildungsveranstaltung« von GlaxoSmithKline und EuMeCom über Diabetes, wo auf die DREAM-Studie hingewiesen wurde: Diese habe gezeigt, dass sich mit Rosiglitazon das Risiko der Entstehung von Diabetes bei Patienten mit gestörter Glucosetoleranz deutlich verringern lasse.
- Im April 2007 auf einer Veranstaltung in Mannheim
- Am 17. Mai 2007 auf einer Veranstaltung in Hamburg.
- Am 1. Mai 2008 auf einem Frühstückssymposium in München. Die Online-Publikation Universimed berichtete über die Veranstaltung Folgendes: Laut Experten seien Sicherheitsbedenken, die im Zusammenhang mit Rosiglitazon geäußert wurden, längst ausgeräumt.
- Am selben Tag, am 1. Mai 2008, nahm Professor Matthaei auch an einer Pressekonferenz von GlaxoSmithKline teil. Er wies auf eine neue Empfehlung im Leitlinien-Entwurf der Deutschen Diabetes Gesellschaft hin: Die Basisbehandlung mit dem Wirkstoff Metformin solle unter bestimmten Umständen rasch um ein

weiteres Diabetesmittel ergänzt werden. Zu bevorzugen sei dabei der Wirkstoff Rosiglitazon. Wohlweislich verschwieg Professor Matthaei, dass er sich damit quasi selbst empfahl. Denn er war Mitglied des Leitlinien-Gremiums der Deutschen Diabetes Gesellschaft.

Ärztliche Fortbildung – ein Kinderspiel

Nach all diesen Recherchen absolvierte ich jedenfalls ohne Schwierigkeiten den Test zum Thema »Diabetes Mellitus Typ 2 – Screening und Prävention«. Ich musste lediglich fünf Multiple-Choice-Fragen beantworten. Außerdem entdeckte ich, dass es gar nicht notwendig gewesen wäre, Professor Matthaeis Vorlesung zu studieren. Es wäre noch nicht einmal notwendig gewesen, die Testfragen zu lesen, geschweige denn, sie zu verstehen. Wurde eine Frage falsch beantwortet, erschien in roter Schrift sofort der Hinweis: »Diese Frage wurde nicht korrekt beantwortet.« Man konnte also nach dem Prinzip von »Versuch und Irrtum« eine Antwort nach der anderen ankreuzen, bis in grüner Schrift die Meldung erschien: »Diese Frage wurde korrekt beantwortet.«

Daraufhin fragte ich meinen zehn Jahre alten Sohn, ob er Lust auf ein kleines Computerspiel habe und öffnete für ihn den Fortbildungstest von EuMeCom zum Thema »HIV-assozierte Malignome«. Es handelte sich nicht gerade um ein Thema, das einen Zehnjährigen interessiert. Aber darum ging es ja nicht. Ich erklärte ihm das Prinzip des Tests, und er benötigte nur zehn Klicks, um nach einer Minute und 25 Sekunden die Bestätigung zu erhalten: »Sie haben alle Fragen korrekt beantwortet.« Wenige Minuten später kam dann per E-Mail auch noch das Zeugnis mit zwei CME-Punkten und einer Bestätigung der Ärztekammer Hamburg.

Mithilfe der Pharmaindustrie ist ärztliche Fortbildung also ein Kinderspiel. Ohne nachzudenken kann die gesamte ärztliche Fortbildung – insgesamt 250 CME-Punkte jährlich – in zwei bis drei Stunden erfolgreich absolviert werden.

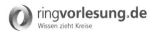

Teilnahmebescheinigung

Dr. Johann Alois Weiss

hat am 12. Juli 2008 um 19:04 Uhr an folgender Onlinefortbildung teilgenommen:

Diabetes mellitus Typ 2 - Screening und Prävention

Referent/en: Prof. Dr. med. Stephan Matthaei
VNR: 2760209107006120181
Punkte: 2

Diese Fortbildung wurde von der Akademie für ärztliche Fortbildung der Ärztekammer Hamburg mit 2 Fortbildungspunkten anerkannt.

Im Rahmen der gegenseitigen Anerkennung wird diese Onlinefortbildung von allen Landesärztekammern anerkannt.

EuMeCom

Christian Kahnes
Geschäftsführer

Hinweis: Diese Bescheinigung wird automatisch und nur dann generiert, wenn von dem Teilnehmer 100% der Multiple Choice Fragen richtig beantwortet wurden.

Veranstalter: EuMeCom Medizin Information Fortbildung GmbH, Postfach 301720, 20306 Hamburg
Tel.: (040) 4 15 23-25 01, Fax.: (040) 4 15 23-25 10, E-Mail: eumecom@eumecom.de, Internet: http://www.eumecom.de

Die Teilnahmebescheinigung für Dr. Johann Alois Weiss über die Online-Vorlesung von Professor Stephan Matthaei zum Thema »Diabetes mellitus Typ 2 – Screening und Prävention«

DIE GEHEIMEN HONORARLISTEN

»Pharmaceutical companies obviously benefit from increased exposure and good word-of-mouth from the thought leader community, which greatly impacts prescription writing.«

(Es liegt auf der Hand, dass Pharmafirmen von Meinungsbildnern profitieren – und damit das Verschreibungsverhalten in großem Ausmaß beeinflusst wird.)

(aus der Studie »Pharmaceutical Thought Leaders: Brand Strategies and Product Positioning«, Cutting Edge Information, USA 2004)

»Derzeit ist es so, dass die Medizin von Marketing durchzogen ist und die Grenzen zwischen Forschung, medizinischer Lehre und Werbung sehr viel poröser sind, als bekannt.«

(aus einem Artikel der Fachzeitschrift »Annals of Internal Medicine«, 15. 8. 2006: The Promotion of Gabapentin)

Solutions – Lösungen

Am 1. November 2007 erhielt ich als Peter Merten, Pharma-Consultant der Firma »Solutions« in Wien, eine E-Mail der US-Firma »Cutting Edge Information«:

»Peter, es ist mir ein Bedürfnis, Ihnen als bevorzugter Klient unserer Firma eine demnächst von uns angebotene Studie anzukündigen. Ihr Titel lautet: Richtwerte zur Vergütung der Leistungen ärztlicher Meinungsbildner (Thought Leader Compensation: Establishing Fair-Market Value Procedures).«

Einige Monate zuvor hatte mich Cutting Edge eingeladen, Informationen für genau diese Studie zu liefern. Nun sollte ich zum Kauf animiert werden. Die Studie werde meiner Firma »Solutions« helfen, einflussreiche ärztliche Meinungsbildner zu ködern.

Ich kaufte sie und einige weitere Studien tatsächlich – natürlich nicht deshalb, um Meinungsbildner anzulocken, sondern um einen Einblick zu erhalten, wie viele Ärzte sich klammheimlich für Marketingaktivitäten der Pharmakonzerne einspannen lassen und wie hoch die Honorare sind.

Ist es nur eine Minderheit von ärztlichen Meinungsbildnern, die im Sold von Pharmakonzernen stehen? – Keineswegs! Die Studie dokumentiert das Gegenteil. Große Konzerne bezahlen weltweit bis zu 16 500 Ärzte dafür, dass sie auf die eine oder andere Art und Weise Firmenbotschaften verbreiten. Einer weiteren Cutting-Edge-Studie – »*Pharmaceutical Thought Leaders 2007*« (Ärztliche Meinungsbildner 2007: Welchen Marktwert haben sie und wie misst man ihre Profitabilität) – konnte man entnehmen, wie viele Ärzte von internationalem Rang auf der Honorarliste großer Konzerne stehen: Im Durchschnitt sind es pro Firma 259!

Auch die Höhe der Firmenbudgets für Meinungsbildner kann man bei Cutting Edge nachlesen. Große Pharmakon-

> **From:** R. D.
> **To:** peter.merten▓▓▓▓▓▓▓
> **Sent:** Thursday, November 01, 2007 5:12 PM
> **Subject:** Sneak Preview: Thought Leader Compensation and Fair-Market Value Procedures
>
> Peter,
> As we continue to thank you for being a "Preferred" Cutting Edge Information client, I am pleased to announce a soon-to-be released fall publication, titled: **"Thought Leader Compensation: Establishing Fair-Market Value Procedures."** This report is scheduled to launch to our mass audience next week: **November 8, 2007.** Contact me TODAY for competitive pricing options!
> Here is some information you may find helpful:
> Quick Facts:
> **Format:** PDF or hardcopy
> **Publication Date:** November 2007
> **Metrics:** 500+
> **Charts & Graphics:** 194
> **Pages:** 280
> **Companies:** 46
> How This Report Will Help Solutions:
> - Benchmark your thought leader payments against actual fee schedules obtained directly from participating companies. *Use our information to formalize Solutions's fee schedules.*

Auszug aus der E-Mail von »Cutting Edge Information« an den Pharma-Consultant Peter Merten, 1. November 2007

zerne geben für »Opinion Leader Management« (also für die Pflege der ärztlichen Meinungsbildner) im Durchschnitt jährlich 61 Millionen US-Dollar aus, die größten bis zu 300 Millionen. Etwa ein Drittel dieser Summen – bis zu 100 Millionen Dollar beziehungsweise durchschnittlich etwa 20 Millionen Dollar – fließen auf die Konten ärztlicher Stars.

Im Verborgenen

Was bringt es Pharmakonzernen, wenn sie ärztliche Meinungsbildner bezahlen? Unverblümte Antwort von Cutting Edge: Meinungsbildner seien nützlich für das Marketing. Damit beeinflusse man das Verschreibungsverhalten von Ärzten in großem Ausmaß.

Aus der Sicht der Ärzte, die sich kaufen lassen, stellt sich das natürlich anders dar. »Wir sind unabhängig!«, »Wir sind objektiv!«, lauten die Botschaften, die von Ärzten und ihren Standesvertretungen hierzulande verbreitet werden. Um dieses hehre Bild nicht zu stören und den falschen Schein aufrechtzuerhalten, hält man die Beziehungen und Abhängigkeiten zwischen Konzernen und Ärzten so weit wie möglich im Verborgenen; nach dem Motto: kassieren und schweigen.

Denn nur ein als unabhängig und objektiv wahrgenommener Meinungsbildner ist ein gewinnbringender Meinungsbildner für die Pharmaindustrie. Laut Cutting-Edge-Studie *Pharmaceutical Opinion Leader Management – Cultivating Today's influential Physicians for Tomorrow (2007)*« müsse sich deshalb jede Firma gut überlegen, wann und wie oft sie einen ärztlichen Meinungsbildner benutzt. Wenn ein ärztlicher Meinungsbildner über Jahre hinweg für ein bestimmtes Medikament arbeite, könne dessen Objektivität in Zweifel gezogen werden und sein wissenschaftlicher Ruf könnte darunter leiden. Wenn eine Firma übermäßigen Gebrauch von ein und demselben Meinungsbildner mache, könne dies schädlich sein. Der Schlüssel zur erfolgreichen »Führung« von ärztlichen Meinungsbildnern liege darin, die richtige Balance zu finden.

Professor Carl Elliot, Bioethiker an der Universität Minnesota, beschrieb im Dezember 2003 im Internetmagazin *Slate*, welche Strategien die Pharmabranche anwendet, um Außenstehenden ein X für ein U vorzumachen: »*Manche Public Relations-Firmen raten Pharmakonzernen, ihre Meinungsbildner zu ermuntern, auch für Konkurrenzfirmen zu arbeiten – um mit diesem Trick die medizinische Öffentlichkeit in die Irre zu führen und den Anschein von Unabhängigkeit zu erwecken.*«

Über eine weitere Verschleierungsstrategie gab die Cutting-Edge-Studie »*Pharmaceutical Thought Leaders 2007*« Auskunft. Um zu verhindern, dass Abhängigkeiten zwischen Ärzten und Firmen bekannt werden, verzichten manche Konzerne sogar auf die firmeninterne Dokumentation von Honorarzahlungen an Ärzte. Generell, so Cutting Edge, scheuen die Pharmakonzerne davor zurück, die Ausgaben für hochrangige Meinungsbildner in Beziehung zu den damit erzielten Einnahmen zu setzen – weil sie Angst haben, dies würde als Werbung für Medikamente aufgefasst.

Stars und Arbeitspferde

Pharmakonzerne nutzen ärztliche Meinungsbildner als heimliche freie Mitarbeiter in allen Entwicklungsphasen eines Medikaments. Je nach Bedarf werden deren Fachwissen und Renommee zugekauft und verwendet.

Eine der wirkungsvollsten Aktivitäten ärztlicher Meinungsbildner besteht darin, schon vor der behördlichen Zulassung eines Medikaments durch das Verbreiten bestimmter Botschaften eine positive Erwartungshaltung in der Ärzteschaft zu erzeugen – und damit die Nachfrage anzuheizen. In der Marketingsprache nennt man das »to create a buzz«.

Doch zunächst müssen natürlich potenzielle Kandidaten identifiziert werden: Für welche Aufgabe soll der Arzt eingesetzt werden? Hat er die entsprechenden Fähigkeiten? Welche Fachpublikationen kann er aufweisen, welche Erfahrungen? Ist sein Einfluss auf Kollegen von lokaler, regionaler, nationaler oder gar internationaler Bedeutung? An welchen medizinischen Institutionen arbeitet und unterrichtet er? In welchen ärztlichen Gremien ist er Mitglied?

Üblich in der Branche ist die Einteilung der ärztlichen Meinungsbildner in fünf Ränge. Man kann sich das so ähnlich vorstellen wie beim Fußball:

Rang 1 – gewissermaßen die Champions League – umfasst die internationalen Stars der ärztlichen Kunst. In Deutschland sind das höchstens zwei oder drei Dutzend, darunter einige Klinikchefs, denen ich Angebote zur Durchführung unethischer Studien gemacht habe (siehe Seite 143). Solche Meinungsbildner müssen laut Cutting Edge folgende Kriterien erfüllen:

- wird von seinen Kollegen als einflussreich eingestuft
- hat internationales Renommee und globalen Einfluss
- kann mindestens acht Fachveröffentlichungen pro Jahr vorweisen
- hält durchschnittlich elf Werbevorträge pro Jahr
- hat an der Entwicklung von Behandlungs-Leitlinien mitgearbeitet

Wofür werden ärztliche Meinungsbildner von den Konzernen verwendet?

Die folgenden Angaben stammen von hochrangigen Pharmamanagern der Konzerne Bayer, Boehringer Ingelheim, Eli Lilly, Merck, Novartis, Pfizer, Roche, Sanofi-Aventis, Schering-Plough und anderen, die im Jahr 2007 von Cutting Edge für die Studie »Pharmaceutical Opinion Leader Management« (Die Lenkung ärztlicher Meinungsbildner) interviewt wurden.

- Marktforschung (zum Beispiel Beratung der Produktteams der Firma, um die generellen Marktchancen eines neuen Medikaments abzuschätzen; um die Krankheitsgebiete festzulegen, die zur Zulassung bei den Behörden eingereicht werden; um Risikopläne für Nebenwirkungen zu entwickeln)

- Durchführung klinischer Studien, die offiziell von unabhängigen Wissenschaftlern begonnen und im späteren Verlauf von der Firma unterstützt werden (investigator initiated trials)

- Mitgliedschaft in Beratergremien der Firma (Advisory oder Consultant Boards)

- Abfassung von Manuskripten und Publikationen

- Präsentationen von Studiendaten bei Ärztetreffen

- Information der Ärzteschaft über ein bestimmtes Medikament oder einen therapeutischen Bereich

- Konzeption und Erstellung von ärztlichen Fortbildungsprogrammen (CME) oder Marketingprogrammen

- Training von Firmenpersonal

- Beratung bei der Konzeption klinischer Studien, bei Marketingstrategien und bei der Erstellung von ärztlichem Lehrmaterial oder Werbeunterlagen

- hat Symposien mitorganisiert
- verfügt über gute Rhetorik bei Vorträgen
- verfügt über ausreichend Erfahrung mit dem Medikament, für das er sich engagieren soll
- hat Geschäftssinn
- ist jemand, der frühzeitig neue Medikamente verwendet
- wurde in einer erstklassigen medizinischen Universität ausgebildet
- lehrt an einer erstklassigen medizinischen Institution

Ärzte dieser Kategorie werden von allen großen Pharmakonzernen umworben, denn die Zusammenarbeit mit medizinischen Stars ist für Pharmakonzerne »extrem lukrativ«, heißt es in der Cutting-Edge-Studie »*Pharmaceutical Opinion Leader Management*« (Die Lenkung ärztlicher Meinungsbildner).

Die Ränge 2 und 3, also gleichsam die 1. und 2. Bundesliga, werden von Ärzten belegt, die auf nationaler Ebene von Bedeutung sind. Rang 4 umfasst Ärzte mit regionalem Einfluss und auf Rang 5 sind Ärzte mit Bekanntheit auf lokaler Ebene versammelt.

Im Unterschied zum Fußballmarkt zählen im Pharmamarkt aber nicht nur die Stars. Cutting Edge weist darauf hin, dass die Bedeutung regionaler und lokaler Meinungs-

Pharmaceutical Opinion Leader Management
Cultivating Today's Influential Physicians for Tomorrow

Titelseite der Cutting-Edge-Studie »Pharmaceutical Opinion Leader Management – Cultivating Today's Influential Physicians for Tomorrow« (Die Lenkung ärztlicher Meinungsbildner – Planen Sie bei der Pflege einflussreicher Ärzte über den heutigen Tag hinaus, 2007)

bildner nicht unterschätzt werden dürfe, denn regionale und lokale Meinungsbildner können die besten Arbeitspferde für eine Firma sein. Sie können ein medizinisch bedeutungsloses Nachahmermedikament in einen Verkaufsschlager verwandeln. Zudem hätten alle Pharmafirmen ein Interesse daran, Ärzte von regionaler und lokaler Bedeutung durch Training an höhere Aufgaben heranzuführen und sie dann als frische Gesichter für Aktivitäten auf nationaler Marktebene zu verwenden.

Die geheimen Honorarlisten

Doch wie hoch ist nun die Vergütung der Stars und Arbeitspferde genau? In einem Bericht über die Beziehungen zwischen Ärzten und Pharmaindustrie aus dem Jahr 2003 stellte die US-Gesundheitsbehörde fest: »Es gibt ein hohes Potenzial für Betrug und Missbrauch!« Seither dürfen Mediziner in den USA nur noch Honorare erhalten, die »angemessen« und »üblich« sind. Aber was ist in der Pharmabranche »üblich«? Unter dem Siegel der Verschwiegenheit und Anonymität erhielt Cutting Edge im Jahr 2007 zum ersten Mal von den Konzernen alle notwendigen Informationen und erstellte zwei Studien:

- »*Thought Leader Compensation: Establishing Fair Market Value Procedures*«, 2007 (Die Honorierung ärztlicher Meinungsbildner)
- »*Pharmaceutical Thought Leaders – Determining Fair Market Value and Measuring ROI*«, 2007 (Ärztliche Meinungsbildner: Welchen Marktwert haben sie und wie misst man ihre Profitabilität?)

Da werden auf insgesamt 430 Seiten genau jene Honorare aufgelistet, die von 46 Pharmakonzernen an ärztliche Meinungsbildner bezahlt wurden – darunter Bayer, Novartis, Sanofi-Aventis, Roche, Pfizer, Merck, Eli Lilly, Boehringer Ingelheim und Bristol-Myers Squibb. Die Honorarhöhe hängt natürlich davon ab, wie groß die Pharmafirma ist, in welchem medizinischen Fach der Arzt tätig ist und welchen Rang er bekleidet.

3000 pro Stunde

Die »üblichen« Stundensätze wurden von Cutting Edge hauptsächlich am US-Markt erhoben und sind deshalb auch in US-Dollar ausgewiesen. Weil es in Europa jedoch keine offiziellen Regelungen und Einschränkungen gibt und weil der Kurs des Dollars im Vergleich zum Euro in der letzten Zeit so stark gefallen ist, kann man annehmen, dass diese Honorare wohl auch für Europa Geltung haben – allerdings in Euro statt in Dollar.

- **Rang 1** (Meinungsbildner von globaler oder nationaler Bedeutung): maximal 3000 Dollar; durchschnittlich 578 Dollar
- **Rang 2** (Meinungsbildner von meist nationaler oder regionaler Bedeutung): maximal 2500 Dollar; durchschnittlich 385 Dollar
- **Rang 3** (Meinungsbildner von meist regionaler Bedeutung): maximal 1000 Dollar; durchschnittlich 244 Dollar
- **Rang 4** (Meinungsbildner von meist regionaler oder lokaler Bedeutung): maximal 300 Dollar; durchschnittlich 205 Dollar
- **Rang 5** (Meinungsbildner von lokaler Bedeutung): maximal 300 Dollar; durchschnittlich 184 Dollar

Cutting Edge listet diese Stundensätze noch weiter auf, nach der Größe der Firma und nach medizinischen Fächern. Magen-Darm-Spezialisten von Rang 1 werden am besten bezahlt (durchschnittlich 950 Dollar pro Stunde), gefolgt von Orthopäden (800 Dollar) und Neurologen beziehungsweise Psychiatern (687 Dollar).

Durchschnittlicher Zeitaufwand ärztlicher Meinungsbildner für folgende Tätigkeiten:

Verfassen eines Manuskripts für eine
medizinische Publikation — 20,65 Stunden

Verfassen einer Zusammenfassung für
eine medizinische Publikation — 7,38 Stunden

Vorsitz in einem Beraterteam
(Advisory Board) — 7,17 Stunden

Moderation in einem Beraterteam
(Advisory Board) — 6,79 Stunden

Teilnahme in einem Beraterteam
(Advisory Board) — 6,69 Stunden

Teilnahme bei firmeninternen Trainings
(z. B. Rhetorikschulungen) — 5,52 Stunden

einen wissenschaftlichen Vortrag halten — 2,32 Stunden

Training zur Einhaltung bestimmter
firmeninterner Regeln (Compliance) — 2,17 Stunden

einen Vortrag im Rahmen einer
Werbeveranstaltung halten — 1,85 Stunden

Achtung: Beim angegebenen Zeitaufwand handelt es sich um Durchschnittswerte. In manchen Fällen kann der Zeitaufwand – und damit die Honorarhöhe – zwei- bis dreimal so hoch sein.

Quelle: *Pharmaceutical Opinion Leader Management – Cultivating Today's Influential Physicians for Tomorrow« (Die Pflege ärztlicher Meinungsbildner) Cutting Edge, 2007; Zusammenfassung durch den Autor Hans Weiss*

Extravergütungen

Viele ärztliche Meinungsbildner erhalten für bestimmte Aktivitäten über die Stundenhonorare hinaus noch »Extravergütungen«. Die folgenden Zahlen sind lediglich Durchschnittswerte aller ärztlichen Meinungsbildner von Rang 1 bis Rang 5:

- 2111 Dollar für einen Vortrag im Rahmen einer Marketingveranstaltung
- 3145 Dollar für einen wissenschaftlichen Vortrag
- 2940 Dollar für die Teilnahme an einem Advisory Board
- 3607 Dollar für die Moderation eines Advisory Board
- 3664 Dollar für den Vorsitz eines Advisory Board
- 3725 Dollar für die Zusammenfassung einer wissenschaftlichen Veröffentlichung (Abstract)
- 3726 Dollar für das Schreiben eines Manuskripts

Um ein realistisches Bild von den Honoraren einzelner Ärzte zu erhalten, ist es also notwendig, neben den Stundensätzen auch die »zusätzlichen Vergütungen« in Betracht zu ziehen. Beispielsweise erhalten die einflussreichsten Krebsspezialisten für die Teilnahme an einer firmeninternen Beratersitzung im Durchschnitt 5388 Dollar, Magen-Darm-Spezialisten 7753 Dollar. Da es sich hier jedoch um Durchschnittswerte handelt, kann man davon ausgehen, dass in vielen Fällen zwei- bis dreimal so hohe Honorare bezahlt werden, also 15 000 bis 25 000 Dollar für eine Sitzung. Plus Aufenthalts- und Reisespesen.

Ein »extrem lukratives« Geschäft für beide Seiten, für die Konzerne und für die Ärzte.

Wenn ein hochrangiger Meinungsbildner nicht nur für eine, sondern für mehrere Firmen arbeitet, kann er jährlich problemlos 250 000 Dollar und mehr kassieren.

UNTER ÄRZTEN

»20 Millionen«

(Anzahl der Personen, deren Blutdruck nach den alten Kriterien der Deutschen Hochdruckliga als behandlungsbedürftig galt)

»26 Millionen«

(Anzahl der Personen, deren Blutdruck seit 2007 – nach den neuen Kriterien der Deutschen Hochdruckliga – als behandlungsbedürftig gilt)

Unter Herzspezialisten

Um mir einen persönlichen Eindruck von den Beziehungen zwischen Ärzten und Pharmakonzernen zu verschaffen, besuche ich im Sommer und Herbst des Jahres 2007 mehrere Ärztekongresse. Unter anderem den Jahreskongress der Europäischen Herzgesellschaft (ESC), der vom 1. bis 5. September in Wien stattfindet.

Es ist eine Massenveranstaltung mit mehr als 23 000 Medizinern, die sich über die neuesten Entwicklungen in ihrem Fachbereich austauschen und informieren. So wie bei jedem Ärztekongress gibt es einerseits Veranstaltungen, die als wissenschaftlich und unabhängig gekennzeichnet sind, und andererseits Vorträge und Diskussionen, die von der Industrie organisiert und finanziert werden. Schon auf den ersten Blick wird deutlich: Ohne Pharmakonzerne geht bei Ärztekongressen gar nichts. Sie finanzieren einen großen Teil der Messe durch die Gebühren ihrer Ausstellungsstände und sind an jeder Ecke mit ihrer Werbung präsent. Wo »Ärztekongress« draufsteht, ist die Pharmaindustrie drin.

Auf dem Kongress mache ich mir ein kleines Vergnügen daraus, von Messestand zu Messestand zu gehen und all die kleinen »Aufmerksamkeiten« der Pharmakonzerne in Empfang zu nehmen: Kugelschreiber mit Sprycel-Aufdruck, eine Tischuhr von Sanofi-Aventis, einen USB-Stick von AstraZeneca,

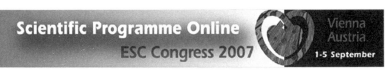

Ankündigung des Europäischen Kardiologen-Kongresses in Wien, 1.–5. September 2007

eine Mineralwasserflasche mit Concor-Werbung und Ähnliches. Schon nach kurzer Zeit bin ich mit mehreren prall gefüllten Pharma-Taschen behängt.

Während ich durch die Hallen schlendere, überlege ich, wie viel Pharmafirmen für so einen Kongress ausgeben? Zum Beispiel der deutsch-französische Konzern Sanofi-Aventis? Der hat für seinen Ausstellungsstand eine Fläche von 682 Quadratmetern gemietet. Bei einem Quadratmeterpreis von 407 Euro sind das rund 280 000 Euro. Dazu kommen die Kosten für den Ausstellungsstand selbst, den Aufbau und Abtransport. Außerdem hat Sanofi-Aventis sechs Symposien zu einem Preis von je 21 000 Euro organisiert, zwei davon in Kooperation mit dem Pharmakonzern Bristol-Myers Squibb (BMS). Das ergibt ohne Anrechnung eventueller Rabatte weitere 100 000 Euro. Und nicht zu vergessen die Honorare und Reisespesen der von Sanofi-Aventis eingeladenen Vortragenden – insgesamt 30 Ärzte. Zieht man die Stundensätze und Zusatzhonorare heran, die laut »Cutting Edge Information« üblicherweise bezahlt werden – etwa zwei Stunden Arbeitsaufwand pro Vortrag bei einem durchschnittlichen Stundensatz von 578 Dollar und einer durchschnittlichen Extravergütung von 2111 Dollar –, dann ergibt das pro vortragendem Arzt ein Honorar von 3367 Dollar. Berücksichtigt man die Zusammenarbeit von Sanofi-Aventis mit dem Konzern Bristol-Myers Squibb, kommt man auf ein Gesamthonorar von rund 75 000 Dollar für alle Ärzte. Da mehrere der Vortragenden jedoch als internationale Stars der Branche gelten und deshalb höhere Honorare verlangen können, ergeben sich möglicherweise Kosten in der Höhe von 150 000 Dollar. Wenn man noch die Reise- und Hotelkosten hinzurechnet, die große Pharmakonzerne für »ihre« Ärzte üblicherweise bezahlen, ergeben sich alles in allem für die Teilnahme an einem derartigen Kongress geschätzte 700 000 bis 1 Million Dollar. Eine lächerliche Summe im Verhältnis zu den Milliardenumsätzen.

Auszug aus der Preisliste für PHARMA – SPONSORING AUF DEM ESC-KONGRESS (Angaben in Euro)	
Satellite Symposia – 90 minutes	21780,–
Satellite Symposia – 180 minutes	43560,–
Compendium ESC Guidelines – Exclusive Sponsor	140000,–
Abstracts CD ROM – Exclusive Sponsorship	253800,–
ESC Congress Programme online Advertisement	100000,–
Congress Delegate Bags Exclusive Sponsorship	224100,–

Trophäen und Pharaonen

Ich sammelte während des Kongresses natürlich nicht nur Werbematerial der Konzerne, sondern besuchte auch zahlreiche Vorträge. Unter anderem den von Professor Peter Dominiak von der Universität Lübeck. Sanofi-Aventis hatte ihn und fünf weitere hochrangige Meinungsbildner für ein sogenanntes Satelliten-Symposium zum Thema »Das Management von Bluthochdruck – und darüber hinaus« engagiert. Satelliten-Symposien sind Veranstaltungen, die via Bildschirm live an mehrere Orte übertragen werden.

Die merkwürdige Formulierung »und darüber hinaus« war mir aufgefallen und weckte meine Neugier: Was war damit gemeint? Was sollte »darüber hinaus« gemanagt werden?

Professor Peter Dominiaks Vortrag zum Thema »Neue Konzepte bei der Bluthochdruck-Behandlung« war für ihn selbst nicht neu. Ähnliches hatte er im Rahmen von Sanofi-Aventis-Veranstaltungen bereits in Japan und München erzählt. Ein wenig verschlüsselt ging es dabei immer um ein bestimmtes Medikament: ein Blutdruckmittel mit dem Wirkstoff Ramipril, das Sanofi-Aventis unter dem Namen Delix protect vermarktet.

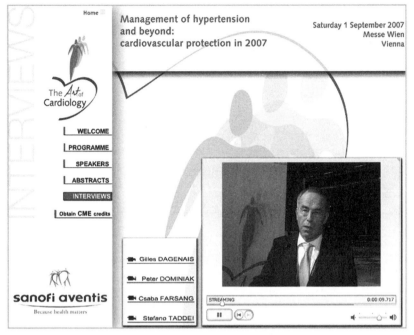

Medizinische Webseite »theheart.org« mit einem im Internet abrufbaren Interview von Professor Peter Dominiak während des Wiener Ärztekongresses vom September 2007

Professor Peter Dominiak zählt zu den einflussreichsten deutschen Bluthochdruck-Spezialisten. Er ist Direktor des Pharmakologie-Instituts in Lübeck und war von 1998 bis 2001 Chef der »Deutschen Hochdruckliga«. Seither sitzt er im wissenschaftlichen Beirat dieser Organisation. Dominiak hat in den vergangenen Jahren wesentlich dazu beigetragen, dass immer mehr Menschen mit normalem Blutdruck ins Visier von Pharmakonzernen und Hochdruck-Spezialisten geraten. Unter anderem war er maßgeblich an der Planung und Durchführung einer Studie beteiligt, die beweisen soll, dass die Einnahme von Hochdruck-Medikamenten auch dann sinnvoll ist, wenn jemand noch gar keinen Bluthochdruck hat. Nach dem Motto: Schlucken Sie vorbeugend, das ist gut für Ihre Gesundheit!

Die Idee dazu entstand in jener ärztlichen Institution, in der Dominiak eine herausragende Position einnahm – in der »Deutschen Hochdruckliga«. Das Problem war jedoch, dass die Organisation selbst nicht über die finanziellen Mittel verfügte, um eine derartige Studie zu organisieren. Da lag es nahe, sich gleichsam hausintern auf die Suche nach einem Sponsor zu machen. Denn die Hochdruckliga wird im Kuratorium von zahlreichen Pharmakonzernen »in besonderer Weise« unterstützt. Etwa von Boehringer Ingelheim, AstraZeneca, Pfizer, Sanofi-Aventis, Bristol-Myers Squibb, Bayer, Novartis und ratiopharm.

Schließlich war das Kuratoriumsmitglied Sanofi-Aventis bereit, die geplante Vorbeugungsstudie zu finanzieren. So ergab sich eine ideale Verbindung zwischen Medizin und Pharmaindustrie: Die einen verfügten über Ideen und die anderen über Geld.

Sanofi-Aventis hat mehrere Medikamente gegen Bluthochdruck in seinem Marketing-Köcher, die allein in Deutschland einen Jahresumsatz von rund 170 Millionen Euro erzielen. Da kann es sich durchaus lohnen, ein paar Millionen in eine Studie zu investieren, um mit den Ergebnissen vielleicht viele Dutzend Millionen abzusahnen. Jedenfalls einigte man sich darauf, die Studie unter dem klingenden Namen »PHARAO« durchzuführen. Das war exotisch, das weckte die Fantasie, und es klang irgendwie nach Reichtum und Gold; ein verborgener Schatz, der nur darauf wartete, gehoben zu werden. Rund 1000 Patienten mit einem normalen Blutdruck wurden von insgesamt 250 deutschen Ärzten zur Teilnahme überredet.

Professor Dominiak verstieß gleich am Beginn seines Wiener Vortrags gegen die Kongressvorschrift, die ihn dazu verpflichtete, mögliche Interessenskonflikte offenzulegen – und damit seine Geschäftsverbindungen zu Firmen darzustellen. Das sollte seinen Zuhörern die Möglichkeit geben, sich selbst ein Bild über die Unabhängigkeit und Objektivität des Vortragenden zu machen. Vielleicht hatten Professor Dominiak so wie alle anderen Referenten diese Angaben einfach vergessen? Professoren sollen ja manchmal zerstreut sein.

Ärzte-Zeitung, 24./25. November 2006
Ramipril kann einer Hypertonie vorbeugen
Daten aus der PHARAO-Studie

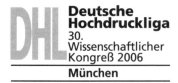

Deutsche Hochdruckliga
30. Wissenschaftlicher Kongreß 2006
München

Schlagzeile der »Ärzte Zeitung«: Ramipril kann einer Hypertonie vorbeugen (aus dem Pressespiegel der »Deutschen Hochdruckliga«)

Wie auch immer – die fehlende Information können wir nachreichen: Professor Dominiak hat im Auftrag folgender Pharmakonzerne Vorträge gehalten und von ihnen Reisezuschüsse erhalten: Sanofi-Aventis, Bayer, Novartis, Merck, Sharp & Dohme (MSD) und AWD Pharma. Diese Angaben stammen aus diversen medizinischen Fachveröffentlichungen sowie Kongressankündigungen und -berichten.

Jedenfalls berichtete der Lübecker Professor zunächst von den Ergebnissen der PHARAO-Studie, an der er führend beteiligt war. Seine Botschaft: Die vorbeugende Einnahme von Ramipril kann die Entstehung von Bluthochdruck verhindern.

Dominiak verwies in seinem Vortrag darauf, dass das Ergebnis der PHARAO-Studie nur die Bestätigung einer ähnlichen Vorbeugungsstudie mit dem Namen »TROPHY« sei – diese war vom US-Konzern AstraZeneca finanziert worden.

In der medizinischen Fachwelt war »TROPHY« zunächst als großer medizinischer Erfolg gefeiert worden. Kurze Zeit nach der Veröffentlichung war jedoch in der Fachzeitschrift »American Journal of Hypertension« ein vernichtender Kommentar erschienen: Die Studie sei fehlerhaft, das Resultat wahrscheinlich ungültig und die Schlussfolgerungen irreführend. Und außerdem seien die Autoren der Studie unaufrichtig. Keineswegs, so die Kritik, könne man aus dem Ergebnis der Studie den Schluss ziehen, dass eine vorbeugende Behandlung die Entstehung von Bluthochdruck verhindere. Im Übrigen sei überhaupt nicht geklärt, welche gesundheitlichen Risiken mit der langfristigen, vorbeugenden Einnahme verbunden seien.

Auf diese Kritik ging Professor Dominiak in seinem Vortrag aber mit keinem Wort ein. Er projizierte eine Tabelle mit Blutdruckwerten auf die Leinwand, aus der man erahnen konnte, in welche Richtung die Marketinganstrengungen der Pharmakonzerne zielen. Normaler Blutdruck gilt offenbar nicht mehr als »normal«, sondern es gibt drei Abstufungen:

- »Hoch Normal«
- »Normal«
- »Optimal«

Dominiak präsentierte dieselben Definitionen und Grenzwerte, die von der »Deutschen Hochdruckliga« vor Kurzem als »ärztliche Leitlinien« festgelegt worden waren. Ärztliche Leitlinien sind so etwas wie Wegweiser für das medizinische Fußvolk. Um es mit den Worten der Hochdruckliga auszudrücken: »*Bei der Erstellung der Leitlinien ist der Grundsatz verfolgt worden, dass die Leitlinien nicht nur verordnenden Charakter haben, sondern eine erzieherische und ausbildende Wirkung haben sollen.*«

Als wirklich gesund wurden hier nur »optimale« Werte unterhalb eines Blutdrucks von 120/80 mm HG eingestuft. Irgendwann, so hatte man als Zuhörer den Eindruck, wird die Medizin wohl an einen Punkt gelangen, an dem es keine normalen Blutdruckwerte mehr gibt und jeder Mensch wegen seines Blutdrucks behandelt werden muss. Ein Paradies für Pharmakonzerne. Wird diese Verschiebung der Bluthochdruck-Grenzwerte nach unten tatsächlich flächendeckend umgesetzt, hat das zur Folge, dass in Deutschland die Zahl der Bluthochdruck-Patienten von 20 Millionen auf 26 Millionen steigen wird. Und damit natürlich auch der Hochdruck-Umsatz der Konzerne von derzeit 2,5 Milliarden Euro auf 3,3 Milliarden.

Leitlinien mit Pharma-Lenkung

Da es bei der Festlegung von medizinischen Grenzwerten letztlich also um sehr viel Geld geht, wollte ich mir genauer ansehen, welche Experten der »Deutschen Hochdruckliga« darüber entschieden hatten. In den einleitenden Bemerkungen zu den »Leitlinien« heißt es: »*Die Verfasser haben diese Arbeit auf der Grundlage ihrer klinischen und wissenschaftlichen Expertise durchgeführt. Alle sind in unterschiedlicher Art und Weise in Forschungsarbeiten und klinische Studien zusammen mit der pharmazeutischen Industrie und anderen Organisationen involviert. Die Verfasser sind der Meinung, dass diese Aktivitäten ihr kritisches wissenschaftliches und ärztliches Urteil bei der Erstellung der Leitlinien nicht beeinflusst haben.*« Am Ende weisen »die Verfasser« darauf hin, dass die Verantwortlichen der »Deutschen Hochdruckliga« die Beziehungen mit der pharmazeutischen Industrie und anderen Institutionen ohnedies auf der Homepage des Vereins offengelegt hätten.

Doch trotz intensiver Suche auf www.hochdruckliga.de fand sich kein konkreter Hinweis über die Beziehungen der Hochdruckliga-Verantwortlichen zur pharmazeutischen Industrie.

Anfragen an den Vorstandsvorsitzenden der Hochdruckliga, Professor Joachim Hoyer, sowie an die Pressestelle, wo die Hinweise zu den Beziehungen mit der Pharmaindustrie zu finden seien, blieben unbeantwortet.

Unüblich und nicht dem wissenschaftlichen Standard entsprechend war es auch, dass die Leitlinien selbst keinen Hinweis auf die Autoren enthielten. Wenn überhaupt, dann war nur ganz allgemein und anonym von den »Verfassern« die Rede. Mitglieder der »Sektion Arzneimittel« der Hochdruckliga sind jedenfalls folgende Ärzte:

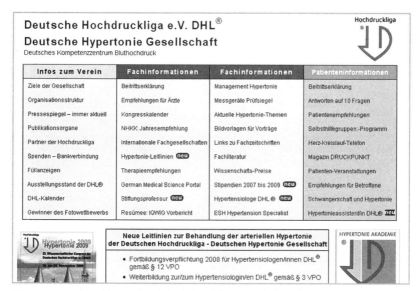

Homepage der »Deutschen Hochdruckliga« und der »Deutschen Hypertonie Gesellschaft«

1. Prof. Dr. med. Michael Böhm aus Homburg an der Saar
2. Prof. Dr. med. Rainer Kolloch aus Bielefeld
3. Prof. Dr. med. Reinhold Kreutz aus Berlin
4. Prof. Dr. med. Wolfgang Motz aus Karlsburg
5. Prof. Dr. med. Karl Heinz Rahn aus Münster
6. Prof. Dr. med. Lars Christian Rump aus Herne
7. Prof. Dr. med. Walter Zidek aus Berlin

Mit Ausnahme von Professor Wolfgang Motz haben alle mehr oder weniger enge finanzielle Verbindungen zu Herstellern von Bluthochdruck-Mitteln (siehe folgender Kasten).

Deutsche Hochdruckliga: Mitglieder der »Sektion Arzneimittel« und ihre Verbindungen zur Pharmaindustrie

Die folgenden Angaben wurden diversen medizinischen Fachveröffentlichungen wie der »Ärzte Zeitung«, Kongressankündigungen und -berichten entnommen. Die Umsatzzahlen der erwähnten Medikamente beziehen sich auf Deutschland im Jahr 2006 und stammen von der IMS-Datenbank DPM (nur Apothekenmarkt ohne Klinikmarkt).

1. Professor Michael Böhm war als Berater und Vortragender für folgende Pharmakonzerne tätig: Sanofi-Aventis, Bayer, Boehringer Ingelheim, Pfizer und Servier.
Alle diese Firmen haben wichtige Bluthochdruck-Mittel in ihrem Verkaufsprogramm:
- Sanofi-Aventis mit acht Präparaten *(Approvel, Arelix, Arelix ACE, Coapprovel, Delix/-protect, Delic plus, Delmuno)* und einem Jahresumsatz von 170 Millionen Euro
- Bayer mit *Kinzalmono* (Jahresumsatz 9 Millionen Euro) und *Kinzalkomb* (Jahresumsatz 17 Millionen Euro)
- Boehringer Ingelheim mit *Micardis* (Jahresumsatz 19 Millionen Euro) und *Micardis plus* (Jahresumsatz 24 Millionen Euro)
- Pfizer mit *Norvasc* (Jahresumsatz 23 Millionen Euro)
- Servier mit *Coversum* (Jahresumsatz 4 Millionen Euro) und *Coversum Combi* (Jahresumsatz 11 Millionen Euro)

2. Professor Rainer Kolloch war Vortragender auf einem Satelliten-Symposium, das 2004 von der deutschen Pharmafirma Berlin Chemie finanziert wurde. Des Weiteren war er Vortragender auf einem von Novartis finanzierten Industrie-Symposium (2007).
- Die Berlin Chemie hat eine Reihe wichtiger Hochdruck-Medikamente im Programm. Zum Beispiel *Benalapril* (Jahresumsatz 10 Millionen Euro), *Benalapril plus* (Jahresumsatz 2 Millionen Euro), *Carmen* (Jahresumsatz 25 Millionen Euro), *Nebilet* (Jahresumsatz 69 Millionen Euro), *Votum (Jahresumsatz 32 Millionen Euro), Votum plus* (Jahresumsatz 14 Millionen Euro).

Deutsche Hochdruckliga: Mitglieder der »Sektion Arzneimittel« und ihre Verbindungen zur Pharmaindustrie
Fortsetzung

– *Novartis* vermarktet das Medikament *Codiovan* (Jahresumsatz 86 Millionen Euro).

3. Professor Reinhold Kreutz führte für den japanischen Pharmakonzern Daiichi Sankyo eine Bluthochdruck-Studie durch, bei der Wirkstoffe des Hochdruck-Mittels Olmetec plus getestet wurden und trat außerdem als Vortragender bei mindestens zwei von diesem Konzern finanzierten Symposien auf.

– Sankyo hat die Bluthochdruck-Medikamente *Olmetec* (Jahresumsatz 15 Millionen Euro) und *Olmetec plus* (Jahresumsatz 6 Millionen Euro) im Verkaufsprogramm.

4. Professor Wolfgang Motz war das einzige Mitglied der »Arzneimittel-Sektion«, bei dem keine relevanten Hinweise auf Verbindungen zu Pharmakonzernen gefunden wurden.

5. Professor Karl Heinz Rahn war Berater oder erhielt persönliche Entschädigungen oder war Empfänger von Zuschüssen der Konzerne AstraZeneca, Boehringer Ingelheim, GlaxoSmithKline (GSK), Pfizer. Mit Ausnahme von GSK haben alle Firmen wichtige Bluthochdruck-Mittel in ihrem Verkaufsprogramm:

– AstraZeneca etwa die Medikamente *Atacand* (Jahresumsatz 62 Millionen Euro), *Atacand plus* (Jahresumsatz 68 Millionen Euro), *Beloc* (Jahresumsatz 57 Millionen Euro), *Diblocin* (Jahresumsatz 5 Millionen Euro), *Mobloc* (Jahresumsatz 11 Millionen Euro) und *Nif-Ten* (Jahresumsatz 3 Millionen Euro)

– Boehringer Ingelheim die Medikamente *Micardis* (Jahresumsatz 19 Millionen Euro) und *Micardis plus* (Jahresumsatz 24 Millionen Euro)

– Pfizer das Medikament *Norvac* (Jahresumsatz 23 Millionen Euro)

6. Professor Lars Christian Rump war Vorsitzender eines von Merckle organisierten Industrie-Symposiums über Blutdrucksenkung, führte eine von der Berlin Chemie finanzierte

Deutsche Hochdruckliga: Mitglieder der »Sektion Arzneimittel« und ihre Verbindungen zur Pharmaindustrie   Fortsetzung

Studie über den Nutzen des Kombinationspräparats *Votum plus* durch und trat auch als Redner bei einer Werbeveranstaltung dieser Firma auf.

- Merckle hat das Hochdruck-Medikament *Corifeo* im Verkaufsprogramm (Jahresumsatz 3 Millionen Euro).

- Berlin Chemie hat folgende Hochdruck-Medikamente im Programm: *Benalapril* (Jahresumsatz 10 Millionen Euro), *Benalapril plus* (Jahresumsatz 2 Millionen Euro), *Carmen* (Jahresumsatz 25 Millionen Euro), *Nebilet* (Jahresumsatz 69 Millionen Euro), *Votum* (Jahresumsatz 32 Millionen Euro), *Votum plus* (Jahresumsatz 14 Millionen Euro).

7. Professor Walter Zidek arbeitete an Studien mit, die von den Pharmakonzernen Aventis und Solvay finanziert wurden. Er hielt außerdem Vorträge, die von Aventis, Solvay und anderen großen Pharmakonzernen finanziert wurden.

- Aventis hat acht Hochdruck-Medikamente (*Approvel, Arelix, Arelix ACE, Coapprovel, Delix/-protect, Delix plus, Delmuno*) mit einem Jahresumsatz von 170 Millionen Euro im Verkaufsprogramm.

- Solvay vermarktet die Hochdruckmittel *Physiotens* (Jahresumsatz 3 Millionen Euro), *Teveten* (Jahresumsatz 6 Millionen Euro) und *Teveten plus* (Jahresumsatz 6 Millionen Euro).

WHO & Pharmaindustrie

Die »Urmutter« aller Leitlinien zur Behandlung des hohen Blutdrucks stammt von der Weltgesundheitsorganisation (WHO) aus dem Jahr 1999. Fast alle seither erstellten Leitlinien – ob auf internationaler oder nationaler Ebene – nehmen darauf Bezug.

Die 1948 von den Vereinten Nationen gegründete WHO hat den Ruf, eine unabhängige, objektive Organisation zu sein. In Wirklichkeit wird die WHO mit 500 Millionen US-Dollar jährlich überwiegend von internationalen Konzernen finanziert – und nur zu einem geringen Teil von den Mitgliedstaaten. Dass das keine uneigennützigen Geschenke sind, zeigt sich am Beispiel der Hochdruck-Leitlinien – wie Journalisten der US-Tageszeitung »Seattle Times« im Juni 2005 herausfanden.

Auf Empfehlung der internationalen Herz-Gesellschaft ernannte die WHO im Jahr 1998 den italienischen Herzspezialisten Professor Alberto Zanchetti zum Chef einer Expertengruppe und beauftragte ihn mit der Erstellung einer internationalen Leitlinie zur Behandlung des Bluthochdrucks. Als Gründer der Europäischen Hochdruckgesellschaft und Herausgeber des weltweit angesehenen »Journal of Hypertension« war Zanchetti ein medizinischer Star – mit engsten Verbindungen zu Pharmakonzernen. Neben seiner Tätigkeit an der Universität Mailand arbeitete er auch als Direktor einer privaten 500-Betten-Klinik, die sich hauptsächlich durch klinische Studien für die Konzerne Bayer, AstraZeneca, GlaxoSmithKline und Bristol-Myers Squibb finanzierte. Darüber hinaus kassierte Zanchetti Beraterhonorare und Zuwendungen von mehr als einem Dutzend weiterer Pharmakonzerne (siehe Kasten Seite 104).

1999 WHO/ISH HYPERTENSION GUIDELINES

Zur Ausarbeitung der Leitlinien stellte Zanchetti ein Team von 17 internationalen Experten zusammen. Wie sich herausstellte, hatten 16 von ihnen ähnlich enge Beziehungen zur Pharmaindustrie wie Zanchetti selbst. Den Vorsitz des Leitlinien-Komitees übernahm Zanchettis Universitätskollege Professor Giuseppe Mancia.

Das Team nahm seine Arbeit auf, und im Februar 1999 wurden die WHO-Leitlinien öffentlich präsentiert. Sie erwiesen sich als perfektes Marketinginstrument für Pharmakonzerne. Der ideale diastolische Blutdruckwert war laut WHO eine Zahl von 80 mm Hg oder darunter. Alle höheren Werte wurden als ungesund eingestuft. Vorher lag er bei 90 oder darunter. Ein noch im selben Jahr veröffentlichter internationaler Protest von 888 Ärzten und Wissenschaftlern gegen die offensichtlich von Industrieinteressen dominierten WHO-Leitlinien nutzte nichts. Diese setzten sich weltweit in allen Ländern durch.

Gegenüber der Zeitung »Seattle Times« verteidigte Zanchetti die WHO-Leitlinien folgendermaßen: Alle darin enthaltenen Empfehlungen seien durch wissenschaftliche Veröffentlichungen belegt.

Aufgrund anhaltender Proteste wurde die WHO im Jahr 2003 jedoch gezwungen, ein neues Team von Ärzten und Wissenschaftlern mit der Erstellung von Hochdruck-Leitlinien zu beauftragen – ohne Zanchetti und Mancia. Die neuen Leitlinien wurden im November 2003 veröffentlicht und bedeuteten eine radikale Kursänderung: Nun war keine Rede mehr davon, dass es »Vorstufen von Bluthochdruck« gibt. Diastolische Blutdruckwerte bis 90 mm HG wurden als normal eingestuft. Auf der Homepage der WHO heißt es selbstkritisch, dass die Befürwortung einer intensiven Blutdruckverminderung in den WHO-Richtlinien aus dem Jahr 1999 möglicherweise durch die finanziellen Verbindungen des Leitlinien-Komitees zu erklären sei und dass wissenschaftliche Belege für die Empfehlungen gefehlt hätten (siehe http://www.who.int/cardiovascular_diseases/guidelines/hypertension/en/).

Leitlinien der Europäischen Hochdruck-Gesellschaft

Auch die Europäische Hochdruck-Gesellschaft veröffentlichte Leitlinien. Federführend beteiligt waren auch hier Professor Alberto Zanchetti und Giuseppe Mancia. Selbstverständlich berief man sich bei der Europäischen Hochdruckgesellschaft auf die Leitlinien der WHO – mit einem unteren, diastolischen Grenzwert von 80 mm Hg – und versprach »ausgewogene Informationen«.

Ein prüfender Blick auf diese »Ausgewogenheit« sorgt für Überraschungen. Das europäische Leitlinien-Team umfasste 28 Mitglieder. Und alle, wirklich alle, hatten engste finanzielle Verbindungen zu Pharmakonzernen, die einen wichtigen Teil ihres Umsatzes mit Medikamenten gegen Bluthochdruck erzielen. Immerhin wurden diese Informationen am Ende der 44 Seiten umfassenden Leitlinien abgedruckt. In diesem Fall wurde also zumindest nichts verheimlicht.

Diese europäischen Leitlinien wurden inzwischen zweimal überarbeitet, in den Jahren 2003 und 2007, wobei der niedrige Grenzwert von 80 mm Hg unverändert blieb und als Teammitglieder und Autoren nach wie vor Alberto Zanchetti und Giuseppe Mancia aufscheinen.

Unter Krebsärzten

Wo die Not am größten ist, lässt sich immer am meisten Geld verdienen. So auch in der Pharmabranche: Der weltweite Umsatz von Krebsmedikamenten hat sich in den vergangenen sechs Jahren mehr als verdoppelt, auf über 35 Milliarden US-Dollar im Jahr 2007, mit jährlichen Wachstumsraten von mehr als 20 Prozent.

Mit dürftigen medizinischen Ergebnissen. Professor Wolf-Dieter Ludwig, Krebsspezialist an der Berliner Helios Klinik und Vorsitzender der Arzneimittelkommission der Deutschen Ärzteschaft, dem wissenschaftlichen Fachausschuss der Bundesärztekammer, wies in einer ARD-Sendung im März 2008

Europäische Hochdruck-Gesellschaft – Mitglieder der Leitlinien-Kommission und ihre Verbindungen zur Pharmaindustrie (2003)

Beispielhaft werden hier nur sechs der 28 Mitglieder angeführt: der federführende Professor Alberto Zanchetti, der Teamvorsitzende Professor Giuseppe Mancia sowie die Vertreter der deutschsprachigen Länder (drei Schweizer und ein Deutscher; österreichische Ärzte waren nicht vertreten). Professor Karl-Heinz Rahn von der Universität Münster ist übrigens auch Mitglied der deutschen Leitlinien-Kommission.

Die am Ende der Leitlinien abgedruckten Angaben über finanzielle Verbindungen beschränken sich auf folgende Feststellung: *»Die folgenden Mitglieder waren während der vergangenen fünf Jahre für die aufgezählten Firmen als Berater (consultants) tätig, erhielten von diesen persönliche Entschädigungen (compensation) oder waren Empfänger von Zuschüssen (grant recipients)«:*

Professor Alberto Zanchetti von der Universität Milano
Abbott (Knoll); AstraZeneca; Aventis; Bayer; Bracco; Bristol-Myers Squibb; Forrest; GlaxoSmithKline; Menarini; Merck; Novartis; Pfizer-Pharmacia; Recordati; Sanofi-Synthelabo; Schwarz; Servier; Solvay; Takeda

Professor Giuseppe Mancia von der Universität Milano
Abbott (Knoll); AstraZeneca; Bayer; Boehringer Ingelheim; Pfizer; Servier; Solvay; Takeda

Professor Wolfgang Kiowskl vom Herzgefäß-Zentrum Zürich
Aventis; Merck; Novartis; Pfizer; Roche; Sanofi-Synthelabo; Takeda; Yamanouchi

Professor Thomas Lüscher von der Universitätsklinik Zürich
Abbott (Knoll); AstraZeneca; Aventis; Bayer; Bristol-Myers Squibb; Menarini; Merck; Pfizer-Pharmacia; Sanofi-Synthelabo; Servier

> **Europäische Hochdruck-Gesellschaft –**
> **Mitglieder der Leitlinien-Kommission und ihre**
> **Verbindungen zur Pharmaindustrie (2003)** Fortsetzung
>
> ---
>
> **Professor Karl Heinz Rahn von der Universitätsklinik Münster**
> AstraZeneca; Boehringer Ingelheim; GlaxoSmithKline; Pfizer
>
> **Professor Bernard Waeber von der Universitätsklinik Lausanne**
> AstraZeneca; Bristol-Myers Squibb; Menarini; Merck; Novartis; Pfizer; Sanofi-Synthelabo; Servier; Takeda

darauf hin, dass viele neue Krebsmedikamente zwar teurer als ältere seien, aber leider keinen Zusatznutzen zeigen würden: »Die meisten der neuen Wirkstoffe haben noch nicht bewiesen, dass sie für Krebspatienten einen wirklichen Zusatznutzen bringen.«

In derselben Sendung erklärte der Krebsspezialist Professor Dieter Hölzel vom Tumorregister in München, die Auswertung der Krebsdaten von 70 Krankenhäusern zeige, dass in den letzten 25 Jahren die Überlebensraten nur geringfügig gestiegen seien – »in der Größenordnung von drei Monaten«.

Weil es in diesem Bereich für die Konzerne um viel Geld geht, wird bei Studien und Veröffentlichungen der Ergebnisse auch entsprechend manipuliert und getrickst. Die firmenunabhängige Berliner Fachzeitschrift »arznei-telegramm« berichtete in der Oktober-Ausgabe des Jahres 2003, dass jede vierte Krebsstudie nicht veröffentlicht wird; meist deshalb, weil das Ergebnis negativ ausgefallen ist – ein klarer Verstoß gegen die ethischen Regeln des Weltärztebundes.

Bei Krebsmedikamenten gelten sowieso eigene Gesetze. Da können die Pharmakonzerne wirklich jeden Preis verlangen, denn die Behandlung findet in Krankenhäusern statt, wo es bis heute kaum Kostenbeschränkungen gibt. Professor Thomas Cerny, Präsident der Schweizer Krebsliga und Chefarzt der onkologischen Abteilung am Kantonsspital in St. Gallen, bezeichnete diese Preispolitik der Konzerne in einem Gespräch mit der »Neuen Zürcher Zeitung« vor Kurzem als »Raubzug«.

Der österreichische Krebsspezialist Christoph Zielinski hingegen, Chef der Onkologie an der Wiener Universitätsklinik, argumentierte und agierte zumindest in der Vergangenheit eher im Interesse des schweizerischen Pharmakonzerns Roche. In einem Gespräch mit der österreichischen Zeitschrift »NEWS« über die Kosten von Krebsmedikamenten forderte er im August 2005 mehr Geld von der staatlichen Krankenversicherung für Behandlungen mit Herceptin – einem extrem teuren Krebsmedikament von Roche. Ein Behandlungszyklus kostet 35 000 Euro. Ganz im Sinn von Roche posierte Zielinski dann auch mit einer Packung Herceptin für ein ganzseitiges Foto in »NEWS«.

Mit keinem Wort erfuhren die Leser, dass diese Werbung vielleicht nicht ganz uneigennützig war. Professor Zielinski war zumindest in der Vergangenheit als Berater (Consultant und Advisor) für Roche tätig und erledigte für den Konzern auch diverse Auftragsarbeiten. Nebenbei arbeitete der Wiener Krebsspezialist außerdem als Berater für die Pharmakonzerne Amgen, Bio Life Science, Eli Lilly und Merck.

Derartige Informationen kann man verstreut in diversen amerikanischen Fachzeitschriften finden. Diese verlangen nämlich seit Kurzem von allen Autoren die Offenlegung ihrer Verbindungen zu Pharmafirmen. Auf diese Art und Weise kann man auch Einblick in die Industrieverbindungen österreichischer und deutscher Ärzte erhalten. Bei Professor Zielinski ist das allerdings nicht ganz einfach, denn gelegentlich findet sich bei seinen Publikationen der Hinweis, es seien keine kommerziellen Verbindungen vorhanden. Manchmal sind seine Angaben auch höchst selektiv und unvollständig.

Um mehr über die Verbindungen zwischen Krebsspezialisten und Pharmakonzernen zu erfahren, besuche ich Anfang

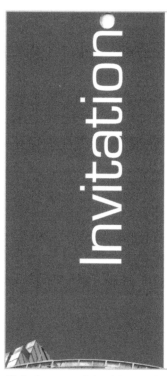

Thursday 7th June 16:15-18:15
Mozart Room 2, Neue Messe Vienna, Austria

Satellite Symposium
Optimising response in CML – new approaches to imatinib resistance
Chair: Professor François Guilhot (France)

This symposium is sponsored by Bristol-Myers Squibb Company on the occasion of the 12th Congress of the European Hematology Association (EHA), 7–10 June 2007, Neue Messe Vienna, Austria.

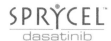

Einladung von Bristol-Myers Squibb für ein Industriesymposium über Sprycel. Einer der Referenten ist der Krebsspezialist Andreas Hochhaus von der Universitätsklinik Heidelberg.

Juni des Jahres 2007 einen Krebskongress, der von der »Europäischen Gesellschaft für Blutkrankheiten« (EHA) in Wien veranstaltet wird.

Dominiert wird die Veranstaltung vom US-Pharmakonzern Bristol-Myers Squibb, der Werbung für sein neues Blutkrebs-Medikament Sprycel macht. Ich komme mir vor wie in der Fabel vom Hasen und dem Igel. Wo auch immer ich hinkomme: An jeder Kongressecke scheint der Pharmakonzern Bristol-Myers Squibb schon da gewesen zu sein. Überall schreit es mir entgegen: Sprycel! Sprycel!

Am Mittag des zweiten Kongresstages fällt mir eine lange

Beispiel Firmenhonorare: Hypothetische Berechnung von Firmenhonoraren für Tätigkeiten eines Meinungsbildners von internationalem Rang

Siehe dazu die üblichen Honorarsätze für Meinungsbildner auf den Seiten 84–85

■ Nehmen wir an, ein hochrangiger Meinungsbildner würde für zwei große Pharmakonzerne an je vier Beratersitzungen (Advisory Boards) teilnehmen. Bei einem durchschnittlichen Stundensatz von 506 US-Dollar, einem durchschnittlichen Zeitaufwand von 6,69 Stunden und einer Extravergütung von 2003 Dollar pro Sitzung ergäbe sich ein Jahreshonorar von 43 104 Dollar.

■ Nehmen wir an, dieser Meinungsbildner würde von zwei großen Pharmakonzernen je zehn Stunden pro Jahr für individuelle Beratungsleistungen (Consulting) herangezogen. Dafür könnte er einen Stundensatz von 1500 US-Dollar verlangen. Macht weitere 30 000 Dollar pro Jahr.

■ Nehmen wir an, dieser Meinungsbildner würde während eines Kongresses auf zwei Industriesymposien Vorträge halten. Bei einem durchschnittlichen Stundensatz von 506 US-Dollar, einem durchschnittlichen Zeitaufwand von zwei Stunden und einer Extravergütung von 2111 Dollar ergäbe dies 6246 Dollar.

■ Nehmen wir an, dieser Meinungsbildner würde während eines Kongresses einen wissenschaftlichen Vortrag halten. Bei einem durchschnittlichen Stundensatz von 506 US-Dollar, einem durchschnittlichen Zeitaufwand von 2,3 Stunden und einer Extravergütung von 3145 Dollar ergäbe dies 4433 Dollar.

■ Nehmen wir weiter an, dieser Meinungsbildner würde im selben Jahr auf mindestens drei weiteren Symposien auftreten und dort Vorträge halten, könnte er Vortragshonorare in der Höhe von 32 037 US-Dollar einstreichen.

■ Nehmen wir außerdem an, dieser Meinungsbildner wäre an der Durchführung diverser Firmenstudien beteiligt und würde die Ergebnisse in Fachzeitschriften publizie-

> **Beispiel Firmenhonorare: Hypothetische Berech-**
> **nung von Firmenhonoraren für Tätigkeiten eines**
> **Meinungsbildners von internationalem Rang** Fortsetzung
>
> ren. Dann könnte er für jede wichtige Veröffentlichung ei-
> nen Zeitaufwand von mindestens 21 Stunden in Rechnung
> stellen, mit einem Stundensatz von 506 US-Dollar, plus ei-
> ner Extravergütung von 3726 Dollar. Das ergäbe eine Sum-
> me von 14 726 Dollar.
>
> Alles in allem zusammengerechnet hieße das:
> Ein hochrangiger Meinungsbildner könnte pro Jahr von Phar-
> mafirmen ohne Weiteres 120 000 Dollar kassieren.

Schlange von Kongressteilnehmern auf, die auf dem Weg in
ein höheres Stockwerk ist. Ohne zu wissen, was mich erwartet, reihe ich mich ein und erlange Zugang zu einem großen
Speisesaal mit zahlreichen schön gedeckten Tischen mit Spry-
cel-Werbung. Alles ist vorbereitet für ein mehrgängiges ex-
klusives Mittagessen, an dem mehrere hundert Sprycel-Mei-
nungsbildner aus ganz Europa teilnehmen werden. Ich bin
auch dabei.

Der vielleicht wichtigste deutsche Meinungsbildner von Bristol-Myers Squibb scheint jedenfalls Professor Andreas Hochhaus von der Universität Heidelberg zu sein. Er tritt auf zwei
Industriesymposien auf, bei denen Sprycel in das beste Licht
gerückt wird. Darüber hinaus nimmt Professor Hochhaus im
Rahmen des Kongresses auch an einer Veranstaltung teil, die
explizit als wissenschaftlich gekennzeichnet ist. Da dreht sich
alles um Dasatinib – den Wirkstoff von Sprycel.

Hochhaus war auch schon dabei gewesen, als Bristol-Myers
Squibb den Beginn der Sprycel-Vermarktung verkündete, auf
dem Frankfurter »Launch-Symposium« am 21. April 2007.

Das gehört schließlich zu seinen Aufgaben als bezahlter Berater (Consultant). Auf der Homepage der »Europäischen Gesellschaft für Blutkrankheiten« (EHA) finden sich noch weitere Hinweise auf Firmenverbindungen von Hochhaus. Er

109

fungiert auch als Consultant für Novartis und hat von folgenden Firmen Forschungsunterstützungen erhalten: Boehringer Ingelheim, Bristol-Myers Squibb, MSD, Novartis, Roche und Schering.

Zieht man die Richtwerte der Consultingfirma Cutting Edge heran, könnte ein Mediziner allein schon durch drei Vorträge an einem Kongress wie dem in Wien 10 679 US-Dollar verlangen. Ein ranghoher Mediziner, der mehrere Kongresse besucht, könnte damit im Lauf eines Jahres problemlos auf eine Honorarsumme von 100 000 Dollar kommen.

UMSATZ, UMSATZ ÜBER ALLES

»Wenn unser Managementteam erfolgreich ist, werden wir Geschichte schreiben und mit Zyprexa weltweit einen neuen Standard für die Markteinführung und Kommerzialisierung eines Medikaments setzen.«

(Zyprexa Product Team Off-site, Marketingdokument des US-Pharmakonzerns Eli Lilly, Juli 2001)

»Mithilfe eines illegal organisierten Netzwerks und Lügen gelang es Eli Lilly, ein milliardenschweres Medikamentengeschäft mit Zyprexa aufzuziehen – auf Kosten von Patientenleben und Steuerzahlern. Getrieben von Habgier, begann Eli Lilly, Ärzte, Apotheker und öffentliche Beamte zu korrumpieren – die mitspielten und sich bereicherten.«

(Richard Blumenthal, öffentlicher Ankläger des US-Bundesstaats Connecticut, in seiner Anklageschrift gegen den Pharmakonzern Eli Lilly, März 2008)

Bei Pharma nichts Neues

Um meine Karriere als Pharma-Consultant zu festigen und neue Kontakte zu schließen, besuchte ich im Frühjahr 2007 erneut einen Pharmakongress zum Thema »effizientes Verkaufen« – in Monaco an der französischen Mittelmeerküste.

Inhaltlich war der Kongress eine Enttäuschung. Im Vergleich zum Vorjahr hörte man nicht viel Neues. Da und dort gab es selbstkritische Töne. Etwa von dem einflussreichen britischen Industrieberater Leandro Herrero: »Big Pharma ist leider eine Industrie, die nichts Neues bringt, sie ahmt nur nach!«

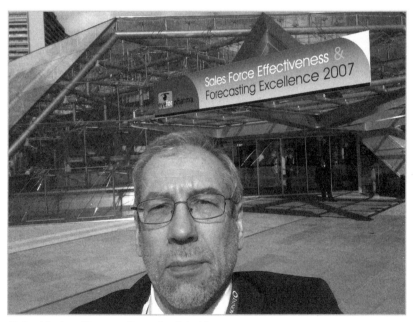

Peter Merten, Pharma-Consultant, in Monaco

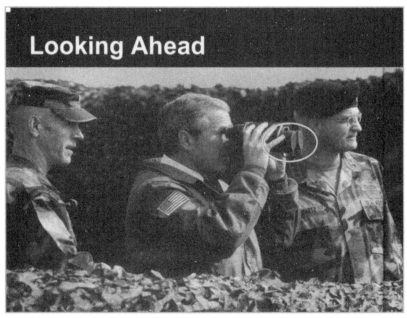

Ein Bild aus dem PowerPoint-Vortrag von Dudley Ferguson, Chef der Consulting-Firma Astellas

Ein Foto, das im Rahmen der vielen PowerPoint-Vorträge gezeigt wurde, prägte sich mir besonders ein. Dudley Ferguson, der Chef der englischen Pharmafirma Astellas, präsentierte dem Publikum George W. Bush, flankiert von zwei US-Offizieren. Der amerikanische Präsident sah angestrengt durch einen Feldstecher, um den Eindruck zu vermitteln: »Große Herausforderungen warten auf uns. Lasst uns nach vorne sehen!« Ferguson hatte das Foto mit viel Hinterlist ausgewählt, denn man konnte deutlich sehen, dass der große Staatenlenker Bush die Schutzklappen des Feldstechers gar nicht abgenommen hatte. Er starrt also ins Dunkle und tut so, als sei er über alles im Bild. Wollte Ferguson damit sagen: Die Pharmaindustrie hat ebenfalls Scheuklappen auf, aber sie sieht trotzdem optimistisch nach vorne?

Alle Vorträge auf dem Kongress in Monaco kreisten jedenfalls wieder um dieselbe Frage: Wie mache ich mehr Gewinn? Oder wie es P. W., Marketingdirektor des weltweit größten Pharmakonzerns Pfizer ganz unverblümt ausdrückte – Ethik hin, Ethik her: »Der wichtigste Grundsatz ist: Zuerst kommt der Geschäftserfolg.« Insgesamt herrschte auf dem Kongress eine Stimmung zwischen Jammern über die härter werdenden Zeiten und demonstrativem Optimismus.

Der Hauptgrund für meinen Aufenthalt in Monaco war aber nicht der Kongress, sondern ein geplantes Treffen mit einem Informanten, den mir Lorna vermittelt hatte. Bereits ein halbes Jahr zuvor hatte er mir ein dickes Paket mit Unterlagen des amerikanischen Pharmakonzerns Eli Lilly übergeben, in denen die Vermarktungsmethoden von Zyprexa beschrieben wurden, einem Medikament, das bei Schizophrenie und manisch-depressiven Erkrankungen verwendet wird. Ein Teil der Unterlagen war offenbar auch der »New York Times« zugespielt worden, die Ende 2006 drei Artikel über die Verheimlichung von Nebenwirkungsrisiken und die Vermarktung bei nicht zugelassenen Anwendungsgebieten veröffentlichte.

Lebenspläne

Zyprexa ist ein Lehrbeispiel dafür, mit welchen Tricks, Lügen und Manipulationen es ein Pharmakonzern schafft, ein Medikament mit beträchtlichen Nebenwirkungen auf der ganzen Welt erfolgreich zu vermarkten und damit viele Milliarden zu verdienen.

Eli Lilly gehört zu den Großen der Branche: Im Jahr 2007 lag der Konzern mit einem Umsatz von rund 13 Milliarden Euro auf Platz zehn der erfolgreichsten Pharmakonzerne. Fast 30 Prozent davon erzielte der Konzern allein mit seinem Bestseller Zyprexa. Das Geschäft lief wie geschmiert, vor allem auch deshalb, weil Eli Lilly in der amerikanischen Politik gut verankert war. Ex-Präsident George Bush senior war eine Zeit lang Mitglied des Vorstands von Eli Lilly gewesen. Sein Sohn George W. Bush junior holte sich den Vorstandsdirektor von

Eli Lilly, Sidney Taurel, als Berater in ein wichtiges Sicherheits-
gremium der Regierung. Während der Präsidentschaftswahlen
der Jahre 2000 und 2004 spendete Eli Lilly sechs- und sieben-
stellige Geldsummen für die Bush-Kampagnen.

Aus den mir vorliegenden Unterlagen zeigt sich das Ausmaß an »politischer Landschaftspflege« durch Eli Lilly. Allein
im Jahr 2002 hatte der Konzern für Lobbying und Beeinflussung von Beamten insgesamt 26 Millionen US-Dollar eingeplant (laut Marketingplan von Zyprexa-Manager M. S. vom
9. August 2002)

In den Jahren 1987 bis 1992 hatte der Konzern sehr viel
Geld mit einem Antidepressivum verdient, das in den USA unter dem Namen Prozac, in Deutschland unter dem Namen
Fluctin und in Österreich unter dem Namen Fluctine vermarktet wurde. Eine beispiellose Werbekampagne und aggressives
Marketing verschafften diesem Medikament den Ruf, eine ne-
benwirkungsarme Glückspille zu sein, die bei jedem kleinen
Kummer problemlos geschluckt werden konnte. Es war vor
allem eine Glückspille für Eli Lilly – sie spülte dem Konzern
viele Milliarden Dollar in die Kassen.

Ab 1992 geriet diese Gelddruckmaschine jedoch ins Stottern. Der Patentschutz von Prozac/Fluctin/Fluctine lief ab, und
innerhalb von zwei Monaten fiel der Umsatz in den Keller. Der
Konzern suchte verzweifelt nach einem neuen Wundermittel.
Und fand es in Form des Wirkstoffes Olanzapin, der weltweit
unter dem Namen Zyprexa vermarktet werden sollte.

Einige führende Firmenmanager fingen gemeinsam an zu
träumen und erstellten im Juli 1994 für den Wirkstoff Olanzapin (Zyprexa) einen 67 Seiten umfassenden »Lebensplan«. Damit betrat Eli Lilly marketingtechnisches Neuland. So langfristig und so kühn hatte bis jetzt noch kein Pharmakonzern die
Vermarktung eines Medikaments geplant. »Wir werden Geschichte schreiben«, verkündeten die Manager in einem Firmendokument.

Letztlich ging es dabei um die Eroberung der Welt. Wie sollte man so etwas anstellen?

Der Lebensplan legte folgendes Vorgehen fest: Jede Tochterfirma sollte ihren eigenen Marketingplan entwerfen und dabei die kulturellen Besonderheiten im eigenen Land beachten. Die Zentrale empfahl »aggressives Marketing«. Wichtigste Botschaft: Olanzapin sollte als »sicheres Arzneimittel« dargestellt werden. Zur Verbreitung dieser Botschaft sollten Selbsthilfegruppen und ärztliche Meinungsbildner benutzt werden.

Zyprexa ist ein sogenanntes atypisches Neuroleptikum, das ursprünglich von der amerikanischen Arzneimittelbehörde FDA und verschiedenen europäischen Staaten nur zur Behandlung schizophrener Patienten zugelassen wurde. Aber Eli Lilly hatte Größeres im Sinn. Von Anfang an wurde eine Ausweitung der Behandlungsgebiete (Indikationen) ins Auge gefasst. Um mehr Umsatz und höhere Gewinne zu erzielen, war es notwendig, Zyprexa nicht nur zur Behandlung von Schizophrenie, sondern auch bei anderen Krankheiten einzusetzen. Der Fantasie der Marketingmanager waren keine Grenzen gesetzt. Der »Lebensplan« zählte folgende Möglichkeiten auf:

- hartnäckige manisch-depressive Erkrankungen
- psychotische Depressionen
- Persönlichkeitsstörungen mit psychotischen Anteilen
- körperlich bedingte psychische Störungen (auch solche, die durch Nebenwirkungen von Medikamenten verursacht wurden)
- Manie
- Aufmerksamkeitsdefizit-Syndrom
- Demenz mit Psychosen
- Verwendung des Medikaments bei Kindern

Lügen

Um ihre Umsatzziele zu erreichen, war den Marketingmanagern von Eli Lilly fast jedes Mittel recht – auch falsche und irreführende Werbeaussagen. Der Konzern trieb es so bunt, dass die US-Arzneimittelbehörde FDA am 14.11.1996 ein Mahnschreiben schickte:

»*Die Darstellung von Wirkung und Nebenwirkungen bzw. Warnung vor Risiken ist unausgewogen. Es fehlen bedeutsame Hinweise auf Gewichtszunahme, Schwindel, innere Unruhe, absinkenden Blutdruck, Krampfanfälle, Erhöhung bestimmter Leberwerte, Benommenheit … Irreführend und durch keine Untersuchungen belegt ist auch die Aussage, Zyprexa wirke besser als andere Antipsychotika … Insgesamt vermittelt die Werbung einen falschen Eindruck von Zyprexa – als ein Mittel, das hochwirksam ist, besser als andere Mittel, im Grunde genommen ohne Nebenwirkungen und sehr einfach im Gebrauch. Das steht im Gegensatz zu den von der Gesundheitsbehörde zugelassenen Aussagen.*« (Fax von Kenneth R. Feather, FDA, an C. R. P., Direktor der Abteilung Kommunikation und Einhaltung von Regeln, Eli Lilly, 14.11.1996)

In diesem Schreiben wurde der Vizedirektor der Forschungslaboratorien von Eli Lilly, Dr. Gary Tollefson, auch höchstpersönlich kritisiert, weil er in einer Konferenz mit Journalisten eine wichtige Nebenwirkung von Zyprexa – nämlich die Gewichtszunahme – in eine positive Wirkung umgedeutet hatte. Tollefson hatte schon bei der Vermarktung des Eli-Lilly-Medikaments Prozac/Fluctin/Fluctine eine umstrittene Rolle gespielt und Hinweise auf ein erhöhtes Suizidrisiko unter den Teppich gekehrt.

1997 stellte derselbe Dr. Gary Tollefson eine Marketingvorschau für die kommenden drei Jahre zusammen (*Zyprexa Product Team – 4 Column Summary*). Im Wesentlichen ging es dabei um Eli Lillys Traum vom ganz großen Geld. Wenn alles gut lief, würde Zyprexa im Jahr 1998 einen Umsatz von 210 Millionen Dollar einspielen und im Jahr 2000 bereits 1,15 Milliarden. Vorausgesetzt, Zyprexa erhielt von der Zulassungsbehörde die Genehmigung, das Medikament außer bei Schizophrenie auch bei manisch-depressiven Erkrankungen zu verwenden. In diesem Marketingplan kam auch zur Sprache, dass als Nebenwirkung manche Patienten an Gewicht zunahmen.

In den folgenden Jahren lief alles nach Plan: Umsatz- und Gewinnkurven von Zyprexa zeigten steil nach oben. Aber das

118

genügte Eli Lilly nicht, und so sannen die Marketingmanager über weitere Verkaufsmöglichkeiten nach. Ganz im Sinn des Zyprexa-Lebensplans wurden in einem Firmendokument vom 7. Mai 1999 (*PCP Opportunity/Decision*) folgende Möglichkeiten erwogen:

- Zyprexa bei alten Leuten
- Zyprexa zur Impulskontrolle
- Zyprexa bei Spielsucht
- Zyprexa bei Drogensucht
- Zyprexa gegen Stottern
- Zyprexa bei Übelkeit

Das Firmendokument war mit handschriftlichen Notizen versehen, die andeuteten, worauf die Marketingstrategie abzielte: »Einen neuen Markt schaffen«, »Zyprexa ist sicher und wirksam«.

Ein zentrales Vermarktungsproblem blieb allerdings die begrenzte Zahl von Psychiatern und psychiatrischen Patienten. Wie sollte man da einen neuen Markt schaffen? Schließlich hatte jemand die geniale Idee, Zyprexa nicht nur bei Psychiatern zu bewerben. Eine der handschriftlichen Notizen auf dem Dokument vom 7. Mai 1999 lautet: 50 000 Allgemeinärzte! Das war die Lösung: Zyprexa als Psychopille für jedermann, die auch von Allgemeinärzten verschrieben werden kann.

Viva Zyprexa

Bis dieser Plan in die Realität umgesetzt wurde, dauerte es ungefähr ein Jahr. Am 16. Oktober 2000 fand eine Sitzung der verantwortlichen Zyprexa-Manager statt, um eine Pharmavertreter-Konferenz vorzubereiten. Das Ergebnis war ein Firmendokument mit dem Titel: »Zyprexa Launch Meeting – Viva Zyprexa, 16.10.2000«.

Eine Graphik demonstrierte dabei anschaulich, welche Auswirkung die Bewerbung von Zyprexa bei Allgemeinärzten ha-

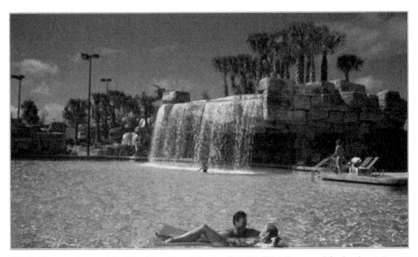

Walt Disney Resort in Florida: Der ideale Ort für Eli Lilly, um Marketingträume in Gang zu setzen: magische Umgebung, erstklassiger Service und luxuriöse Ausstattung. Tennis, Golf, weißer Sand und Strand – am Ende würde dies alles von Patienten bezahlt werden.

ben würde: Bis zum Jahr 2003 würde der Umsatz allein in den USA von 111 Millionen Dollar auf 259,6 Millionen Dollar steigen.

Zehn Tage später, vom 25. bis 27. Oktober des Jahres 2000, fiel der Startschuss für die große Marketingkampagne – an einem Ort, der zum Träumen einlud und an dem Träume wahr werden sollten: unter Palmen, im Walt Disney Resort in Orlando/Florida. Hierher, in die Hotels »Schwan« und »Delphin«, hatte Eli Lilly seine Verkaufsmannschaften eingeladen, um ihnen die neuen Werbebotschaften einzubläuen. Zur Einstimmung wurde abends am Ufer des Atlantiks getanzt. Und am nächsten Tag verkündete Grady Grant, der nationale Verkaufsdirektor der USA, den allgemeinen »Schlachtplan«.

Es ging nicht um Psychiater und um schwere psychiatrische Störungen, oh nein – es ging einzig und allein um das noch unausgeschöpfte Umsatzpotenzial bei Allgemeinärzten. Sie sollten dazu gebracht werden, Zyprexa nicht bei psychiatrischen

Krankheiten, sondern bei leichten psychischen Störungen und Verhaltensauffälligkeiten zu verschreiben. »Unsere Werbebotschaft basiert auf den Symptomen der Patienten und nicht auf Diagnosen. Strategisches Ziel: Zyprexa soll für Allgemeinärzte ein ganz normales Medikament werden. Unsere Strategie zielt auf Umsatzwachstum – nicht darauf, nur eine kleine Marktnische zu besetzen!«

Die Marketingabteilung hatte alles Notwendige vorbereitet, um die Allgemeinärzte zu überzeugen: Hier eine neue Botschaft (»Zyprexa für die tägliche Verwendung«), dort eine neue Botschaft (»ein sicheres Medikament«), hier ein kleines Geschenk (Schweizer Armeemesser, Ledertasche), dort ein kleines Geschenk (Essen in einem feinen Lokal).

Auch über die allgemeine Atmosphäre während der Präsentation des Viva-Zyprexa-Schlachtplans hatten sich die Eli-Lilly-Manager Gedanken gemacht. Das zentrale Motto hieß: »Ansteckender Enthusiasmus!« Zur Unterstützung wurde der Song »Viva Las Vegas« von Elvis Presley gespielt. Allerdings hatte sich die Firma den Text angeeignet und für ihre Zwecke umgedichtet:

»Set my soul on fire
Got a brand named Zyprexa with a whole new chance

Some help from Primary Care
Viva Zyprexa! Viva Zyprexa!

So much to do, doctors to see
Patients everywhere are depending on me
Viva Zyprexa! Viva Zyprexa!

Viva Zyprexa!
Many wonderful indications
Viva Zyprexa!

Keep Zyprexa at the top
Viva Zyprexa! Viva Zyprexa!«

Bedrohungen

Die Vermarktung von Zyprexa bei Allgemeinärzten war ein voller Erfolg. Aber mitten in die Hochstimmung hinein machte sich eine dunkle Wolke bemerkbar. Am 9. Oktober 2000 informierte R. W. B. vom Eli-Lilly-Forschungslabor seine Firmenkollegen in einer E-Mail, dass sich ein paar Tage zuvor die Mitglieder des »Diabetes Advisory Board« getroffen und zwei Stunden lang über Olanzapin/Zyprexa und die Nebenwirkungsrisiken diskutiert hatten. Dabei war es vor allem um die Erhöhung des Blutzuckers gegangen.

R. W. B. schrieb: »Dieses Treffen verstärkte meinen Eindruck, dass die Erhöhung des Blutzuckers eine Bedrohung von Olanzapin darstellt. Wir müssen dem verstärkt medizinische und Marketingbeachtung schenken«.

Die Bedrohung lag darin, dass es von der Erhöhung des Blutzuckers bis zur Auslösung von Diabetes nur ein kleiner Schritt war. Und wenn sich tatsächlich herausstellen sollte, dass Zyprexa als Nebenwirkung Diabetes verursachen würde – dann brannte der Hut. Aber noch war es nicht so weit.

Die Eli-Lilly-Manager nahmen diese Nachricht allerdings ernst, denn es war nicht irgendwer, der über die Erhöhung des Blutzuckers als Nebenwirkung von Zyprexa berichtet hatte – es waren die Mitglieder des »Diabetes Advisory Board«, einem von der Firma bezahlten Gremium der weltweit einflussreichsten Spezialisten. Ein Firmenkollege von R. W. B. regte deshalb an, diese Diabetes-Fachleute auch als Consultants ins Zyprexa-Boot zu holen. Im Klartext: Wenn man ihnen Zyprexa-Beraterhonorare zahlte, würde es »möglich sein, ihre Unterstützung zu erhalten«. Ob die Firma diese Anregung tatsächlich umsetzte, geht aus den mir vorliegenden Dokumenten nicht hervor.

Jedenfalls tauchte das Thema »erhöhte Blutzuckerwerte und Diabetes« ab diesem Zeitpunkt immer wieder auf. Am 15.3.2001 informierte Charles Beasley junior, einer der führenden Forscher des Eli-Lilly-Forschungslabors in Indianapolis (USA) seine Kollegen, dass manche Patienten in kurzer Zeit bis zu 36 Kilogramm zunahmen. 36 Kilogramm? Das ließ sich kaum mehr verharmlosen und als unbedeutende Nebenwirkung darstellen.

Eine Zeit lang gab es Überlegungen bei Eli Lilly, offen zuzugeben, dass Zyprexa als Nebenwirkung Diabetes verursachen kann. Das hätte allerdings bedeutet, dass die behandelnden Psychiater auch bereit sein mussten, Diabetes zu behandeln. Weil die Marketingleute aber daran zweifelten, ließen sie im März 2002 mithilfe von 17 Psychiatern testen, ob diese eine Diabetes-Behandlung einleiten würden. Die kleine Studie mit dem Titel »*Zyprexa Olanzapine Market Research Summary Sheet*« kostete 27 000 Dollar und kam zu dem klaren Ergebnis, dass Psychiater Bedenken hatten, ihre Patienten gegen Diabetes zu behandeln. Also wurde diese Marketingstrategie von Eli Lilly wieder eingemottet.

Immer wieder zerbrachen sich Mitarbeiter der Forschungsabteilung jedoch die Köpfe darüber, wie man es anstellen sollte, die drohenden Brandherde »Gewichtszunahme« und »Diabetes« unter Kontrolle zu halten. Man entschied sich, eine Arbeitsgruppe von angesehenen Medizinern zu gründen, die den Eindruck von Unabhängigkeit erwecken und sich zu diesen Nebenwirkungen äußern sollten – natürlich im Sinn des Konzerns.

Über die Zusammensetzung dieser Arbeitsgruppe gab es firmenintern eine längere Diskussion. So schrieb etwa Dr. S. I. T. vom Eli-Lilly-Forschungslabor am 27. 6. 2002 folgende E-Mail an seinen Chef:

»*Falls wir den maximalen Nutzen eines medizinischen Beratergremiums erzielen wollen, sollten wir darauf achten, dass wir einen Vorsitzenden auswählen, der noch keine Geschäftsbeziehung zu Lilly hat. Diese Person sollte in Bezug auf Erfahrung und Integrität ein sehr hohes Ansehen haben. Mir fallen zwei Personen ein: D. P. und S. G. (vorausgesetzt, sie hatten noch keine Geschäftsbeziehung zu Lilly). Der Vorsitzende sollte dann die Mitglieder der Arbeitsgruppe auswählen. Wir sollten uns vielleicht das Recht vorbehalten, Einspruch gegen die Auswahl zu erheben, aber wir sollten nicht den Anspruch er-*

heben, die Mitglieder selbst auszuwählen. Klarerweise ist das ein Risiko für uns und könnte bedeuten, dass das Ergebnis der Arbeitsgruppe nicht ganz in unserem Sinn ist.

Wie auch immer, ich denke, wir müssen uns auf alle Fälle mit den wissenschaftlichen Fakten abfinden, und die sind:
1. *Zyprexa verursacht Gewichtszunahme.*
2. *Diese durch Zyprexa verursachte Gewichtszunahme kann möglicherweise Diabetes verursachen.*

Ich respektiere viele der Experten, die für die Arbeitsgruppe vorgeschlagen werden, z.B. Bernie Zinman (= Direktor des Mount Sinai Diabetes Zentrums in Toronto, HW), aber ich fürchte, dass deren lang dauernde Verbindung zu Lilly es schwierig macht, sie als unabhängig erscheinen zu lassen.«

Aus den vorliegenden Firmenunterlagen war nicht ersichtlich, ob diese Arbeitsgruppe tatsächlich gegründet wurde. Auf Anfrage antworteten die beiden Diabetes-Spezialisten D. P. und S. G., dass sie zu keiner Zeit in geschäftlicher Beziehung zu Eli Lilly gestanden seien. Der ebenfalls erwähnte Professor Bernie Zinman in Toronto hingegen arbeitete laut Eigenangaben tatsächlich als Berater (Consultant) für Eli Lilly, und darüber hinaus auch für die Konzerne Sanofi-Aventis und Pfizer.

Die japanische Arzneimittelbehörde machte den Verschleierungsversuchen von Eli Lilly noch im selben Jahr einen Strich durch die Rechnung und ordnete an, dass Zyprexa bei Diabetikern nicht verwendet werden dürfe – im Beipacktext musste Diabetes als Kontraindikation aufgeführt werden. Außerdem wurde Eli Lilly gezwungen, japanische Ärzte und Patienten vor dem Risiko einer Gewichtszunahme und einer möglichen Entwicklung von Diabetes mit Todesfolge zu warnen.

Ganz anders verhielten sich jedoch die Gesundheitsbehörden in Europa und den USA. Weder hier noch dort gab es entsprechende Warnungen oder Kontraindikationen. Und der Konzern selbst? Hätte er nicht von sich aus vor diesen Risiken warnen müssen? Aber Geschäft war eben Geschäft.

Erstaunlicherweise schaffte es Eli Lilly, trotz allen Geredes

Zyprexa label Overview for DM and Lipids

	US	EU	Australia	Japan	Canada
Black Box					
Contraindication				√	
Warning				√	
Precaution		√	√	√	
Adverse Reaction	√	√	√	√	
Post Introduction Reports	√	√			

Source: Analysis from latest PI of Oct 02

Eli-Lilly-Zusammenstellung der länderspezifischen Informationen über die Nebenwirkungsrisiken von Zyprexa, Oktober 2002

über Nebenwirkungen wie Gewichtszunahme, Blutzuckererhöhung und Diabetes, den weltweiten Zyprexa-Umsatz kontinuierlich zu steigern. Einzige Ausnahme war ein kleiner Umsatzrückgang im Jahr 2005.

- **1999:** 1,88 Milliarden Dollar
- **2000:** 2,35 Milliarden Dollar
- **2001:** 3,09 Milliarden Dollar
- **2002:** 3,70 Milliarden Dollar
- **2003:** 4,30 Milliarden Dollar
- **2004:** 4,42 Milliarden Dollar
- **2005:** 4,20 Milliarden Dollar
- **2006:** 4,37 Milliarden Dollar
- **2007:** 4,76 Milliarden Dollar

Kinder als Versuchskaninchen

Langfristig wurde der Zyprexa-Umsatz aber nicht nur durch Nebenwirkungs-Meldungen bedroht, sondern auch durch Konkurrenzfirmen. Um dem frühzeitig entgegenzuwirken, erstellten die Manager am 16. Juli 2002 einen neuen, globalen Marketingplan für die Jahre 2003 und 2004. Erneut wurde als zentrale Strategie die Ausweitung von Indikationen festgelegt. In klinischen Studien sollte geprüft werden, ob Zyprexa auch bei aggressivem Verhalten von Demenzkranken, bei posttraumatischem Stress und vor allem bei Kindern und Jugendlichen verwendet werden konnte.

Eine dieser Studien wurde an 23 Kindern im Alter von fünf bis 14 Jahren durchgeführt, die von den beteiligten Psychiatern als manisch-depressiv eingestuft und mit Zyprexa behandelt wurden – obwohl es keine anerkannten Kriterien dafür gab, Kinder in diesem Alter mit einer solchen Diagnose zu belegen. Sechs der 14 Forscher waren Angestellte von Eli Lilly. Die restlichen acht unterhielten enge Verbindungen zu Pharmakonzernen. Als Beispiel sei hier der einflussreiche Kinderpsychiater Dr. Joseph Biederman von der Harvard Medical School angeführt: Biederman hatte von folgenden Konzernen Honorare für Beratung, Vorträge oder Forschungsaktivitäten erhalten: Eli Lilly, Abbott, AstraZeneca, Bristol-Myers Squibb Celltech, Cephalon, Eisai, Forest, GlaxoSmithKline, Gliatech, Janssen Novartis, Noven, Neurosearch, Ortho-McNeil, Otsuka, Pfizer, Pharmacia, Shire, UCB Pharma und Wyeth. (Eigenangaben laut »Child and Adolescent Psychiatric Clinics of North America«, April 2008)

Jedenfalls wurden in der durchgeführten Studie dramatische Nebenwirkungen verzeichnet. Innerhalb von acht Wochen nahmen die Kinder bis zu 7,5 Kilogramm an Gewicht zu. Die beteiligten Ärzte drückten das in der Zusammenfassung der Studie im »Journal of Child and Adolescent Psychopharmacology« folgendermaßen aus: »Das Medikament war gut verträglich.«

Deutschsprachige Zyprexa-Meinungsbildner

Um herauszufinden, welche Ärzte sich im deutschsprachigen Raum für Marketingaktivitäten in Sachen Zyprexa einspannen ließen, sind keine Firmendokumente notwendig. Die folgende Liste wurde im Wesentlichen anhand von Veröffentlichungen der »Ärzte Zeitung« und von Presseaussendungen des Konzerns Eli Lilly zusammengestellt. Sie enthält die Namen von Psychiatern aus Deutschland, Österreich und der Schweiz, die im Zeitraum 2001 bis 2007 als Vortragende an Werbe- oder Marketingveranstaltungen für Zyprexa teilnahmen. Es handelt sich hier nur um eine Auswahl. Die Namen spiegeln im Übrigen auch die Männerdominanz der obersten Medizinhierarchie wider: Es handelt sich um 21 Ärzte und zwei Ärztinnen.

- Dr. Mazda Adli von der Charité in Berlin (auf einer Veranstaltung von Eli Lilly während der Tagung der Deutschen Gesellschaft für Bipolare Störungen, laut Ärzte Zeitung vom 5. 2. 2004)

- Professor Ion-G. Anghelescu von der Charité in Berlin (auf einer Veranstaltung von Eli Lilly in Bad Homburg, laut Pressemitteilung von Eli Lilly vom 3. 5. 2007)

- Professor Jules Angst aus Zürich (auf einer Veranstaltung von Eli Lilly in Hamburg, laut Ärzte Zeitung vom 21. 1. 2004)

- Professor Borwin Bandelow von der Klinik für Psychiatrie in Göttingen (auf einer Veranstaltung von Eli Lilly in Hamburg, laut Ärzte Zeitung vom 4. 3. 2002)

- Professor Michael Bauer von der Charité in Berlin (auf einer Jubiläumsveranstaltung von Eli Lilly für Zyprexa in Bad Homburg, 15. 3. 2006, laut Eli-Lilly-Presseaussendung)

- Privatdozent Dr. Dieter Braus aus Mannheim (auf einer Veranstaltung von Eli Lilly während des Psychiatriekongresses in Berlin, laut Ärzte Zeitung vom 7. 1. 2003)

  Privatdozent Dr. Dieter Braus aus Mannheim (auf einer Veranstaltung von Eli Lilly in Lissabon, laut Ärzte Zeitung vom 18. 3. 2003)

Deutschsprachige Zyprexa-Meinungsbildner Fortsetzung

- Dr. Matthias Dobmeier aus Cham (auf einer Veranstaltung von Eli Lilly in Berlin, laut Ärzte Zeitung vom 4.10.2002)

  Dr. Matthias Dobmeier von der psychiatrischen Tagesklinik Cham (auf einer Veranstaltung von Eli Lilly in Oberursel, laut Ärzte Zeitung vom 16.3.2003)

  Dr. Matthias Dobmeier von der psychiatrischen Tagesklinik Cham (auf einer Veranstaltung von Eli Lilly in Oberursel, laut Ärzte Zeitung vom 5.12.2003)

  Dr. Matthias Dobmeier von der psychiatrischen Tagesklinik Cham (auf einer Veranstaltung von Eli Lilly in Bochum, Jahrestagung der Deutschen Gesellschaft für Bipolare Störungen, laut Ärzte Zeitung vom 21.9.2007)

- Privatdozent Dr. Andreas Erfurth aus Münster (auf einer Veranstaltung von Eli Lilly in Lissabon, laut Ärzte Zeitung vom 5.3.2003)

- Professor Waldemar Greil aus Kilchberg in der Schweiz (auf einer Veranstaltung von Eli Lilly in Berlin, laut Ärzte Zeitung vom 2.2.2006)

- Dr. Heinz Grunze von der LMU München (auf einer Veranstaltung von Eli Lilly in Berlin, laut Ärzte Zeitung vom 12.12.2003)

  Dr. Heinz Grunze von der LMU München (auf einer Veranstaltung von Eli Lilly in Berlin, laut Ärzte Zeitung vom 9.10.2003)

  Dr. Heinz Grunze von der LMU München (auf einer Veranstaltung von Eli Lilly in Hamburg, laut Ärzte Zeitung vom 8.1.2004)

  Dr. Heinz Grunze von der LMU München (auf einer Veranstaltung von Eli Lilly in Berlin, laut Ärzte Zeitung vom 17.2.2004)

- Professor Hanns Hippius, ehemaliger Direktor der Psychiatrischen Klinik der Ludwig-Maximilians-Universität München (auf einer Jubiläumsveranstaltung von Eli Lilly für

Deutschsprachige Zyprexa-Meinungsbildner Fortsetzung

Zyprexa in Bad Homburg, 15. 3. 2006, laut Eli-Lilly-Presse-aussendung)

▓ Privatdozent Dr. Martin Lambert vom Universitätsklinikum Hamburg-Eppendorf (auf einer Veranstaltung von Eli Lilly in Berlin, laut Ärzte Zeitung vom 16. 12. 2005)

Privatdozent Dr. Martin Lambert vom Universitätsklinikum Hamburg-Eppendorf (auf einer Veranstaltung von Eli Lilly in Bad Homburg, laut Eli-Lilly-Presseaussendung vom 27. 6. 2007)

▓ Privatdozent Dr. Matthias Lemke von der Klinik für Psychiatrie und Psychotherapie in Kiel (auf einer Veranstaltung von Eli Lilly in Berlin, laut Ärzte Zeitung vom 16. 12. 2005)

▓ Professor Hans-Jürgen Möller von der LMU München (auf einer Veranstaltung von Eli Lilly in Berlin, laut Ärzte Zeitung vom 3. 12. 2001)

▓ Professor Dieter Naber vom Universitätsklinikum Hamburg-Eppendorf (auf einer Veranstaltung von Eli Lilly in Barcelona, laut Ärzte Zeitung vom 22. 2. 2001)

Professor Dieter Naber vom Universitätsklinikum Hamburg-Eppendorf (auf einer Veranstaltung von Eli Lilly in Berlin, laut Ärzte Zeitung vom 20. 12. 2006)

Professor Dieter Naber vom Universitätsklinikum Hamburg-Eppendorf (auf einer Veranstaltung von Eli Lilly in Berlin, laut Ärzte Zeitung vom 30. 11. 2007)

Professor Dieter Naber vom Universitätsklinikum Hamburg-Eppendorf (auf einer Veranstaltung von Eli Lilly in Berlin, laut Ärzte Zeitung vom 11. 12. 2007)

▓ Privatdozent Dr. Albert Putzhammer vom Bezirkskrankenhaus Kaufbeuren (auf einer Veranstaltung von Eli Lilly in Berlin, laut Ärzte Zeitung vom 15. 2. 2007)

▓ Professor Gabriele Sachs von der Medizinischen Universität Wien (auf einer Veranstaltung von Eli Lilly in Bad Homburg, laut Ärzte Zeitung vom 17. 10. 2007)

Deutschsprachige Zyprexa-Meinungsbildner Fortsetzung

- Professor Henning Sass, Direktor der Psychiatrischen Klinik der Universität Aachen (auf einer Veranstaltung von Eli Lilly in Berlin am 24. 3. 2001; laut einem firmeninternen Eli-Lilly-Dokument)

- Professor Max Schmauß vom Bezirkskrankenhaus Augsburg (auf einer Veranstaltung von Eli Lilly in Hamburg, laut Ärzte Zeitung vom 24. 9. 2002)

- Privatdozent Dr. Wolfgang Schreiber vom Bezirksklinikum Mainkofen in Deggendorf (auf einer Veranstaltung von Eli Lilly in Berlin, laut Ärzte Zeitung vom 11. 12. 2002)

  Professor Wolfgang Schreiber vom Bezirksklinikum Mainkofen in Deggendorf (auf einer Veranstaltung von Eli Lilly in Oberursel, laut Ärzte Zeitung vom 27. 2. 2004)

- Professor Hans-Peter Volz aus Werneck (auf einer Jubiläumsveranstaltung von Eli Lilly für Zyprexa in Bad Homburg, 15. 3. 2006, laut Eli-Lilly-Presseaussendung)

- Professor Jörg Walden vom Uniklinikum Münster (auf einer Veranstaltung von Eli Lilly in Bad Homburg, laut Presse-Mitteilung von Eli Lilly vom 3. 5. 2007)

  Professor Jörg Walden vom Uniklinikum Münster (auf einer Veranstaltung von Eli Lilly in Berlin, laut Ärzte Zeitung vom 5. 9. 2007)

- Dr. Heike-Ariane Washeim vom Uniklinikum Münster (auf einer Veranstaltung von Eli Lilly in Berlin, laut Ärzte Zeitung vom 5. 9. 2007)

Ärzte für Ärzte

Wie in der Branche üblich, legte auch Eli Lilly besonderes Augenmerk auf die Kategorisierung von Ärzten nach ihrem Verschreibungspotenzial. Der Zyprexa-Manager M. S. beurteilte sie in einem Dokument vom 9. 8. 2002 nicht nur nach der

Anzahl der Verschreibungen, sondern auch nach ihren charakterlichen Eigenschaften. Daraus ergaben sich folgende fünf Gruppen:

1. Überflieger (High Flyer – solche Ärzte hielten sich nicht an Regeln und verschrieben gern neue Medikamente; für die Zyprexa-Vermarktung war diese Gruppe am bedeutsamsten)
2. Zwanghafte (Rule Bound – diese Ärzte warteten ab, in welche Richtung sich die Mehrheit wandte; sie hielten sich immer an vorgeschriebene Regeln)
3. Skeptiker (Skeptical Experimenters – sie hassten Marketing und verhielten sich so, wie es ihnen richtig erschien)
4. Herdentiere (Selective Majority – sie bevorzugten einfache, klare Behandlungsmethoden, unter anderem auch Psychotherapie; die Gruppe war relativ uninteressant für die Zyprexa-Vermarktung)
5. Konservative (Systematic Conservatives – sie waren sehr konservativ in ihren Ansichten und hielten sich nur an das, was wissenschaftlich abgesichert war; im Zweifelsfall überwiesen sie Patienten sofort an Spezialisten; diese Gruppe war bedeutungslos für die Zyprexa-Vermarktung)

Zusammenfassend schrieb M. S.:

»Zyprexa konzentriert seinen Marketingplan auf Überflieger und Zwanghafte, die im Psychiatrie-Markt den ersten und zweiten Rang beim Verschreibungsvolumen einnehmen. Überflieger sind unser wichtigstes Marktsegment. Nachteilig ist jedoch, dass sie auch andere Marken verwenden. Sie tendieren dazu, sehr aggressiv zu behandeln (mit sehr hohen Dosen und auch bei Anwendungsgebieten, die von der Behörde nicht zugelassen sind), und Zwanghafte verhalten sich meist sehr loyal gegenüber einer Marke.«

Ausführlich widmete sich M. S. auch den Möglichkeiten, Ärzte in ihrem Verschreibungsverhalten zu beeinflussen. Die größte Wirkung erziele man, wenn man Ärzte dafür bezahlte, andere Ärzte zu beeinflussen. Wichtige Ärzte wurden von Eli Lilly daher regelmäßig übers Wochenende in Gruppen von 200 unter dem Titel »Fortbildung« in schöne Hotels eingeladen. Für Ärzte mit geringerem Verschreibungspotenzial wurden kleinere Veranstaltungen mit 30 Ärzten organisiert, die nur drei Stunden dauerten und an Wochentagen stattfanden. Darüber hinaus verpflichtete Eli Lilly einflussreiche Ärzte gegen hohe Honorare zur Teilnahme an »Advisory Boards«.

Aus dem Marketingpapier von M. S. wurde auch deutlich, wie »unabhängig« und »seriös« manche medizinischen Veröffentlichungen sind:

»Wir benutzen unabhängig wirkende Medizinjournalisten oder Medizinpublikationen, um den Inhalt von medizinischen Kongressen in sogenannten ›Supplementen‹ darzustellen. Die Texte werden in Zusammenarbeit mit unserer medizinischen Abteilung verfasst – auf diese Art und Weise können wir den Inhalt genau kontrollieren.«

Cocktails mit Fingerbüfett

»Regional Neuroscience Conference« – unter diesem wissenschaftlich klingenden Titel veranstaltete Eli Lilly auf der ganzen Welt Zusammenkünfte von Medizinern, um sie von den Zyprexa-Vorzügen zu überzeugen. Diese fanden immer an ausgesucht interessanten Orten statt:

- Paris für norwegische Ärzte (vom 28.–29. April 2006)
- Sorrento in Süditalien für tschechische Ärzte (vom 20.–23. November 2000)
- Seoul in Südkorea für australische Ärzte (im Januar 2005)
- Malta für ägyptische Ärzte (vom 18.–20. April 2002)
- Phuket in Thailand für ostasiatische Ärzte (vom 5.–8. März 2000)

■ Strandhotel Estoril Sol in der Nähe von Lissabon
für deutsche und österreichische Ärzte
(vom 20.–24. Februar 2002)

Laut einem Marketingpapier von Eli Lilly waren derartige
Ärzte-für-Ärzte-Programme »*wichtige Kommunikationskanä-
le für die Zyprexa-Promotion … Wir müssen lokale und regionale Referenten benutzen, die bereit sind, sich für Zyprexa
einzusetzen … Ärzte, die daran teilnehmen, verhalten sich si-
cherer und leidenschaftlicher bei der Verwendung von Zyprexa für die Patienten.*« (Marketingpapier von M. S., 9. August 2002).

Zur Entfachung leidenschaftlicher Gefühle bei Zyprexa-Ver-
schreibungen ließen sich die Firmenmanager nicht lumpen.
Anhand der Dokumente meines Informanten konnte ich nach-
vollziehen, wie derartige Veranstaltungen abliefen. Nehmen
wir als Beispiel die »Regional Neuroscience Conference« in
Portugal, an der deutsche und österreichische Ärzte teilnahmen:

■ **Mittwoch, 20. Februar 2002:** Für diesen Ankunftstag
hatten die Eli-Lilly-Manager folgende Highlights geplant: Einen Begrüßungscocktail um 19 Uhr 30, einen
Cocktail mit Fingerbüfett um 20 Uhr 30 sowie die Möglichkeit, um 20 Uhr 30 einen Bustransfer zum Casino zu
benutzen.
■ **Donnerstag, 21. Februar 2002:** Nach dem Frühstück im
Hotel wurden die Kongressteilnehmer mit dem Bus
»über das malerische Sintragebirge in die Stadt Sintra«
gefahren. Dort gab es dann zwei Stunden lang ein »wissenschaftliches Programm«, darunter ein Vortrag zum
Thema »Kunst – Psychiatrie – Kunstgeschichte« von
Professor Götz Pochat aus Graz. Um sich von dieser
Anstrengung zu erholen, waren anschließend folgende Aktivitäten vorgesehen: eine Kaffeepause, eine Mu-
seumsbesichtigung (Moderne Kunst aus der Kollektion

Berardo), ein Mittagessen im Palast »La Pena« mit anschließender Schlossbesichtigung, Rückfahrt ins Hotel und eine Erholungspause bis zum Abendessen im Fischrestaurant »Mar do Guincho«.

■ **Freitag, 22. Februar 2002:** Nach dem Frühstück im Hotel wurde das »wissenschaftliche Programm« mit folgenden Themen fortgesetzt:

- »Origami« – dabei handelte es sich aber nicht um ein neues Medikament von Eli Lilly, sondern um die japanische Kunst des Papierfaltens
- »Die Steuererklärung des Krankenhausarztes«
- »Arzt-Patient-Recht«.

Der Nachmittag stand allen Konferenzteilnehmern zur freien Verfügung und bot Gelegenheit, die Stadt Lissabon oder den Palast Regaleira bei Sintra zu besichtigen. Eine der von Eli Lilly empfohlenen Besichtigungstouren in Lissabon fand unter dem Titel »Portwein und Meer« statt: »Wir sind Gast in einem typisch portugiesischen Portwein-Institut und erfahren von einem Fachmann die Geheimnisse und grundlegenden Rezepturen für einen erfolgreichen, edlen Wein.«

Krönender Abschluss des wissenschaftlichen Tagesprogramms war ein Galadiner auf »Schloss Sala Ogival«.

■ **Samstag, 24. Februar 2002:** Nun wurde es wirklich wissenschaftlich. Für die Vorträge dieses Konferenztages hatte Eli Lilly hochrangige Psychiater aus Österreich und Deutschland verpflichtet: Professor Manfred Spitzer (Direktor der psychiatrischen Universitätsklinik Ulm), Professor Ulrich Trenckmann, Direktor der Hans-Prinzhorn-Klinik Hemer, den Diabetes-Spezialisten Professor Bernhard Ludvik von der Universitätsklinik Wien sowie Dr. Michael Riedel von der Ludwig-Maximilians-Universität München (siehe auch Kapitel »Versuche und Versuchungen«, Seite 152). Der Eli-Lilly-Manager Dr. Martin Dossenbach ging der Frage nach, ob »sich der Arzt auf atypische Neuroleptika in der akuten Krankheitsphase verlassen« könne. Natürlich ging es dabei letztlich um Zyprexa – das atypische Neuroleptikum von Eli Lilly.

Den Vorsitz über dieses Programm führte Professor Max Schmauß aus Augsburg (siehe auch Kapitel »Versuche und Versuchungen«, Seite 169). Insgesamt dauerten die Vorträge fünf Stunden.

■ **Sonntag, 25. Februar 2002:** Abreisetag ohne Programm.

Todespille Zyprexa

Von Anfang an hatte Eli Lilly mit allen Mitteln versucht, Zyprexa auch als Medikament für alte Menschen zu vermarkten. Bereits 1996 hatte der Konzern klinische Studien zur Behandlung von älteren Menschen mit Demenz oder Alzheimer in Auftrag gegeben (dokumentiert im Marketingpapier von Gary F. Tollefson: Zyprexa Product Team – 4 Column Summary aus dem Jahr 1997).

Die Ergebnisse fielen allerdings nicht überzeugend aus. Eli Lilly schaffte es weder in den USA noch in Europa, bei den Zulassungsbehörden eine Genehmigung zur Verwendung von Zyprexa bei Demenzkranken zu erhalten. Offiziell durfte der Konzern das Medikament zur Behandlung dieser Patientengruppe also nicht bewerben.

Es gab jedoch eine andere Möglichkeit: Jedem Arzt ist es erlaubt, ein Medikament auch außerhalb der genehmigten Indikation zu verschreiben – wenn er bereit ist, das juristische Risiko für mögliche Schäden zu übernehmen. In der Fachsprache wird diese Art der Verschreibung als off-label-use bezeichnet. Und obwohl Marketing für einen off-label-use verboten ist, betrieb Eli Lilly Werbung für die Verwendung von Zyprexa bei Demenzkranken.

Die illegale Botschaft kam offenbar auch bei deutschen Psychiatern gut an. Die Zyprexa-Unterlagen, die mir mein Informant übergeben hatte, enthielten auch Daten aus dem deutschen Verschreibungsindex der Firma IMS, in dem erhoben wird, welche Medikamente bei welchen Diagnosen ver-

135

schrieben werden. Daraus ging hervor, dass deutsche Ärzte in den ersten drei Monaten des Jahres 2005 insgesamt 984 000 Rezepte für Zyprexa und andere atypische Neuroleptika verordnet hatten. Davon etwa fünf Prozent an Demenzkranke.

Bereits im Februar 2004 hatte die Berliner Fachzeitschrift »arznei-telegramm« aber schon gewarnt, Zyprexa sei bei Demenzkranken gar nicht zugelassen und außerdem erhöhe sich die Sterblichkeit um zwei Prozent. Die US-Arzneimittelbehörde FDA veröffentlichte im April 2005 eine ähnliche Warnung. Daraus ergibt sich, dass in Deutschland durch diese unverantwortliche Verschreibungspraxis pro Jahr etwa 4000 alte Menschen durch Zyprexa und andere atypische Neuroleptika starben.

Zum Vergleich: Das Medikament Lipobay von Bayer wurde im Jahr 2001 weltweit vom Markt gezogen, weil an den Nebenwirkungen etwa 100 Patienten starben.

Goethe soll Zyprexa schlucken

Bei den Versuchen, Zyprexa außerhalb der genehmigten Anwendungsgebiete salonfähig zu machen, schossen die Eli-Lilly-Manager gelegentlich auch Eigentore. Im Jahr 2004 starteten sie in Deutschland eine Werbekampagne, bei der es um Zyprexa und berühmte Künstler ging.

»Stellen Sie sich vor, Johann Wolfgang von Goethe sitzt in Ihrem Sprechzimmer.« – So beginnt der Text einer Werbeschrift, die Eli Lilly an Psychiater verteilt hatte. Und weiter heißt es: *»Goethe ist bei Ihnen, weil er in letzter Zeit kaum geschlafen hat. Er muss arbeiten, schreiben, forschen und findet keine Ruhe. Goethe erzählt genervt, dass seine ›Frau‹ ihm seit Tagen in den Ohren liegt, er solle zum Arzt gehen. Dabei fehle ihm gar nichts. Er sei nur hier, damit er sich endlich wieder seinen vielzähligen Projekten widmen könne. Dann verfällt Goethe in Schwärmerei, Italien sei so schön. Er kann gar nicht mehr aufhören.«*

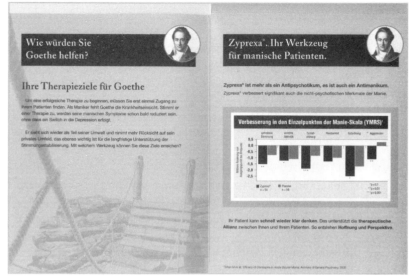

Zyprexa-Werbung in Deutschland (2004): Goethe soll Zyprexa schlucken

Eli Lilly stellt folgende Diagnose: »*Goethe hat eine bipolare affektive Störung, gegenwärtig manisch, ohne psychotische Symptome.*«

Da kann nur noch Zyprexa helfen. Und, welch ein Wunder: »*Schon nach einer Woche ... wird Goethe ruhiger, er ist nicht mehr so ablenkbar und kann wieder schlafen. Goethe hat wieder Hoffnung und Perspektive. Zyprexa. Damit das Leben weitergeht.*«

Ähnliche Werbungen hatte Eli Lilly auch für den Komponisten Robert Schuhmann und die Schriftstellerin Virginia Woolf zusammengestellt. Es war klar, welche Botschaft dahinterstand: Künstler sind verrückt. Und Verrückte müssen mit Zyprexa behandelt werden.

Was hätte Goethe wohl zu all dem gesagt? Vielleicht hätte er dem Pharmakonzern ja einfach nur ein dreckiges Zitat aus seinem Götz von Berlichingen entgegengeschleudert: »Sie können mich im Arsche lecken!«

Zyprexa war von Anfang an eine Hochpreispille, die im Vergleich zu herkömmlichen Schizophrenie-Mitteln etwa das Zehnfache kostet. Im Jahr 2008 mussten die Krankenkassen für eine Packung mit 35 Filmtabletten, die 2,5 Milligramm des Wirkstoffs Olanzapin enthielten, 109,81 Euro bezahlen.

Wie hoch sind die Kosten des darin enthaltenen Wirkstoffs? Sehen wir in der Preisliste des renommierten englischen Herstellers Cecpharm nach. Dort kostete im Juli 2008 ein Kilogramm des Zyprexa-Wirkstoffes Olanzapin exakt 3800 US-Dollar. Umgerechnet sind das 2464 Euro.

Daraus ergibt sich ein Wirkstoffpreis von 0,21 Euro für jede Packung Zyprexa – das sind 0,19 Prozent des Verkaufspreises.

Sehen wir uns jetzt noch an, was dieser Preisunterschied bedeutet, wenn ein Patient ein Jahr lang Zyprexa schluckt:
Die Krankenkassen müssen dafür ca. 4580 Euro bezahlen.
Der Wirkstoffpreis beträgt aber nur circa 8,50 Euro!

So erklärt sich das Geheimnis, warum ein Konzern wie Eli Lilly jährliche Gewinnraten von über 20 Prozent schreibt und warum die Krankenkassenbeiträge Jahr für Jahr steigen.

Habgier

Im März 2008 reichte der US-Bundesstaat Connecticut eine Klage gegen Eli Lilly wegen illegaler Marketingpraktiken und Verharmlosung von Nebenwirkungen ein. Aus der Klageschrift:

>*Entscheidend für den großen Verkaufserfolg von Zyprexa waren die aggressiven Marketingpraktiken von Lilly und seiner Komplizen – durch übertriebene Darstellung der Wirksamkeit und Herunterspielen (oder sogar Verheimlichung) lebensbedrohlicher Nebenwirkungen.*«

Richard Blumenthal, öffentlicher Ankläger des Bundesstaats Connecticut, nahm kein Blatt vor den Mund:

>*Mithilfe eines illegal organisierten Netzwerks und Lügen*

gelang es *Eli Lilly, ein milliardenschweres Medikamentengeschäft aufzuziehen – auf Kosten von Patientenleben und Steuerzahlern. Das krankhafte Marketingmotto lautete: »Profite
haben Vorrang vor Patienten, Verkauf hat Vorrang vor Sicherheit. Getrieben von Habgier, begann Eli Lilly Ärzte, Apotheker und öffentliche Beamte zu korrumpieren – die mitspielten
und sich bereicherten.«*

Auch in den Bundesstaaten Kalifornien und Florida wurden
Untersuchungen über illegale Vermarktungspraktiken von Eli
Lilly in Gang gesetzt. Im Januar 2008 verhandelte der Konzern laut einem Bericht der »New York Times« mit US-Bundesanwälten über eine außergerichtliche Einigung in allen anstehenden Verfahren. Als mögliche Summe für einen Vergleich
wurde eine Milliarde US-Dollar genannt. Eine Kleinigkeit im
Vergleich zu der Summe, die der Konzern mit Zyprexa seit Beginn der Vermarktung im Jahr 1996 umgesetzt hat: 37 Milliarden Dollar.

VERSUCHE UND VERSUCHUNGEN

»Placebo sollte kein Problem sein ... Über Honorarhöhen würde ich gerne am Telefon mit Ihnen sprechen.«

(E-Mail von Professor Markolf Hanefeld vom Zentrum für Klinische Studien in Dresden)

»Ich jedenfalls kann Placebostudien an schwer depressiven Patienten vor meinem ärztlichen Gewissen nicht verantworten.«

(Professor Volker Arolt von der Universitätsklinik Münster)

Ärztliche Versuchskaninchen

»*Dann wurde ich ins Revier gerufen und dort bekam ich die Malaria … Dort waren solche kleinen Käfige mit infizierten Mücken, auf diese Käfige musste ich die Hand herauflegen. Die Mücken haben mich gestochen, und danach lag ich fünf Wochen im Revier, aber es hatte sich vorläufig nichts gezeigt. Etwas später, zwei, drei Wochen, kam der erste Malariaanfall.*«

»*Man gab mir von diesen Spritzen neun Stück. Jede Stunde eine. Dann hat sich mit einem Mal mein Herz angefühlt, als ob es herausgerissen worden wäre. Ich wurde wahnsinnig, habe die Sprache verloren. Das dauerte bis zum Abend.*«

Das sind Zeugenaussagen von Opfern medizinischer Versuche im Nationalsozialismus, die während des Nürnberger Ärzteprozesses in den Jahren 1946 bis 1947 zur Sprache kamen. Insgesamt waren etwa 1000 deutsche Ärzte daran beteiligt, Kriegsgefangene oder KZ-Häftlinge als »Versuchskaninchen« zu missbrauchen. Außer den 23 Angeklagten im Prozess wurde jedoch keiner der Ärzte zur Rechenschaft gezogen.

Der Nürnberger Ärzteprozess erlangte vor allem deshalb große Bedeutung, weil im sogenannten »Nürnberger Kodex« erstmals die ethischen Bedingungen zur Durchführung von medizinischen Menschenversuchen festgelegt wurden. Darauf basiert die vom Weltärztebund im Jahr 1964 verabschiedete »Deklaration von Helsinki«. Sie umfasst jene ärztlichen Regeln zur medizinischen Forschung, an die sich jeder Arzt und jede Ärztin zu halten hat – Klinikchefs in Deutschland genauso wie Allgemeinärzte in Bangladesh. Die Deklaration

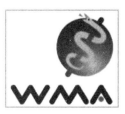

Der Weltärztebund – World Medical Association (WMA) – ist die Dachorganisation von 82 nationalen Ärztevereinigungen.

von Helsinki ist Bestandteil der ärztlichen Berufsordnung in Deutschland. Unmissverständlich heißt es da:

»Die Gesundheit meines Patienten soll mein vornehmstes Anliegen sein. Der Arzt soll bei der Ausübung seiner ärztlichen Tätigkeit ausschließlich im Interesse des Patienten handeln. In der medizinischen Forschung haben Überlegungen, die das Wohlergehen der Versuchsperson betreffen, Vorrang vor den Interessen der Wissenschaft und der Gesellschaft.«

Im Lauf der Jahre wurde die Deklaration von Helsinki immer wieder aktualisiert und ergänzt.

Die Fassung aus dem Jahr 2000 verbietet es Ärzten unmissverständlich, schwere Erkrankungen nur mit einem Medikament ohne Wirkstoff, einem sogenannten Placebo, zu behandeln, wenn es eine bereits erprobte Behandlung gibt. Das gilt ganz besonders für Patienten, die an einem Medikamentenversuch teilnehmen. Auf Druck der Pharmaindustrie und mächtiger Forschungsorganisationen wurden diese klaren Regeln ein wenig verwässert und Versuche mit Placebos erlaubt, »wenn es aus überzeugenden wissenschaftlichen Gründen zwingend notwendig ist oder wenn es sich um die Behandlung einer harmlosen Krankheit handelt«.

Für dieses Buchprojekt will ich wissen, ob Ärzte in Deutschland und Österreich sich an diese Vorgaben halten. Oder ob sie bereit sind, für Geld einen Medikamentenversuch durchzuführen, bei dem Menschen mit einer schweren Krankheit nur ein unwirksames Medikament, also ein Placebo, erhalten. Das hieße, Patienten unnötig leiden zu lassen.

Bereits im Jahr 2001 nahm ich – getarnt als Pharma-Consultant – per E-Mail Kontakt mit zwei ungarischen Klinikchefs auf: Ich sei auf der Suche nach Ärzten, die eine Placebostudie an schwer depressiven Patienten durchführen würden. Beide Mediziner gingen ohne Weiteres auf mein Angebot ein und sagten zu. Schon damals dachte ich einen Moment lang daran, auch deutsche und österreichische Ärzte in Versuchung zu führen, aber dieser Gedanke erschien mir dann doch sehr

144

Placebos, Placebostudien, randomisierte Doppelblindstudien

Placebos sehen genauso aus wie Medikamente – sind aber keine. Denn sie enthalten keine Wirkstoffe, sondern nur harmlose Milchzucker- oder Stärkemischungen. Sie können unter Umständen aber genauso wirksam sein wie echte Medikamente. Placebos wirken deshalb, weil der Patient glaubt, es mit einem echten Medikament zu tun zu haben. Diese Scheinwirkung ist in der Medizin seit Langem bekannt und wird von guten Ärzten auch bewusst bei der Behandlung eingesetzt. Der Placeboeffekt wurde jedoch erst in den 1950er-Jahren systematisch untersucht und in der medizinischen Forschung eingesetzt.

Placebostudien sind medizinische Versuchsanordnungen, bei denen eine Gruppe von Patienten mit einem neuen Medikament und eine zweite Gruppe mit einem Placebo behandelt werden. Die Patienten wissen nicht, ob sie ein Placebo schlucken oder ein echtes Medikament. Durch einen Vergleich zwischen der Placebogruppe und der Medikamentengruppe kann man feststellen, wie gut das neue Medikament wirkt. Eine gleichwertige Alternative zu Placebostudien besteht darin, das Prüfmedikament gegen ein bereits bewährtes Medikament zu testen.

Bei einer sogenannten »Doppelblindstudie« wissen weder die Versuchspatienten noch die betreuenden Ärzte, wer ein Placebo und wer das neue Medikament schluckt.

Eine weitere wissenschaftliche Methode zur Ausschaltung von Placebowirkungen besteht darin, dass die Zuteilung von Patienten zur Placebo- oder Medikamentengruppe nach dem Zufallsprinzip erfolgt – in der Fachsprache heißt dies Randomisierung.

Wenn alle diese methodischen Bedingungen erfüllt sind, spricht man von einer »randomisierten Doppelblindstudie« – die als beste medizinische Versuchsanordnung gilt.

In den 1970er-Jahren wurde es üblich, neue Medikamente immer gegen Placebos zu testen – und zwar auch bei Krankheiten, bei denen es seit Langem bewährte, wirksame

Placebos, Placebostudien, randomisierte Doppelblindstudien
Fortsetzung

Medikamente gab. Das führte im Lauf der Zeit dazu, dass Studien ohne Placebogruppen in der Medizin nicht mehr ernst genommen wurden. Einige Ärzte gingen sogar so weit, bei Medikamententests zahlreiche AIDS-Patienten in Afrika und Asien nur mit Placebos zu behandeln – obwohl es damals bereits wirksame AIDS-Medikamente gab. Dabei nahmen sie den Tod der Patienten billigend in Kauf. Dieser Skandal führte in der Medizin zu heftigen Diskussionen über Sinn und Unsinn von Placebostudien und zu einem Umdenken.

Die Deklaration von Helsinki hat klargestellt, dass die Behandlung von Patienten immer Vorrang vor Forschungsinteressen haben muss. Sie hat auch klargestellt, dass Placeboversuche nur bei harmlosen Erkrankungen erlaubt sind – oder wenn bei einer schweren Erkrankung noch kein wirksames Medikament existiert.

Das bedeutet: Patienten mit ernsthaften Erkrankungen – z. B. schwere Depressionen, Schizophrenie, Krebs, aber auch Migräne, Bluthochdruck, Diabetes etc. – dürfen laut Deklaration von Helsinki nicht mit einem Placebo behandelt werden, wenn bereits bewährte Medikamente existieren. Denn eine Placebobehandlung kann in der Folge zu einer Schädigung der Patienten führen.

schnell als abwegig. Die würden so etwas nie tun! Außerdem, so überlegte ich, wäre es gar nicht möglich, in Deutschland oder Österreich als unbekannter Pharma-Consultant per E-Mail Kontakt mit einem Klinikchef aufzunehmen und ein derartiges Angebot zu machen. Aber schließlich, nach all den Recherchen zu diesem Buch, will ich jetzt zumindest einen Versuch wagen. Ich beschließe, meine bereits erprobte Identität als Pharma-Consultant und den damit verknüpften Namen Johann Alois Weiss zu nutzen. Und wenn ich auf Ablehnung stoße – umso besser. Denn das würde bedeuten, dass sich die Ärzte doch an die ethischen Regeln halten.

Welche Erkrankung?

So wie bei den ungarischen Ärzten entscheide ich mich für eine schwere Depression, also eine lebensbedrohliche Erkrankung mit einem enormen Leidensdruck der Patienten. »Jeder siebte Patient mit schwerer Depression begeht Suizid«, lernten Medizinstudenten am größten Berliner Krankenhaus Charité in der Vorlesung »Affektive Störungen« von Dr. Jürgen Wolf (22.11.2005). Alle medizinischen Lehrbücher schreiben vor, dass schwere Depressionen mit einem Antidepressivum behandelt werden müssen.

Welches Prüfmedikament?

Welches Medikament soll getestet werden? Ich entscheide mich für ein Antidepressivum vom Typ der Serotonin-Wiederaufnahmehemmer (SSRI). Diese Mittel verstärken die Wirkung von Botenstoffen im Gehirn und führen zu einer Aufhellung der Stimmung, zum Abbau von Angst und Spannung und zu einem gesteigerten Antrieb. In Deutschland und Österreich gibt es davon bereits Dutzende Varianten auf dem Markt und von einem weiteren Mittel dieser Art ist keine bedeutsame therapeutische Verbesserung zu erwarten. Es geht nur darum, mitzunaschen am lukrativen Markt der SSRI-Medikamente, 180 Millionen Euro sind es jährlich in Deutschland. Die erfolgreichsten heißen Citalopram, Cipralex, Zoloft, Paroxat. Was ich anbieten werde, ist also ein Me-too-Präparat, wie solch ein Produkt in der Marketingsprache der Pharmabranche heißt.

Welcher Arzt?

Wen soll ich als Erstes ansprechen? Ich entscheide mich für die höchste medizinische Hierarchiestufe – es soll ein deutscher Psychiater von internationalem Renommee sein. In meinem nächsten Schritt gehe ich genauso vor wie die Pharmakonzerne, wenn sie herauszufinden versuchen, wer zur ärztlichen Champions League zählt. Ich stelle Listen zusammen: Welche Psychiater treten bei internationalen Kongressen als Redner auf? Wer veröffentlicht wichtige Artikel in international renommierten Publikationen? Dabei stoße ich immer wieder auf den Direktor der Psychiatrischen Klinik der Ludwig-Maximilians-Universität München, Professor Hans-Jürgen Möller – eine wirklich große »Nummer« in seinem Fachbereich. Er ist Herausgeber mehrerer einflussreicher Fachzeitschriften, sitzt im Vorstand internationaler ärztlicher Gesellschaften und hat mehr als 500 wissenschaftliche Beiträge in Zeitschriften publiziert. Und im Juli 2001 wurde er zum Präsidenten des Weltkongresses für Biologische Psychiatrie in Berlin gekürt.

Aus meinen Recherchen ergibt sich, dass Professor Möller in finanzieller Verbindung zu zahlreichen Pharmakonzernen steht. Er war Firmenberater (Consultant), hat Forschungsförderungen kassiert und/oder Vorträge bei Werbeveranstaltungen gehalten, und zwar für folgende Firmen: AstraZeneca, Bristol-Myers Squibb, Eli Lilly, GlaxoSmithKline, Janssen-Cilag, Lundbeck, Merck, Novartis, Organon, Pierre Fabre, Pfizer, Sanofi-Aventis, Servier und Wyeth. Weitere Firmenverbindungen sind auf Seite 259 aufgelistet.

Möller hat sich auch für sehr umstrittene Medikamente stark gemacht, zum Beispiel für das Abmagerungsmittel Acomplia, dem die US-Gesundheitsbehörde im Sommer 2007 wegen schwerwiegender Nebenwirkungen die Zulassung verweigerte. In der Fachzeitschrift »British Medical Journal« hatte Möller im Januar 2003 Acomplia als Mittel »mit günstigem Nutzen-Risiko-Profil« beschrieben und war im September 2007 bei einer Werbeveranstaltung des Acomplia-Herstellers Sanofi-Aventis aufgetreten, um erneut Stimmung für das Medikament zu machen. Vehement hatte sich Möller auch hinter das Antidepressivum Valdoxan (Wirkstoff Agomelatin) gestellt und es in Veranstaltungen der Herstellerfirma Servier »als ähnlich wirksam wie Standard-Antidepressiva« angepriesen. Trotz aller Bemühungen verweigerte die europäische Zulassungsbehörde im November 2006 wegen fehlender Wirksamkeit die Zulassung – es sei kein ausreichender antidepressiver Effekt erkennbar.

Psychiatrische Klinik der LMU München

Am 27. September 2007 schicke ich meine erste E-Mail an Professor Möller ab. Lange Zeit habe ich am Inhalt und am Wortlaut herumgefeilt. Um Vertrauen zu erwecken, beginne ich mein Schreiben mit dem Verweis auf einen der weltweit größten Pharmakonzerne: Ein Kollege vom Novartis-Forschungszentrum in Boston habe in den höchsten Tönen von Möllers Erfahrung und seiner Verlässlichkeit bei klinischen Studien gesprochen und empfohlen, mich an ihn zu wenden. Ich sei freier Pharma-Consultant in Wien und würde im Auftrag mehrerer internationaler Konzerne arbeiten. Für eine US-Biotech-Firma sei ich auf der Suche nach Prüfzentren zur Untersuchung eines vielversprechenden neuen SSRI-Antidepressivums. Der Hersteller plane die Einreichung der Zulassung zunächst in Europa und anschließend auch in den USA. Anschließend werde das Medikament gemeinsam mit einem der fünf großen US-Konzerne vermarktet. Zur Beschleunigung des Zulassungsverfahrens seien zusätzliche 90 Versuchspatienten mit schwerer Depression notwendig.

Um meine Glaubwürdigkeit zu erhöhen, flechte ich da und dort einige Fachausdrücke ein, schreibe von DSM-IV-TR-Kriterien, einwöchiger Placebo-Auswaschphase, HAM-D, CGI, Clinical Global Rating und Ähnlichem. Ich habe mich vorher anhand veröffentlichter Prüfpläne von Antidepressiva-Studien kundig gemacht.

Das neue Medikament solle mit dem bekannten Antidepressivum Sertralin – enthalten zum Beispiel im Boehringer-Ingelheim-Medikament Gladem oder im Pfizer-Medikament Zoloft – sowie mit einem Placebo verglichen werden. Von den 90 Versuchspatienten würden also nach einer Zufallsauswahl 30 das neue Medikament erhalten, 30 das Antidepressivum Sertralin und 30 ein Placebo. Nach einer vorgesehenen Prüfdauer von 18 Wochen solle die Wirksamkeit festgestellt werden.

Um der Sache den Anstrich von Professionalität zu geben, verweise ich darauf, dass für das Projektmanagement eine bekannte deutsche CRO zuständig sei. CRO ist die Abkürzung für Contract Research Organisation, also eine Organisation, die den Ablauf von Studien organisiert und überwacht. Schließlich stelle ich Professor Möller die Frage, ob er bereit sei, mit dem Hersteller eine entsprechende Vereinbarung zu treffen. Und ich will von ihm wissen, wie viele Patienten in die Studie aufgenommen werden können.

Mein lukratives Angebot: Da nicht nur gegen Sertralin, sondern auch gegen Placebo getestet werden soll, sei im Budget allein für den Studienleiter ein Honorar von 8000 Euro pro Patient eingeplant. Darüber hinaus gebe es natürlich auch die üblichen Vergütungen für Besprechungen der Studienärzte, Prüfungen zur Auswahl der Patienten, Laboruntersuchungen, Prüfärzte, die an der Studie beteiligten Krankenschwestern, administrative Kosten, den Kostenanteil für die Klinik etc.

Im internationalen Vergleich ist mein Angebot tatsächlich sehr lukrativ. Denn in Abhängigkeit von der Qualität der Arbeit und des zeitgerechten Abschlusses biete ich ohne genaue Angabe noch zusätzliche finanzielle Anreize an. Und als »nicht rückzahlbare Zahlung zum Start« einen Betrag von 9500 Euro.

Zum Schluss verweise ich darauf, dass wir alle weiteren Details – Prüfparameter, Laboranforderungen und so weiter – in weiterer Folge besprechen sollten. Und dass wir uns bei den finanziellen Transaktionen ganz nach seinen Wünschen richten werden. Als besonderen Anreiz biete ich Möller außerdem noch die Mitarbeit als wissenschaftlicher Berater bei der Vermarktung des Arzneimittels im deutschen Sprachraum an. Denn ich weiß, dass Honorare für klinische Studien meist ganz offiziell auf Klinikkonten überwiesen werden, Beraterhonorare jedoch – ohne Wissen und ohne Mitwirkung der Klinik – auf Privatkonten.

Ich schließe mein Schreiben mit den üblichen Höflichkeitsfloskeln und bitte um baldige Antwort.

Prinzipiell interessiert

Professor Möller stellt meine Geduld auf die Probe. Als ich nach drei Tagen noch keine Antwort erhalten habe, rufe ich seine Sekretärin an und werde vertröstet. Der Chef sei derzeit unterwegs und unglaublich beschäftigt. Sie habe ihm meine E-Mail in die Mappe »eilig« gelegt. Er sei am 1. Oktober wieder im Haus, aber gleich anschließend, ab dem 3. Oktober, wieder auf einer mehrtägigen Konferenz. Sie könne mir keine Antwort versprechen, hoffe aber, dass er doch Zeit dafür finde.

Am 15. Oktober liegt immer noch keine Antwort vor, und so frage ich per E-Mail bei Professor Möller nach. Eine Woche später erreicht mich die E-Mail-Nachricht, dass ihm sein Sekretariat meine Nachfrage ohne diesbezügliche Unterlagen vorgelegt habe. Deshalb könne er mir nur eine allgemeine Antwort geben: »Wir sind interessiert an klinischen Prüfungen zu den Indikationsbereichen Schizophrenie, Depression, Angststörungen, Demenz etc. Wenn Ihre Anfrage einen dieser Bereiche betraf, können Sie mit unserer Mitarbeit rechnen.«

Unverzüglich schicke ich erneut meine ursprüngliche Anfrage, und zwei Tage später kommt die Antwort – eine Zusage: Er sei prinzipiell an der Durchführung der vorgeschlagenen Studie interessiert. Wegen der zeitlich gedrängten Abläufe und seiner Zeitlimitierungen verweise er mich jedoch an seinen Oberarzt, um offene Fragen zu klären.

Damit eröffnet Professor Möller ein Szenario, das ich vermeiden wollte. Ich fürchte mich ein wenig davor, in dieser Sache Telefongespräche zu führen, denn meine Kenntnisse über die konkrete Abwicklung von klinischen Studien sind be-

From: Möller, Hans-Jürgen Prof. Dr. med.
To: johannalois.weiss@
Cc: Riedel, Michael Dr.Med.
Sent: Wednesday, October 24, 2007 12:54 PM
Subject: Anfrage Prüfzentrum

Sehr geehrter Herr Dr. Weiss,

besten Dank für Ihren Brief. Entschuldigen Sie meine Säumigkeit, die allein mit meiner extremen
Agenda zu erklären ist.
Prinzipiell bin ich an der Durchführung der von Ihnen vorgeschlagenen Studie interessiert.
Ob Ihre Vorstellungen hinsichtlich der gedrängten zeitlichen Abläufe von uns erfüllbar sind, muss aber
in einem klärenden Gespräch erörtert werden.
Da Sie meine Zeitlimitierungen kennen und ich dadurch den Prozess nicht aufhalten möchte, würde
ich vorschlagen, dass Sie dieses Gespräch mit Herrn Oberarzt Riedel, der mein Stellvertreter in der
Durchführung von klinischen Studien ist und der Sie kompetent beraten kann, führen.
Herr Dr. Riedel hat die Telefonnummer 089-5160/ . Die e-mail-Adresse lautet
Riedel@ .

Mit freundlichen Grüßen,
Prof. Dr. H.-J. Möller

*E-Mail von Professor Hans-Jürgen Möller von der Psychiatrischen Klinik der
LMU München mit der prinzipiellen Zusage für eine Placebostudie bei schwer
depressiven Patienten, 24. Oktober 2007*

grenzt. Eine heikle Frage von Möllers Oberarzt, und ich bin
entlarvt. Ein Kontakt per E-Mail wäre einfacher. Da muss ich
Fragen nicht sofort und spontan beantworten, sondern habe
Zeit für die Recherche.

Jedenfalls scheint Professor Möller überhaupt keine Bedenken zu haben, Patienten mit schweren Depressionen nur mit
Placebos zu behandeln. Um Missverständnisse auszuschließen
und ganz sicherzugehen, schicke ich ihm am Tag darauf eine
weitere E-Mail. Zunächst danke ich für seine prinzipielle Be-
reitschaft, die Studie durchzuführen, erkläre, dass ich mich
umgehend mit seinem Oberarzt in Verbindung setzen werde,
und stelle mich ein wenig naiv:

*»Könnte es Probleme geben, von der Ethikkommission das
vorgeschlagene Studiendesign – Prüfung gegen Placebo – genehmigt zu bekommen? In letzter Zeit haben ja gewisse wis-
senschaftsfeindliche Haltungen um sich gegriffen, die es doch
schwieriger machen, derartige Studien durchzuführen. Wären
Sie prinzipiell bereit, im deutschsprachigen Raum als wissen-*

*schaftlicher Berater der Firma für dieses Antidepressivum zu
fungieren? Ich wäre Ihnen sehr verbunden, wenn Sie mir dazu
eine ungefähre Honorarvorstellung geben würden.«*

Von Professor Möller selbst erhalte ich keine Antwort mehr.
Aber sein Oberarzt meldet sich telefonisch und hinterlässt am
29. Oktober folgende Nachricht auf meinem Anrufbeantworter: »Hier Riedel von der Psychiatrischen Uniklinik München.
Professor Möller hat mir ein E-Mail von Ihnen weitergeleitet,
wegen einer klinischen Studie. Könnten Sie mich diesbezüglich
zurückrufen?«

Was soll ich tun? – Um Zeit zur Vorbereitung auf mögliche
Fragen zu gewinnen, schicke ich eine E-Mail und erkläre, eine
fürchterliche Grippe habe mich erwischt und ins Bett beför-
dert. Und bitte darum, vorab auf diesem Weg folgende Fragen
zu klären:

- Wie viele Patienten könnten von Ihnen in die Studie mit
  eingeschlossen werden?
- Könnte es Probleme – zeitliche und inhaltliche – mit der
  Genehmigung durch die Ethikkommission geben?
- Könnten Sie mir Kollegen im deutschsprachigen Raum
  empfehlen, deren Kliniken als Prüfzentren ebenfalls infrage kommen?

Die Antwort erfolgt prompt: Monatlich könnten etwa zwei
bis drei Patienten in die Studie aufgenommen werden. Über alles Weitere, so Oberarzt Riedel, sollte man telefonieren.

Ich muss also wohl oder übel in den sauren Apfel beißen.

Am 5. November fasse ich mir ein Herz und wähle die
Nummer der Münchner Klinik. Wir beginnen das Gespräch
mit dem Austausch banaler Freundlichkeiten, kommen dann
aber schnell zur Sache. Oberarzt Riedel erklärt, dass unter
den beschriebenen Voraussetzungen nur stationär behandelte Patienten in die Studie aufgenommen werden könnten, innerhalb eines halben Jahres insgesamt etwa 20. Irgendwann
bringe ich das Gespräch auf die Patienten, die nur mit Placebo behandelt werden sollen. Man merkt, dass es sich um eine

Ethikkommissionen

Bis 1975 gab es für Medikamentenversuche kaum rechtliche Einschränkungen. Die Forscher waren meist nur ihrem ärztlichen Gewissen verpflichtet und konnten nach Gutdünken schalten und walten. Erst als der Weltärztebund im Jahr 1975 eine neue Fassung der Deklaration von Helsinki verabschiedete, wurden in den meisten westlichen Industrienationen Ethikkommissionen eingerichtet.

Laut deutschem Arzneimittelgesetz müssen Ethikkommissionen an jeder Landesärztekammer sowie an medizinischen Fakultäten bzw. Hochschulen errichtet werden. Es gibt in Deutschland außerdem eine zentrale Ethikkommission bei der Bundesärztekammer. Jede klinische Prüfung muss einer Ethikkommission zur Prüfung vorgelegt und schriftlich genehmigt werden. Die Mitglieder von Ethikkommissionen bestehen aus Medizinern, Naturwissenschaftlern, Juristen und Theologen. Sie entscheiden, ob eine klinische Studie ethisch zulässig ist oder nicht. Juristisch gebunden sind sie dabei nur an die international anerkannten Regeln der »good clinical practice«, in denen es jedoch weniger um ethische, sondern überwiegend um organisatorische und methodische Fragen geht. Ganz allgemein heißt es da jedoch, dass bei klinischen Studien Patienteninteressen Vorrang haben vor Forscherinteressen und die Deklaration von Helsinki zu beachten ist.

Dr. med. Guido Grass, Leiter der Geschäftsstelle der Ethikkommission der Medizinischen Fakultät der Universität Köln, äußerte sich im September 2007 in einem Gespräch mit der deutschen Dachorganisation medizinischer Fachverbände deutlich: »Nicht nur die Arzneimittelhersteller, sondern auch die Zulassungsbehörden haben aus unterschiedlichen Gründen ein Interesse daran, bei einer Reihe von Erkrankungen placebokontrollierte Studien durchzuführen, obgleich eine entsprechende Therapie etabliert und verfügbar ist. Zum Wohle und Schutz der Patienten müssen die Ethikkommissionen diesem Druck standhalten und den Vorhaben, die die in der Deklaration von Helsinki niedergelegten Standards verletzen, die zustimmende Bewertung versagen.«

> **Ethikkommissionen** — Fortsetzung
>
> Derartige Standpunkte sind industrienahen Experten wie Professor Hans-Jürgen Möller aus München oder Professor Siegfried Kasper aus Wien ein Dorn im Auge. Gemeinsam mit anderen Psychiatern haben sie sich zu einem »europäischen Expertenforum für placebokontrollierte Depressionsstudien« zusammengeschlossen, das sich seit März 2002 regelmäßig trifft. Finanziell unterstützt wird diese Gruppe vom zweitgrößten Pharmakonzern der Welt, GlaxoSmithKline. Im Oktober 2002 kritisierten Möller und andere Mitglieder, dass »örtliche Ethikkommissionen oftmals Bedenken gegen Placebostudien äußern«. Es müsse »noch einiges getan werden, um sowohl ärztliche Kollegen, Ethikkommissionen und Patienten« von deren Notwendigkeit zu überzeugen.
>
> In einer Veröffentlichung des Expertenforums wird darauf hingewiesen, dass man für Placebostudien »typischerweise nur Patienten mit mittelschweren Depressionen auswählen« und »Patienten mit schweren Depressionen ausschließen« solle. (European Archives of Psychiatry and Clinical Neuroscience, 2003, S. 26)

heikle Angelegenheit handelt, denn plötzlich kommt mein Gesprächspartner ins Stottern. Er spricht von »Ethikkommission«, von der »Hamilton-Skala« und von einer Verringerung der Depression.

Aus seinen Worten versuche ich mir folgenden Reim zu machen: Vermutlich wird die Ethikkommission der Studie zustimmen, wenn man 14 Tage nach Studienbeginn mithilfe eines Fragebogens – der sogenannten Hamilton-Skala – die Schwere der Depression messen und sich eine Verringerung um 20 Prozent ergeben würde. Jedenfalls scheint die Ethikkommission in München kein unüberwindbares Hindernis zu sein – egal was die Deklaration von Helsinki vorschreibt.

Ich will von Riedel wissen, wie lange es dauert, um die Genehmigung der Ethikkommission zu erhalten. Er schätzt, dass wir alles in allem mit vier bis sechs Wochen rechnen müssen. Schließlich einigen wir uns darauf, dass ich am 26. November um 14 Uhr nach München komme, um alle Details zu besprechen.

Am Schluss des Gesprächs frage ich Riedel, ob er mir auch Kollegen anderer Kliniken als Ansprechpartner empfehlen könne. Ja, antwortet er ohne Zögern, die Uni Bonn, den Herrn Kühn, Oberarzt an der Psychiatrischen Klinik. Im selben Augenblick klingelt im Hintergrund ein Telefon. Riedel hebt ab und erklärt mir, dass der von ihm Genannte gerade am Apparat sei. So ein Zufall. Er könne ihn gleich fragen, ob er an dieser Depressionsstudie interessiert sei. Riedel bittet mich, kurz zu warten und nimmt den Anruf entgegen. Kurze Zeit später meldet er sich wieder bei mir und berichtet, dass auch Kühn Interesse an der Studie habe. Bereitwillig gibt er mir dessen Adresse und Telefonnummer. Ich bedanke mich herzlich und versuche Riedel zu weiteren Klinik-Empfehlungen zu bewegen. Zunächst nennt er »Jena«, aber dann korrigiert er sich: Der Sauer in Jena mache keine placebokontrollierten Studien. Das mache nicht jeder. Das sei auch ein Problem in Münster, beim Arolt.

Nach längerem Überlegen, wen er mir noch nennen könnte, kommt Riedel auf eine Idee: Er habe erst vor Kurzem eine entsprechende Liste für die Antidepressiva-Forschung zusammengestellt – die könne er mir schicken. Am Tag darauf bestätige ich per E-Mail den vereinbarten Besprechungstermin und frage Riedel noch einmal nach der erwähnten Liste. Weil ich keine Antwort erhalte, versuche ich es ein paar Tage später erneut – ohne Erfolg.

Universitätsklinik Jena

Professor Heinrich Sauer ist Dekan der Medizinischen Fakultät in Jena und außerdem Direktor der psychiatrischen Universitätsklinik. Er scheint keine besonders engen Verbindungen zu Pharmakonzernen zu haben – das ergibt jedenfalls eine erste Recherche. Von 1998 bis 2002 war er Vorstandsmitglied der Deutschen Gesellschaft für Psychiatrie, Psychotherapie und Nervenheilkunde. Die Äußerung Riedels lässt eine kritische Haltung von Sauer gegenüber Placebostudien erwarten, und so rufe ich ihn nicht als Pharma-Consultant, sondern als Medizinjournalist an.

Als Sauer von mir erfährt, dass ich in Wien lebe, fällt die Bemerkung: »Dort ist doch der berühmte Professor Kasper!« Und er will wissen, warum ich meine Frage zur ethischen Zulässigkeit von Placebostudien bei schwer Depressiven nicht an Kasper richte. Der sei bekannt als Befürworter. Er selbst sei im Prinzip ja auch ein Befürworter von Placebostudien – außer bei schwer depressiven und selbstmordgefährdeten Patienten. Die schließe man in der Regel auch aus. Schwer depressive Patienten dürfe man schon alleine deswegen auf keinen Fall in eine Studie aufnehmen, weil sie in ihrem Zustand gar nicht imstande seien, die geforderte schriftliche Einwilligung zu geben.

Abgesehen von diesen Ausnahmen, so erklärt mir Sauer, gebe es aber gute Argumente für Placebostudien: Sowohl die amerikanische als auch die europäische Zulassungsbehörde würden das verlangen – dagegen komme man nicht an. Außerdem benötige man beim Vergleich eines Medikaments mit einem Placebo nur eine geringe Zahl von Patienten – höchstens 60 bis 80. Bei einem Vergleich zweier Antidepressiva sei man jedoch auf mehrere hundert Patienten angewiesen, um überhaupt Unterschiede in der Wirkung feststellen zu können.

Zum Schluss des Gesprächs gibt mir Professor Sauer den Rat, ich solle mich an Professor Möller in München wenden – der sei als vehementer Befürworter von Placebostudien bekannt. Ich verschweige, dass ich mit Möller bereits Kontakt gehabt habe. Und wende mich an Professor Arolt in Münster, den mir Dr. Riedel in München ebenfalls als Gegner von Placeboversuchen genannt hatte.

Placebo-Business

Letztlich geht es bei der Diskussion um Placebostudien weniger um Methodik oder Ethik, sondern schlicht und einfach ums große Geschäft:

- Eine placebokontrollierte Studie mit 80 Patienten kostet insgesamt etwa 3 Millionen Euro, eine nichtplacebokontrollierte mit 800 Patienten hingegen etwa 30 Millionen! Die Frage ist: Wofür wird sich eine Pharmafirma entscheiden, wenn sie die Wahl hat, 3 Millionen Euro auszugeben oder 30 Millionen?

- Eine Studie mit 80 Patienten dauert außerdem nicht so lange wie eine Studie mit 800 Patienten. Dieser Zeitgewinn bedeutet, dass der Hersteller früher eine Zulassung beantragen kann und damit früher und wegen der auf 20 Jahre begrenzten Patentfrist länger Geld verdienen kann. Die Patentuhr beginnt nämlich nicht erst ab dem Zeitpunkt der Zulassung zu ticken, sondern ab dem Zeitpunkt der Patentanmeldung – von diesem Moment an bis zur Zulassung vergehen meist schon zehn bis zwölf Jahre. Somit bleiben dem Hersteller nur acht bis zehn Jahre, in denen er das Medikament zu einem beliebig hohen Preis vermarkten kann. Dann droht Konkurrenz durch billige Generika, und damit ist es vorbei mit dem ganz großen Geldverdienen. Eine schnelle Zulassung mithilfe kleiner Placebostudien kann deshalb einen Mehrumsatz von Hunderten Millionen bedeuten. Im Fall von Placebostudien ist Zeit also wirklich Geld.

- Aus der Sicht der Pharmakonzerne gibt es noch ein weiteres, sehr gewichtiges Argument, bei dem es letztlich ebenfalls um Geld geht: Bei einem Placeboversuch vergleicht man das Prüfmedikament mit einem Medikament ohne Wirkstoff. Unterschiede in der Wirkung zeigen sich in diesem Fall deutlicher als bei einem Vergleich mit einem bereits bewährten Medikament. »30 Prozent wirksamer als Placebo« klingt auf jeden Fall besser als »3 Prozent wirksamer als das Medikament X«. Für die Marketingabteilung des Herstellers wird es durch einen Placebovergleich natürlich leichter, das neue Medikament als großen Fortschritt zu bewerben.

| Placebo-Business | Fortsetzung |

Warum, so fragt man sich, fordern gerade die weltweit wichtigsten Zulassungsbehörden, die FDA in den USA und die europäische EMEA, so vehement Placebostudien? Die Industrienähe dieser beiden Institutionen bietet eine Erklärung: Die FDA in den USA wird zur Hälfte von der Pharmaindustrie und die europäische Zulassungsbehörde EMEA sogar zu mehr als zwei Drittel von der Pharmaindustrie finanziert. Außerdem untersteht die europäische Zulassungsbehörde nicht dem EU-Kommissar für Konsumenten und Gesundheit, sondern – dreimal darf man raten – dem Kommissar für Unternehmen und Industrie.

Universitätsklinik Münster

»Arolt in Münster« – auch diesen Namen hatte Professor Möllers Oberarzt Dr. Wolfgang Riedel als Gegner von Placebostudien erwähnt.

Prof. Dr. Volker Arolt hat in Hamburg Medizin studiert und dort eine Facharztausbildung für Psychiatrie und Psychotherapie absolviert. Seit 1998 ist er Direktor der Psychiatrischen Universitätsklinik in Münster. Einer seiner Arbeitsschwerpunkte sind depressive Erkrankungen. Ich bin neugierig auf das Telefongespräch mit ihm und leite das Gespräch so wie bei Professor Sauer mit einem Hinweis darauf ein, dass ich Medizinjournalist sei und an einem Buchprojekt arbeiten würde, bei dem es um medizinische Ethik gehe. Ob es beispielsweise zulässig sei, Placebostudien bei schwer depressiven Patienten durchzuführen.

Professor Arolts Antwort ist so klar, wie das der Weltärztebund in der Deklaration von Helsinki formuliert hat und wie man sich das als Patient nur wünschen kann. Ohne Wenn und Aber erklärt er:

»Placebostudien an schwer depressiven Patienten lehne ich

ab. Ich finde das unethisch. Zum einen, weil schwer Depressive einen sehr, sehr großen Leidensdruck haben und man ihnen nicht zumuten kann, auch nur einen Tag länger an dieser Erkrankung zu leiden als unbedingt erforderlich. Als Arzt muss man alles tun, um die Krankheitsphase abzukürzen. Und zum anderen, weil bei jeder schweren Depression Suizidgefahr besteht. Wenn ich einem Patienten ein Placebo gebe, also ein Mittel, das neurochemisch nicht wirksam ist, und er nimmt sich das Leben – dann habe ich ein gravierendes Problem. Als Arzt bin ich verpflichtet, Patienten in Leidenssituationen mit allen Mitteln zu helfen, die mir zur Verfügung stehen. Das heißt: ein Antidepressivum. Das darf nicht heißen: ein Placebo. Hilfe für den Patienten steht an oberster Stelle und erst dann kommt die Wissenschaft.«

Ich frage Professor Arolt, ob dies die allgemeine Haltung im deutschsprachigen Raum sei. Er denkt kurz nach, bevor er antwortet: Nein, es gebe da unterschiedliche Meinungen. Und dann wiederholt er noch einmal: Er lehne das ab, und deshalb würden an seiner Klinik keine derartigen Studien gemacht.

Der Professor aus Münster klingt wie jemand, der weiß, dass er recht hat, aber in der Minderheit ist; er erinnert fast ein wenig an Martin Luther, der 1521 auf dem Reichstag in Worms seine Ansichten mit dem Schlusssatz verteidigt haben soll: Hier stehe ich, ich kann nicht anders!

Zum Schluss will ich von Professor Arolt noch wissen, warum Ethikkommissionen Placebostudien an schwer Depressiven genehmigen. Er kann sich das nicht erklären: »Keine Ahnung! Vielleicht wird damit argumentiert, dass Placebos bei schweren Depressionen auch wirken und die Patienten Psychotherapie erhalten ... oder was weiß ich. Ich jedenfalls kann so etwas vor meinem ärztlichen Gewissen nicht verantworten. Kann ich nicht und will ich nicht.«

Ethisches Herumshoppen

Ich wende mich an Professor Peter S. Schönhöfer, den großen deutschen Pharmakologen und Mitherausgeber der Berliner Fachzeitschrift »arznei-telegramm«, und stelle ihm dieselbe Frage: »Warum genehmigen Ethikkommissionen derartige Studien?«

Schönhöfer: »Das kann ich Ihnen nicht sagen. Entweder sind sie inkompetent, was ja immer wieder vorkommt. Oder sie haben finanzielle Beziehungen zur Firma des Antragstellers. Beides sind mögliche Erklärungen. Die Pharmaindustrie hat natürlich ein Interesse an Placebostudien, denn da zeigt sich ein größerer Therapieeffekt als beim Vergleich mit einem erprobten Standardtherapeutikum. Auf diese Weise wird Patienten im Interesse der Industrie die adäquate Therapie vorenthalten, was sie gefährden kann.«

Ich frage nach: »Trotz Deklaration von Helsinki?«

Schönhöfers Antwort: »Ja, obwohl es die Deklaration von Helsinki gibt! In guten Ethikkommissionen wird diese ja auch umgesetzt. Aber es gibt eben solche und andere. Die Firmen beobachten das sehr genau und lassen ihre Studien halt in Kliniken durchführen, deren Ethikkommissionen ihnen gefällig sind. Dieses Herumshoppen nach willigen Kommissionen ist bekannt. Und deswegen gibt es immer wieder ethisch bedenkliche Studien.«

So ist das also mit der medizinischen Ethik. Man kann »herumshoppen«. Alles ist käuflich. Schöne neue Welt. Ursprünglich hatte ich geplant, nur zwei oder drei Klinikchefs mit Placebostudien in Versuchung zu führen. Aber nach dem, was ich von den Professoren Sauer, Arolt und Schönhöfer gehört habe, beschließe ich, meinen »Ethikversuch« auszuweiten.

Nicht ohne Professor Schönhöfer eine letzte Frage zu stellen: »Weiß man auch fachintern, wo genehmigt wird und wo nicht?«

»Klar! Ich war mal im Land Bremen in der Ethikkommission, vor zehn Jahren. Da wussten wir, welche Ethikkommissionen problematisch sind.«

Psychiatrische Universitätsklinik Bonn

Als nächste Station meines Ethikversuchs steht die Psychiatrische Universitätsklinik in Bonn auf dem Programm – Professor Möllers Oberarzt Dr. Riedel hat mich dort bei »Herrn Kühn« bereits angekündigt.

Privatdozent Dr. Kai-Uwe Kühn hat da und dort für Pharmakonzerne gearbeitet. So trat er zum Beispiel im November 2004 bei einem von Bristol-Myers Squibb organisierten Industriesymposium auf, zwei Jahre später in Wien für den viertgrößten Pharmakonzern der Welt, AstraZeneca.

Außerdem nahm er an einem Symposium teil, das im Mai 2000 von Pharmacia & Upjohn organisiert wurde. Dabei ging es um ein von der Firma vermarktetes Antidepressivum namens Edronax, das mit 65000 verkauften Packungen und einem Jahresumsatz von 5 Millionen DM (= 2,5 Millionen Euro) nicht sehr erfolgreich vor sich hin dümpelte. Dr. Kühn berichtete von einer Studie an 178 Epilepsie-Patienten, bei denen Edronax »außergewöhnlich gut« gewirkt habe. Seine euphorische Stellungnahme war zwar gut für die Marketingabteilung von Pharmacia & Upjohn, sich selbst tat er damit jedoch langfristig nichts Gutes. Denn laut Roter Liste 2007, dem gängigen Arzneimittelverzeichnis für Ärzte, sollte Edronax gerade bei Epilepsie nicht angewendet werden oder nur unter engmaschiger Kontrolle. Unmissverständlich wurden da die Ärzte aufgefordert, das Medikament »beim Auftreten von Krampfanfällen sofort abzusetzen!«

Privatdozent Kühn engagierte sich auch – gemeinsam mit seinem Münchner Kollegen Dr. Wolfgang Riedel – für eine Anwendungsstudie von Bayer. Die Wirksamkeit und Verträglichkeit des Neuroleptikums Flupentixol (von Bayer unter dem Namen Fluanxol vermarktet) bei schizophrenen Patienten sollte untersucht werden. Das im Jahr 2004 veröffentlichte Ergebnis lautete so, wie man es bei einer derartigen Marketingstudie erwarten durfte: Die Lebensqualität wurde verbessert.

Wenige Tage nach meinem Gespräch mit Oberarzt Riedel schicke ich seinem Bonner Kollegen Kühn per E-Mail mein

Angebot über eine Placebostudie an schwer depressiven Patienten. Ich biete dafür ein Kopfgeld von 8000 Euro für jeden Patienten, plus Vergütung aller Nebenkosten. Es dauert eine Woche, bis eine Antwort eintrifft – als telefonische Nachricht auf meinem Anrufbeantworter: Er melde sich erst jetzt, weil er mein Angebot über eine Depressiva-Studie mit Placebo erst mal mit seinem Chef besprechen musste. Grundsätzlich gehe das klar. Ich solle davon ausgehen, dass er da gerne mitmache. Über Details müsse man natürlich reden. Kühn hinterlässt seine Telefonnummer und kündigt an, dass er am Nachmittag erneut versuchen werde, mich zu erreichen.

Der Chef von Privatdozent Kühn ist Professor Wolfgang Maier – ein bedeutender Name in der deutschen Psychiatrie. Maier sitzt im Vorstand der Deutschen Gesellschaft für Psychiatrie, Psychotherapie und Nervenheilkunde, ist Sprecher des Kompetenznetzes Demenzen und kassierte von den Pharmakonzernen Eli Lilly, GSK und anderen Forschungsförderungen. Im Januar 2003 veröffentlichte Maier gemeinsam mit dem Münchner Professor Möller und anderen Wissenschaftlern im »British Medical Journal« eine Depressionsstudie, die unter anderem von den Konzernen Pfizer und Novartis finanziell unterstützt und von Fachkollegen wegen »wissenschaftlicher und statistischer Fehler« heftig kritisiert wurde.

Privatdozent Kühns Mitteilung, dass das grundsätzlich klargehe, kann nur bedeuten: Sein Chef, Professor Wolfgang Maier, hat grünes Licht für die Placebostudie gegeben. Über mögliche Probleme mit der Ethikkommission der Universität Bonn verliert er kein Wort. Er gehört ihr als Mitglied an.

Weil ich Kühn telefonisch nicht erreichen kann, hinterlasse ich ihm eine Nachricht. Ich schlage ein persönliches Treffen vor, will ihn aber auch dazu bewegen, unseren Kontakt zunächst per E-Mail weiterzuführen. Dazu kommt es allerdings nicht, weil er während der folgenden Tage vom Jahreskongress der Deutschen Gesellschaft für Psychiatrie und Psychotherapie in Anspruch genommen wird. Doch letztlich habe ich von Kühn schon alle notwendigen Informationen erhalten und so ist es Zeit, meinen »Ethikversuch« abzubrechen. Der

26. November naht – und für dieses Datum habe ich einen Besprechungstermin mit Kühns Kollegen Dr. Riedel in München vereinbart. So weit will ich es aber nicht kommen lassen.

Unerwartete Nebenwirkungen

Einige Tage vor dem Termin teile ich sowohl Riedel als auch Kühn in gleichlautenden E-Mails mit, mein Auftraggeber habe mich informiert, dass sich bei den derzeit laufenden Studien zum neuen Antidepressivum Hinweise auf eine unerwartete Nebenwirkung ergeben hätten und bis zur genauen Klärung alle laufenden Studien- und Marketingpläne bis Ende Februar gestoppt würden. Dann solle entschieden werden, wie es weitergehe.

Das sei leider eine unangenehme Nachricht, die auch Folgen für unsere geplante Zusammenarbeit habe. Ich gehe davon aus, schreibe ich, dass es sich nur um einen Aufschub handle und dass wir ab März 2008 unsere Pläne weiterverfolgen können. Auf jeden Fall würde ich sie auf dem Laufenden halten.

Ich unterbreche meine Recherchen über die ethischen Prinzipien deutscher und österreichischer Klinikchefs für einige Monate, um ein anderes Buchprojekt fertigzustellen. Erste Zwischenbilanz: Zwei Kliniken – in München und Bonn – waren bereit, über eine ethisch problematische Studie zu verhandeln.

Mitte März des Jahres 2008 nehme ich meine Recherchen wieder auf. Nun will ich wissen, ob ich hier zufällig auf zwei schwarze Schafe gestoßen bin oder ob es sich um ein Problem größeren Ausmaßes handelt. Vor mir liegt eine Reise mit sechs weiteren Stationen.

Von Bonn geht es zunächst nach Düsseldorf, mit einer E-Mail an Professor Dr. Wolfgang Gaebel, den dortigen Direktor der psychiatrischen Universitätsklinik. Warum Gaebel? So wie Möller und Maier zählt er zu den prominentesten Psychiatern Deutschlands, mit zahlreichen Industrieverbindungen.

From: Johann Alois Weiss
To: Kai-Uwe Kühn
Sent: Friday, November 23, 2007 10:05 AM
Subject: vorläufiger Stopp der Studienpläne

Sehr geehrter Herr Dr. Kühn,

ich hoffe, Sie hatten und haben eine produktive Kongresswoche.
Mein Auftraggeber hat mich gestern darüber informiert, dass sich bei den derzeit laufenden Studien zum neuen Antidepressivum Hinweise auf eine unerwartete Nebenwirkung ergeben haben und bis zur genaueren Klärung alle derzeitigen Studien- und Marketingpläne bis Ende Februar gestoppt sind. Dann soll entschieden werden, wie es weitergeht.
Das ist leider eine unangenehme Nachricht, die auch Folgen für unsere geplante Zusammenarbeit hat. Ich hoffe sehr, dass es sich nur um einen Aufschub handelt und wir ab März 2008 unsere Pläne weiterverfolgen können. Ich werde Sie auf alle Fälle auf dem Laufenden halten.

Mit freundlichen Grüßen aus dem nasskalten Wien,

Dr. Johann Alois Weiss
Pharma-Consulting
▮▮▮▮▮▮▮▮▮▮
A-▮▮▮ Wien
Tel. und Fax 0043-1-
E-Mail johannalois.weiss@▮▮▮▮▮

Abschließende E-Mail an Privatdozent Dr. Kai-Uwe Kühn von der Psychiatrischen Klinik Bonn, 23.11.2007

Seit Anfang 2007 ist er Präsident der Deutschen Gesellschaft für Psychiatrie, Psychotherapie und Nervenheilkunde – und steht damit an der Spitze aller deutschen Psychiater.

Psychiatrische Universitätsklinik Düsseldorf

Ich schicke Professor Gaebel ein leicht verändertes Angebot. Das vermeintliche Prüfmedikament ist diesmal kein Antidepressivum vom Typ der SSRI, sondern ein SNRI-Mittel. Es handelt sich um eine etwas neuere Entwicklung, bei der die Nervenzellen des Gehirns durch die Botenstoffe Serotonin und Noradrenalin beeinflusst werden.

Das Medikament soll sowohl gegen Placebo als auch gegen ein bereits erprobtes Medikament vom Typ der SNRI getestet werden. Alle anderen Bedingungen, vor allem die finanziellen, behalte ich bei. Die Antwort in Form einer E-Mail kommt nach zehn Tagen, am 4. April 2008, und zwar nicht von Professor Gaebel, sondern von dessen Oberarzt, Dr. Joachim Cordes, mit einer Kopie an Gaebel:

»Herzlichen Dank für Ihr freundliches Angebot. Gerne werden wir mit Ihnen in der Durchführung einer internationalen multizentrischen Doppelblindstudie kooperieren und bitten Sie, uns entsprechende Studienunterlagen zur Durchsicht zuzusenden.«

Offenbar ist Professor Gaebel prinzipiell interessiert, meine Anfrage hat aber auch er an seinen Untergebenen weitergeleitet. Ich schreibe zurück, dass ich mich über die Zusage sehr freue und schlage ein persönliches Treffen in der Klinik vor, um Fragen zu Studienunterlagen und zur Prüfsubstanz zu klären. Ich will Zeit gewinnen und erkläre, dass ich in den nächsten zweieinhalb Wochen in Boston in den USA sei. Mir sei deshalb ein Termin nach dem 28. April recht. Vorab stelle ich Cordes aber noch zwei Fragen:

- *»Könnten Sie ungefähr sagen, wie viele Patienten Sie pro Monat rekrutieren können?*
- *Gelegentlich gibt es ja Diskussionen wegen Placebostudien. Glauben Sie, dass es deshalb zu Verzögerungen oder Problemen bei der Genehmigung durch die Ethikkommission kommen könnte?«*

Die Antwort von Oberarzt Dr. Cordes klingt ein wenig verschnupft: Er wolle noch einmal deutlich machen, dass seine grundsätzliche Interessenbekundung nicht als Zusage zu verstehen sei. Um fundiert über mein Angebot zu sprechen, sei noch ein Informationsaustausch notwendig. Er bitte deshalb vorab um entsprechende Unterlagen. Über Rekrutierungszahlen könne er erst dann Auskunft geben, wenn er das Design der Studie kenne. Zeitgleich erhalte ich auch eine E-Mail von Professor Gaebels Sekretärin, die mir mitteilt, dass ihr Chef an einem wissenschaftlichen Kongress im Ausland teilnehme und deshalb nicht persönlich antworten könne. Für die Koordination der klinischen Studien im Hause sei ohnedies Dr. Cordes zuständig. Und: *»Könnten Sie Herrn Professor Gaebel/Herrn Dr. Cordes evtl. weiteres Material/Informationen über die geplante Studie zusenden?«*

> **From:** Johann Alois Weiss
> **To:** Joachim.Cordes@
> **Sent:** Tuesday, April 08, 2008 11:42 AM
> **Subject:** Re: Einladung zur Teilnahme an klinischer Prüfung
>
> Sehr geehrter Herr Doktor Cordes, hier ein paar Eckpunkte der geplanten Studie:
> **Titel of Study**: Test-Product xxx (SNRI) Versus Placebo and Duloxetin in the Treatment of Major Depression
> **Investigator(s)**: Multicenter study in 9 countries
> **Length of Study**: Aproxximately 5 months
> **Date of first patient to be enrolled**: Nov. 1st 2008
> **Objectives**: The primary objective is to assess the efficacy of the test-product xxx (SNRI) compared with duloxetin and placebo in the acute treatment of patients who meet criteria for MDD. The primary efficacy outcome is the change in the total score of the HAMD$_{17}$ from baseline to endpoint of study.
> **Study Design**: Multicenter, parallel, double blind, randomized, placebo and active comparator-controlled study with blinded placebo-lead in and placebo-lead-out. Treatment lasting 18 weeks.
> **Number of Patients**:
> Planned: 390
> **Diagnosis and Main Criteria for Inclusion**: In- and outpatients of at least 21 years of age with a primary diagnosis of MDD as defined by DSM-IV-TR.
> **Variables**:
> **Efficacy**: Primary efficacy measure is the HAMD$_{17}$ total score. Secondary efficacy measures include HAMD$_{17}$ response rates and HAMD$_{17}$ remission rates. Other secondary measures include the HAMD$_{17}$ subscales CGI-severity, PGI-Improvement.
> **Safety**: Safety is evaluated through collection and reporting of discontinuation rates, TEAE´s, discontinuation-emergent adverse events, laboratory analyses, vital signs, ECG´s, and changes in sexual function (ASEX).
> **Evaluation Methods**:
> Statistical: All analyses are conducted on an intention-to treat basis. Treatment effects are evaluated based on a two-sided significance level of 0,5, and the interaction effects at 0,10

Auszug aus einer E-Mail an Oberarzt Dr. Joachim Cordes von der Psychiatrischen Universitätsklinik Düsseldorf mit einigen Eckpunkten zur geplanten Studie, 8.4.2008

Ich verbringe einen ganzen Tag damit, ein Design für diese Studie zu entwerfen. Dank Internet und Google gibt es gute Vorlagen. Zum Beispiel eine klinische Studie von Eli Lilly, bei der ebenfalls ein SNRI-Antidepressivum gegen Placebo und ein ähnlich wirkendes Medikament getestet wurde. Dabei geht es um sehr komplizierte methodische Fragen – wie die Nebenwirkungen erhoben, wie die Wirksamkeit gemessen und welche statistischen Tests verwendet werden –, und es dauert einige Zeit, bis ich mit allen Details vertraut bin.

Als ich Dr. Cordes am 22. April dann telefonisch spreche, kommt er gleich auf das Placeboproblem zu sprechen. Er erklärt, diese Studie sei interessant, aber schwer depressive Patienten mit einem Placebo zu behandeln, sei schon eine besondere Bedingung. Die Klinik sei solchen Studien gegenüber prinzipiell nicht verschlossen, aber es bedürfe doch einer gewissen Diskussion und Planung. Das müsse er mit seinem Chef besprechen, weil er selbst keine konkrete Zusage machen könne. Dazu benötige er detaillierte Unterlagen zum Studiendesign, zum Medikament selbst und zu den Nebenwirkungen. Er beharrt darauf, dass ich ihm die sogenannte »Investigator-Broschüre« zuschicke und versichert, dass er bereit sei, eine entsprechende Verschwiegenheitserklärung zu unterschreiben. Sobald ihm alle Unterlagen vorliegen, werde er die Sache mit seinem Chef besprechen.

Im weiteren Verlauf des Telefonats fragt er noch nach dem Auftraggeber der Studie, und ob der Studienleiter für Deutschland schon festgelegt sei. Ohne konkret zu werden antworte ich, der Auftraggeber sei eine Biotech-Firma in den USA und der Studienleiter sei noch nicht fixiert. Schließlich komme ich noch einmal auf das Thema Placebostudien zu sprechen und mime den Naiven: »Gibt es dabei ein prinzipielles Problem?«

»Ja«, erwidert er und erklärt, dass schwer depressive Klinikpatienten normalerweise ein wirksames Medikament erhalten. Eine Placebobehandlung würde von den Krankenkassen gar nicht bezahlt. Die Kosten der Behandlung müssten deshalb zur Gänze von der Pharmafirma übernommen werden.

Ich versuche, dieses Problem mit einem simplen »Einverstanden!« aus der Welt zu schaffen. Doch Cordes ist noch nicht ganz zufriedengestellt. Schwer Depressive seien ja suizidgefährdet. Das sei ein hohes Risiko und erfordere erhöhte Sicherheitsbedingungen. Deswegen gebe es so wenige Placebostudien bei schwer depressiven Patienten. Aber, so machte er mir gegenüber noch einmal deutlich, die Klinik sei durchaus daran interessiert und würde die zugeschickten Unterlagen wohlwollend prüfen.

Ich versichere ihm, mich rasch um die Unterlagen zu kümmern, und nach ein paar freundlichen Worten beenden wir unser Gespräch. Mir ist allerdings klar, dass ich es selbst mit größter Anstrengung nicht schaffen werde, die geforderten

Unterlagen zusammenzustellen. Schon allein die Investigator-Broschüre ist ein umfangreiches Dokument, eine Art Jugendbiografie des neuen Medikaments, die alle wesentlichen Informationen umfasst: von der Beschreibung der chemischen und pharmakologischen Eigenschaften über Wirkungen und Nebenwirkungen bis hin zu den Ergebnissen verschiedener Risikostudien. Eine Investigator-Broschüre ist bereits das Ergebnis aufwendiger Forschungsanstrengungen. Niemand kann so etwas aus dem Ärmel schütteln.

Aus dem Gespräch mit Oberarzt Dr. Cordes ist jedenfalls deutlich geworden: Eine Placebostudie bei schwer depressiven Patienten ist keine Selbstverständlichkeit, sondern eine ethisch heikle Sache. Aber die Psychiatrische Klinik Düsseldorf ist daran interessiert und würde sich einer Durchführung nicht »prinzipiell verschließen«.

Klinik für Psychiatrie am Bezirkskrankenhaus Augsburg

Professor Max Schmauß, Direktor der Klinik für Psychiatrie am Augsburger Bezirkskrankenhaus, zählt ebenfalls zu den Psychiatriegrößen in Deutschland. Von 2001 bis 2002 war er Präsident der Deutschen Gesellschaft für Psychiatrie, Psychotherapie und Nervenheilkunde – also der oberste Chef aller Psychiater. Er sitzt bis heute im Vorstand dieser Vereinigung. Seine Verbindungen zu Pharmakonzernen bewegen sich im Rahmen des Üblichen:

- hier zwei Werbeveranstaltungen für das Schizophreniemittel Zeldox vom weltgrößten Pharmakonzern Pfizer (am 23.3.2002 und im Januar 2004), dort zwei für das Antidepressivum Cymbalta von Eli Lilly (im Dezember 2004 und im Januar 2007 in Berlin)
- hier eine Werbeveranstaltung für das Antidepressivum Solvex von der Firma Merz in München (im Februar 2006), dort eine Anwendungsstudie zum Antidepres-

169

sivum Edronax von Pharmacia (veröffentlicht im Jahr 2005 in CNS Drugs)
- hier eine Werbeveranstaltung für das Antidepressivum Cipralex von Lundbeck (am 26. November 2004 in Berlin), dort mehrere Werbeveranstaltungen für das Schizophreniemittel Abilify von BMS (am 27.11.2002 in Berlin, am 20. Juni 2004 in Paris, im September 2005 in Potsdam)

Ich schicke Professor Schmauß am 26. März 2008 mein Angebot zur Durchführung einer klinischen Studie über ein neues Antidepressivum vom Typ der SNRI. Drei Wochen lang warte ich auf eine Antwort und frage schließlich am 16. April 2008 im Sekretariat telefonisch nach. Man verweist mich an Oberarzt Dr. Thomas Messer – der sei für die Durchführung der klinischen Studien verantwortlich.

Wenige Minuten später hinterlässt Dr. Messer vom Bezirkskrankenhaus Augsburg eine Nachricht auf meinem Anrufbeantworter: Er wolle sich schnell melden wegen der klinischen Studie, die ich mit Professor Schmauß schon besprochen habe. Sie seien sehr daran interessiert und würden auch gute Möglichkeiten sehen, die Studie in ihrem Krankenhaus durchzuführen. Er ersuche um einen raschen Rückruf.

Mit Professor Schmauß habe ich zwar noch nichts besprochen, aber offenbar gibt es bereits eine Absprache zwischen Professor Schmauß und Oberarzt Dr. Messer. Das Interesse an der Studie scheint jedenfalls sehr ausgeprägt zu sein, denn Messer hinterlässt detaillierte Angaben, wann er wo erreichbar ist. Um Dr. Messers Spielraum für gefährliche Fragen einzuschränken, erkläre ich zu Beginn unseres Telefonats, sehr unter Zeitdruck zu stehen, weil ich morgen eine zweiwöchige USA-Reise antrete.

Ohne Umschweife kommt Messer sofort zur Sache: Er bekundet »großes Interesse« an meinem Angebot und bittet mich um Zusendung von Studienunterlagen. Ich gehe darauf jedoch nicht ein, sondern erkläre kurz und bündig: »Ich würde gerne mal zu Ihnen kommen. Da könnten wir alle Fragen, die offen sind, persönlich besprechen.« Messer ist einverstanden. Wir blättern in unseren Terminkalendern und einigen uns auf den 14. Mai, von 14 bis 16 Uhr.

Meine Angst vor unerwarteten Fragen – nach Einzelheiten des Studiendesigns, nach Details von Messinstrumenten, nach TEAEs oder CGIs – war unbegründet. Innerhalb von drei Minuten habe ich eine prinzipielle Zusage für die Durchführung der Placebostudie erhalten.

Dr. Messer ist übrigens nicht irgendein Oberarzt. Von 2001 bis 2002 war er immerhin Schriftführer der Deutschen Gesellschaft für Psychiatrie, Psychotherapie und Nervenheilkunde und hat zahlreiche Artikel in bedeutenden Fachzeitschriften veröffentlicht.

Für die Absage des vereinbarten Termins in der Augsburger Klinik erlaube ich mir einen kleinen Scherz: Ich schreibe, ich hätte mich verliebt und beschlossen, das ganze Pharmabusiness aufzugeben und hinter mir zu lassen. Meine Aufträge hätte ich zurückgegeben und wisse deshalb nicht, ob und wie das Projekt weitergeführt werde. »Meine Latina und ich, wir lieben uns. Die Sonne scheint. Ich hoffe, Sie haben Verständnis.«

Ich erwarte mir keine Antwort. Aber vier Wochen später erhalte ich eine E-Mail von Oberarzt Dr. Messer. Er bittet um eine Kontaktadresse des Sponsors – sein Interesse an der Antidepressiva-Studie ist offenbar ungebrochen.

Psychiatrische Universitätsklinik Wien

Weil ich Österreicher bin, möchte ich auch einen österreichischen Klinikchef mit einem Placeboversuch an schwer depressiven Patienten in Versuchung führen. Meine Wahl fällt auf den wohl einflussreichsten österreichischen Psychiater: Professor Siegfried Kasper von der Universitätsklinik in Wien.

Kasper hat in Innsbruck, Freiburg und Heidelberg Medizin studiert und anschließend in verschiedenen psychiatrischen Institutionen in Deutschland und den USA rasch Karriere gemacht. Die Liste seiner wissenschaftlichen Veröffentlichungen und Mitgliedschaften in internationalen medizinischen Vereinigungen ist lang. Im Juli 2005 wurde er zum Präsidenten der weltweiten Vereinigung der Gesellschaften für biologische Psychiatrie gewählt – einer der drei weltweit führenden Gesellschaften im Bereich der Psychiatrie. Ebenso beeindruckend wie die Liste der Veröffentlichungen sind Kaspers Verbindungen zu Pharmakonzernen:

- Kasper war als Berater (Consultant) tätig für AstraZeneca, Bristol-Myers Squibb, Eli Lilly, GlaxoSmithKline, Janssen, Lundbeck, Novartis, Organon und Pfizer.
- Er hat u. a. Vorträge für die Firmen AstraZeneca, Bristol-Myers Squibb, Eli Lilly und Janssen gehalten.
- Und er beziehungsweise seine Klinik hat Forschungsförderungen von Bristol-Myers Squibb, Eli Lilly, GlaxoSmithKline, Lundbeck, Organon und Servier kassiert.

Im Jahr 2002 sorgte Professor Kasper für negative Schlagzeilen in der internationalen Fachwelt. Er veröffentlichte einen Artikel über den antidepressiven Wirkstoff Milnacipran, den er selbst gar nicht geschrieben hatte. Von der angesehenen Fachzeitschrift »British Medical Journal« wurde das als »typischer Fall von Ghostwriting« und als inakzeptable Beziehung zwischen Industrie und akademischen Psychiatern kritisiert.

In Kaspers Fall finde ich es ratsam, nicht als Pharma-Consultant mit Sitz in Wien aufzutreten. Das Risiko, durch einen dummen Zufall während der Recherche aufzufliegen, scheint mir zu groß, denn in Wien kennt jeder jeden. Also besorge ich mir als Dr. Johann Alois Weiss, Pharma-Consultant, eine Postadresse in Köln, eine deutsche E-Mail-Adresse und eine deutsche Festnetz-Telefonnummer, die ich per Fernabfrage von Wien aus bedienen kann.

Am 20. April 2008 schicke ich mein Standardangebot an Professor Kasper. Es ist die Einladung zu einem Medikamentenversuch mit einem neuen Antidepressivum vom Typ der SNRI, das mit einem ähnlichen Medikament und einem Pla-

172

cebo verglichen werden soll. Tags darauf erhalte ich die kurze Antwort:

»Herzlichen Dank für Ihr freundliches Anschreiben. Gerne können wir an der Studie prinzipiell teilnehmen. Darf ich Sie bitten, dass wir zuvor noch telefonisch nähere Einzelheiten abklären.«

Am Telefon wirkt Professor Kasper umgänglich und souverän, seine Sprache hat einen volkstümlichen österreichischen Klang. Gleich zu Beginn des Gesprächs stellt er mir eine Frage, die ich nur ausweichend beantworten kann: Mit wem ich bei Novartis gesprochen habe? Ohne einen Namen zu nennen, verweise ich ganz allgemein auf »einen Kollegen«. Das scheint ihm zu genügen und ohne weitere Umschweife erklärt er, dass die Sache mit der Placebogruppe kein Problem sei. Ich frage ihn, ob wir mit der Ethikkommission vielleicht Probleme kriegen würden.

»Na, na«, versichert er auf seine österreichische Art, »des krieg'n mir scho hin.« Und fügt hinzu, dass er das schließlich eingeführt habe in Wien.

Vielleicht, so denke ich mir, wird das ja hier auf die typisch österreichische Art gehandhabt: Es gibt Regeln, und es gibt die charmante Nichtbeachtung von Regeln. Ich frage Kasper, wie wir konkret zusammenkommen können. Er erkundigt sich daraufhin nach den Studienunterlagen: Was das für eine Substanz sei, die geprüft werden soll? Wie der biochemische Mechanismus wirke?

Ich antworte ausweichend und verweise auf ein anderes Antidepressivum vom Typ der SNRI: »Sehr ähnlich wie Duloxetin!«

Das scheint ihm zu genügen, und dann geht es um das Problem, ob nur stationäre oder auch ambulant behandelte Patienten in die Studie aufgenommen werden können. Wir einigen uns darauf, dass sowohl stationäre als auch ambulante Patienten infrage kommen.

Schließlich will ich wissen, wie viele Patienten in die Studie aufgenommen werden können. Kasper will sich nicht festlegen und kommt von sich aus auf den Zeitplan zu sprechen.

Sobald die vollständigen Unterlagen vorlägen, dauere es meist noch etwa drei Monate, bis die Genehmigung von der Ethikkommission vorliege.

Ganz unerwartet stellt er dann mitten in unserem Gespräch eine Frage, auf die ich keine Antwort weiß: Ob man auch Genetikblut abnehmen müsse? Ich habe keine Ahnung, was er damit meint, und antworte auf gut Glück, das sei nicht notwendig. Die Antwort scheint ihn zufriedenzustellen, aber er hat noch eine Menge anderer Fragen auf Lager. Zum Beispiel wie lange die Studie laufen solle und wann das Rekrutierungsende sei.

Ich zögere, mich festzulegen und antworte schließlich: »Ende des Jahres.« Von sich aus kommt er noch einmal auf die Anzahl der Patienten zu sprechen, die in die Studie aufgenommen werden können. Im September gehe es richtig los mit den Depressionen. Zwei bis drei schwere Depressionen pro Monat könne er mir zusagen.

Daran schließt sich noch ein längeres Frage- und Antwortspiel zum Finanziellen an. Kasper erklärt, für ihn persönlich bleibe ja nichts übrig von all dem Geld, das ich anbiete, das gehe ja alles an die Klinik. Das ist für mich der ideale Augenblick, um einen weiteren Vorschlag ins Spiel zu bringen: »Wären Sie bereit, auch als Berater tätig zu sein?«

Auf dieses Angebot scheint er schon gewartet zu haben, denn er sagt sofort zu, macht mich aber darauf aufmerksam, dass das für ihn eine ganz andere Funktion beinhalte. Ein Beratervertrag dürfe nicht an einzelne Patienten geknüpft sein – andernfalls müsse er das Geld hundertprozentig an die Klinik abgeben.

Ich versichere ihm, dass man das völlig unabhängig voneinander handhaben könne und frage ihn nach seinem üblichen Stundensatz. Da könne man darüber reden. Normalerweise 300 Euro die Stunde – aber daran solle es nicht scheitern. Wenn er nach Köln zu einem Meeting kommen müsse, würde man sich schon auf einen Tagessatz einigen.

Im Vergleich zu den üblichen Stundensätzen, die Pharmakonzerne laut Studien von Cutting Edge an Ärzte seines Kalibers bezahlen, ist das ziemlich billig. Unser Gespräch endet damit, dass ich die Zusendung aller Unterlagen verspreche und Kasper noch einmal darauf hinweist, dass es wegen der finanziellen Abgeltung eine klare Trennung zwischen der persönlichen Beratertätigkeit für die Firma und der klinischen Studie geben müsse.

Es ist an der Zeit, eine Zwischenbilanz zu ziehen. Ich habe fünf hochrangige Psychiater – vier in Deutschland, einen in Österreich – gefragt, ob sie bereit sind, schwer depressive Patienten nur mit Placebo zu behandeln anstatt mit bewährten Antidepressiva. Vier der angeschriebenen Kliniken – in München, Bonn, Augsburg und Wien – sind bereit einzusteigen und zu verhandeln. Eine fünfte – in Düsseldorf – weist darauf hin, dass so eine Placebostudie eine ethisch heikle Sache sei. Aber die Klinik sei durchaus daran interessiert und würde sich dem nicht »verschließen«.

Ich habe mehr Skrupel erwartet. Handelt es sich hier vielleicht nur um ein ethisches Problem in der Psychiatrie? Um mir mehr Gewissheit zu verschaffen, beschließe ich, ähnliche »Ethikversuche« in zwei weiteren medizinischen Krankheitsgebieten durchzuführen: Bei Herz-Kreislauf und bei Migräne.

Zentrum für Klinische Studien – Dresden

Professor Markolf Hanefeld ist ein weltweit anerkannter Spezialist für Erkrankungen wie Diabetes, Bluthochdruck und Arteriosklerose. Seit dem Jahr 2000 ist er Direktor des Zentrums für Klinische Studien in Dresden, das privat finanziert wird und vor allem Forschungen für Pharmakonzerne durchführt. Diese werden in Kooperation mit der medizinischen Fakultät und dem Universitätsklinikum Dresden sowie niedergelassenen Ärzten durchgeführt.

Das Zentrum selbst erbringt keine klinischen Versorgungsleistungen und führt keine Routinebetreuung im Sinne der gesetzlichen Krankenkassen durch, bietet jedoch regelmäßige Gesundheitskontrollen an. In der Selbstdarstellung des Instituts heißt es: »Zu den wichtigsten Entscheidungsträgern unseres Fachgebiets in der Pharmaindustrie konnten enge Kontakte hergestellt werden, sodass wir über ein großes Repertoire an Aufträgen verfügen. Gleichzeitig wurde ein Netzwerk mit interessierten Ärzten in der Region aufgebaut, das zum Informationsaustausch und zur Patientenakquisition genutzt wird.«

Patientenakquisition – so lautet also der Fachbegriff für die Anwerbung menschlicher Versuchskaninchen. In der Datenbank sind laut Selbstdarstellung 5000 Patienten gespeichert, auf die man jederzeit zugreifen könne. Stolz wird auf der Homepage des Zentrums für Klinische Studien darauf verwiesen, dass über 50 Studien zu neuen Medikamenten durchgeführt wurden.

Hanefeld selbst war an zahlreichen international organisierten Studien beteiligt, darunter einigen, die in der Fachöffentlichkeit auf heftige Kritik stießen. Er hatte sich zum Beispiel von Anfang an für umstrittene Diabetes-Mittel vom Typ der Glitazone ins Zeug gelegt. Das Medikament Avandia ist beispielsweise ein Glitazon. »Wirksam und gut verträglich« – so lautete Hanefelds Urteil über Mittel dieser Art. Das Berliner »arznei-telegramm« kam jedoch zu einem ganz anderen Ergebnis: Weder der klinische Nutzen noch die Sicherheit seien belegt. Im Mai 2007 ergab eine Studie, dass Patienten, die das Diabetes-Mittel Avandia einnehmen, mit einem erhöhten Herzinfarktrisiko rechnen müssen.

Das positive Urteil von Hanefeld über die Glitazone war keine Überraschung, denn er arbeitete nebenbei als Berater (Consultant) für eine der Herstellerfirmen, den englischen Konzern GlaxoSmithKline. Hanefeld war außerdem als Consultant für Bayer, Sanofi-Aventis und Novo-Nordisk und als Vortragender für folgende Konzerne tätig: Bayer, Eli Lilly, GlaxoSmithKline, Hoffmann La Roche, Merck Darmstadt, Novartis, Sanofi-Aventis und Takeda.

Ein Hinweis im Septemberheft 2007 des »arznei-telegramms« machte mich auf Professor Hanefeld aufmerksam. Da wird ADVANCE, die neue Medikamentenstudie an Hochdruck-Patienten mit Diabetes, kritisiert, weil ein Teil der Patienten nur mit Placebos und die Übrigen nicht mit dem bestmöglichen Medikament behandelt wurden. Es handle sich, so schreibt das »arznei-telegramm«, um eine »ethisch bedenkliche Marketingstudie«, die nur den Absatz des geprüften Medikaments Coversum combi fördern solle, das von der Firma Servier hergestellt und vermarktet wird. Coversum combi enthält einen Wirkstoff vom Typ der ACE-Hemmer.

Wenn Hanefeld also schon einmal an einer ethisch bedenklichen Studie mitgewirkt hat, ist er vielleicht auch bereit, dies ein zweites Mal zu tun. Dies herauszufinden, ist mir einen Versuch wert. Ich biete Hanefeld per E-Mail an, gegen Honorar eine ähnliche Studie wie ADVANCE durchzuführen. Das zu prüfende Medikament sei ein neuer Wirkstoff vom Typ der ACE-Hemmer – als ein Nachahmerpräparat, von denen bereits Dutzende auf dem Markt sind. Ein medizinischer Fortschritt ist davon nicht zu erwarten. Es ist eine klassische Marketingstudie, die ich anbiete.

Abgesehen von der Problematik der Verwendung von Placebos würde diese Studie in einem weiteren Punkt gegen die Deklaration von Helsinki verstoßen. In Artikel 19 heißt es nämlich: »Medizinische Forschung ist nur gerechtfertigt, wenn große Wahrscheinlichkeit besteht, dass die Bevölkerung vom Ergebnis der Forschung einen Nutzen hat.« Von einer Marketingstudie ist kaum ein Nutzen zu erwarten.

Um mir lange Diskussionen über methodische Details zu ersparen, verweise ich in meiner E-Mail an Hanefeld auf das Prüfdesign von ADVANCE. Mein Auftraggeber, eine US-Biotech-Firma, habe bereits mit der Organisation einer großen internationalen Doppelblindstudie begonnen. Zur Beschleunigung des Zulassungsverfahrens sei ich auf der Suche nach weiteren 400 Patienten. Wie in ADVANCE sei ein Untersuchungszeitraum von fünf Jahren vorgesehen.

In Vertretung des Herstellers könne ich ein lukratives Angebot machen: Allein für den Studienleiter sei ein Honorar von 10000 Euro pro Patient eingeplant. Darüber hinaus natürlich die üblichen Vergütungen für Labor, Prüfärzte, Kostenanteil für die Klinik und so weiter. Als nicht rückzahlbare

Startzahlung könne ich einen Betrag von 15 000 Euro anbieten. Bei den finanziellen Transaktionen würden wir uns außerdem ganz nach seinen Vorstellungen richten. Der Hersteller hätte auch Interesse daran, ihn als wissenschaftlichen Berater bei der Vermarktung des Arzneimittels im deutschen Sprachraum zu gewinnen.

Professor Hanefeld lässt sich nicht lange bitten und antwortet per E-Mail am Tag darauf:

Er bedanke sich für das freundliche Angebot, an einer Langzeitstudie zur Testung eines ACE-Hemmers teilzunehmen. Die Prüfsubstanz erscheine prinzipiell als sehr interessant. Bei einem ähnlichen Prüfdesign wie bei ADVANCE sei es ihm möglich, an seinem Zentrum über 100 Patienten zu rekrutieren. Er sei auch gerne bereit, als LKP und Berater mitzuwirken. Er schlage vor, alles Weitere in einem Gespräch zu klären, zu dem er mich herzlich nach Dresden einlade.

Ich fange an zu rechnen: 100 Patienten zu einer Kopfprämie von 10 000 Euro, das ergibt eine Million Euro. Kein Wunder, dass Professor Hanefeld so interessiert an der Studie ist, Ethik hin oder her. LKP ist die Abkürzung für »Leiter der klinischen Prüfung« für alle Prüfzentren in Deutschland. Für diese Aufgabe kann er ein Extrahonorar verlangen.

Mit meiner Antwort lasse ich mir ein wenig Zeit. Ich versuche, Hanefeld zunächst per E-Mail weitere Informationen zu entlocken. So wie bei den Antidepressiva-Studien behaupte ich, für zweieinhalb Wochen zu Gesprächen und Konferenzen mit meinem Auftraggeber in Boston zu sein, und schlage einen Termin nach meiner Rückkehr vor.

Ich äußere Freude über sein Angebot, als LKP und Berater mitzuwirken. Seine Erfahrung und sein Renommee seien uns hochwillkommen und für die Vermarktung von unschätzbarem Wert. Und: »Darf ich Sie bitten, mir einige Richtwerte für die Honorierung Ihrer Leistungen zu geben? Es wäre mir sehr recht, wenn ich das in Boston gleich mit auf den Tisch bringen könnte.«

Außerdem bitte ich Hanefeld, mir klinische Zentren beziehungsweise Kollegen zu nennen, die ich wegen der Studie un-

ADVANCE und ALLHAT

Diese beiden Namen stehen für zwei methodisch vollkommen verschiedene Studien, bei denen es inhaltlich jedoch um ähnliche Fragen geht.

ALLHAT war eine industrieunabhängige Studie mit mehr als 42 000 Patienten, die den Nutzen verschiedener Medikamente zur Behandlung von hohem Blutdruck geprüft hat. Die Ergebnisse von ALLHAT wurden im Dezember 2002 im »Journal of the American Medical Association« veröffentlicht: Entwässernde Mittel (Diuretika) vom Typ der Thiazide stellten sich als die besten heraus. Sie sind allen anderen Medikamenten – ACE-Hemmern, Betablockern, Kaliumantagonisten – vorzuziehen.

Als Reaktion gab es einen Aufschrei bei Firmen, die ACE-Hemmer, Betablocker oder Kaliumantagonisten vermarkten, sowie bei Meinungsbildnern, die diesen Firmen nahestehen.

Spezielle Auswertungen der ALLHAT-Studie (veröffentlicht im »Archive of Internal Medicine«, Januar 2008) zeigen, dass deren Ergebnisse insbesondere für Hochdruck-Patienten mit Diabetes gelten. Seither ist es medizinisch kaum mehr vertretbar, Hochdruck-Patienten, auch solche mit Diabetes, routinemäßig mit ACE-Hemmern zu behandeln.

ADVANCE ist eine vom französischen Pharmakonzern Servier finanzierte Studie mit mehr als 11 000 Patienten, bei der es darum ging, eine Fixkombination zweier blutdrucksenkender Wirkstoffe – den ACE-Hemmer Perindopril und das entwässernde Mittel (Diuretikum) Indapamid – gegen ein Placebo zu vergleichen. Die Hinzuziehung einer Placebogruppe widerspricht in diesem Fall den Regeln der Deklaration von Helsinki, weil sie unnötig ist und Patienten damit eine wirksame Behandlung vorenthalten wird. Die Berliner Fachzeitschrift »arznei-telegramm« bezeichnete die Studie deshalb als »ethisch bedenklich«. ADVANCE wurde im September 2007 in der Fachzeitschrift »Lancet« veröffentlicht.

179

ter Verweis auf seine prinzipielle Zusage ebenfalls ansprechen könne. Mit freundlichen Grüßen aus dem sehr sonnigen Wien und in Erwartung einer sehr produktiven Zusammenarbeit verabschiede ich mich.

Unser E-Mail-Verkehr entwickelt sich prächtig. Tags darauf antwortet Hanefeld auf meine Frage zur Honorierung seiner Tätigkeit, der Funktion als Leiter der klinischen Prüfung (LKP) würden 3000 bis 4000 Euro entsprechen. Das ist sensationell billig. Zahlt die Pharmabranche in neudeutschen Ländern vielleicht niedrigere Honorare?

Hanefeld weiter: Der Beratervertrag bewege sich im Bereich des Üblichen, so wie bei den Studien RECORD oder ORIGIN. Schließlich nennt er mir noch weitere Prüfzentren, die ich ansprechen könne: das IKFE Mainz und die Diabetes-Klinik Burg/Spreewald. Außerdem versichert er mir, »hierzulande« könne man ungefähr 300 bis 400 Patienten rekrutieren. Er habe diese bei anderen Großstudien als Leiter der klinischen Prüfung mitbetreut, »sodass relativ klare Vorstellungen über die Leistungsfähigkeit und Zuverlässigkeit dieser Teilnehmer gegeben sind«.

Ich bedanke mich und erkläre, mein Auftraggeber habe keinerlei Erfahrung mit Beraterverträgen im deutschen Sprachraum und wäre deshalb dankbar, wenn er einen Richtwert zur Honorarhöhe nennen könnte. Ich serviere ihm folgenden Köder: »Sie können davon ausgehen, dass mein Auftraggeber bereit ist, über das Übliche hinaus zu vergüten.«

Dann stelle ich Hanefeld noch eine Frage zu den Placebos: Weil es in der Vergangenheit gelegentlich Diskussionen um Placeboversuche gegeben habe, will ich wissen, ob es deshalb zu Verzögerungen bei der Genehmigung durch die Ethikkommission kommen könne.

Hanefeld beruhigt: Placebo sollte kein Problem sein (das ADVANCE-Modell sei ja akzeptiert worden). Über Honorarhöhen wolle er gerne am Telefon mit mir sprechen und schlage dafür einen Termin vor.

Ich erwarte einen knochentrockenen, energiegeladenen Wissenschaftler. Aber Professor Hanefeld macht am Telefon einen eher gemütlichen, fast österreichischen Eindruck. Nach zwei, drei Sätzen sind wir uns einig, dass wir uns am 28. April in Hanefelds Institut treffen werden. »Dann«, fügt er hinzu, »können wir zusammen irgendwo an der Elbe essen gehen. Da können wir die noch offenen Fragen in entspannter Atmosphäre besprechen.«

Ich lenke das Gespräch auf das Thema »Honorarhöhe«. Hanefeld erklärt mir, dass es da »zwei Dinge« gebe: Was die Studie betreffe, müsse ich einen Vertrag mit dem »Zentrum für Klinische Studien« abschließen. Aber wenn er als Leiter der klinischen Prüfung tätig würde, könne er für sich selbst auch einen Vertrag abschließen. Den würde er dann gerne über seine Heimatadresse laufen lassen.

Das sei kein Problem, versichere ich, das würden wir ganz nach seinen Wünschen gestalten. Nun beginnt er, ein wenig herumzustottern – offenbar scheint ihm das Geldthema unangenehm zu sein. Solche Dinge habe er bei anderen großen Studien schon auf andere Art geregelt, das sei ja kein Geheimnis. Er erklärt mir, dass es im Prinzip zwei »Herangehensweisen« gebe: Zum Beispiel ein Fixum in der Höhe von 7000 bis 10 000 Euro. Oder ein leistungsbezogenes Honorar in der Höhe von 100 oder 120 Dollar pro Patient, der an der Studie teilnimmt. Hanefeld spricht plötzlich von Dollar – offenbar hat er viel mit amerikanischen Pharmakonzernen zu tun. Diese Art der Bezahlung habe den Vorteil, dass die verantwortlichen Ärzte ihre Aufgabe auch ernst nehmen.

Das ist aber noch nicht alles. Hanefeld ergänzt: für jedes Jahr, das ein Patient in der Studie verbleibe, weitere 80 Dollar, und für den Abschluss auch. Das wäre für den Leiter der klinischen Prüfung.

Über den Daumen gepeilt rechne ich aus, wie hoch die Summe ist, die Hanefeld bei der zweiten »Herangehensweise« erhalten würde. Die klinische Prüfung soll fünf Jahre dauern. Bei 400 Patienten sind das rund 240 000 Euro – auf sein Privatkonto! Kein schlechtes Sümmchen.

Weil wir schon beim Thema Honorare sind, will ich von Professor Hanefeld noch wissen, welchen Stundensatz er für

Vorträge in Rechnung stellt. Er nennt denselben Betrag wie Professor Kasper in Wien: 300 Euro. Eine Besprechung wegen der Studie in London beispielsweise koste 2500 bis 3000 Euro. Da reise man am Vorabend an, habe Zeit bis zum späten Nachmittag und könne abends mit dem letzten Flieger zurückkehren.

Zum Schluss weist Professor Hanefeld noch einmal darauf hin, dass »diese Dinge« über seine Privatadresse laufen würden. Schließlich gehe es ja um eine privatrechtliche Vereinbarung. Damit habe ich alles, was mir wichtig ist, geklärt, und wir beenden das Gespräch.

In einer seiner E-Mails hatte Hanefeld mehrere deutsche Kliniken genannt, die ebenfalls als Prüfzentren infrage kommen würden, unter anderen die Diabetes-Klinik Burg/Spreewald. Dabei handelt es sich um das Reha-Zentrum Spreewald – eine Kurklinik in Brandenburg, die offenbar auch Geld damit verdient, sich an klinischen Studien zu beteiligen. Weil das vermutlich über Professor Hanefeld läuft, verzichte ich darauf, den Klinikchef direkt anzusprechen.

Hanefeld hatte aber auch das IKFE in Mainz als möglichen Ansprechpartner erwähnt. Diese Abkürzung steht für das private »Institut für Klinische Forschung und Entwicklung GmbH«, das unter anderem klinische Studien für die pharmazeutische Industrie durchführt. Das Institut verfügt über eine eigene Klinik, arbeitet eng mit mehreren deutschen Universitätskliniken und niedergelassenen Ärzten zusammen und kann für die Durchführung klinischer Studien auf 150 000 Patienten zugreifen.

In einer Selbstdarstellung auf der Homepage verweist der Geschäftsführer, Professor Andreas Pfützner, auf seine zahlreichen internationalen Veröffentlichungen und seine »internationale Reputation als Experte und Meinungsbildner im Bereich Diabetes und Herz-Kreislauf-Erkrankungen«. Er arbeitete als Assistenzarzt an der Universitätsklinik in Mainz, war in führenden Positionen in den medizinischen Abteilungen verschiedener Pharmakonzerne tätig – zum Beispiel bei Fournier Pharma und Eli Lilly – und unterrichtet seit 2001

an der Fachhochschule Bonn-Rhein-Sieg. Pfützners Karriere-
verlauf ist unzweifelhaft geprägt von seinen Tätigkeiten in der
Pharmaindustrie.

Institut für Klinische Forschung und Entwicklung GmbH – Mainz

Ohne Verweis auf Professor Hanefeld schicke ich Pfützner ein
gleichlautendes Angebot über die Durchführung einer klinischen Studie mit einem neuen Bluthochdruckmittel vom Typ
der ACE-Hemmer, das bei Diabetikern mit Bluthochdruck getestet werden soll.

Kaum habe ich meine E-Mail abgeschickt, läutet schon das
Telefon. Ahnungslos hebe ich ab und erschrecke: Professor
Pfützner ist am Apparat. Der hat es aber eilig! Wo sind meine
Unterlagen über ihn? Eigentlich sollten sie auf dem Schreib-
tisch liegen, aber in meiner Aufregung kann ich sie nicht fin-
den.

Mein Angebot klinge interessant, eröffnet er das Gespräch.
Offenbar fühlt er sich geschmeichelt durch den Hinweis, jemand vom Novartis-Forschungszentrum in Boston habe ihn
mir empfohlen. Das zeige, dass seine Arbeit Früchte trage. Er
habe das Institut vor zehn Jahren gegründet und jetzt hätte er
schon 100 Mitarbeiter. Die inhaltlichen Schwerpunkte seien
Herz-Kreislauf und Diabetes.

Pfützner ist neugierig, will von mir wissen, wer mein Auftraggeber ist und um welches Medikament es sich handelt. Ich
zögere mit meiner Antwort, und er sieht ein, dass ich darüber
erst sprechen darf, wenn wir eine verbindliche Vereinbarung
schließen.

Pfützners nächste Frage bringt mich in Verlegenheit: Was
mein ACE-Hemmer denn für Vorteile habe gegenüber den anderen, die es schon gibt?

Was soll ich darauf antworten? Ich weiß zwar, wie ACE-
Hemmer funktionieren, schließlich habe ich mich beim Entwerfen der E-Mail damit beschäftigt. Es sind Hemmstoffe

eines Enzyms, die den Blutdruck senken, die Blutgefäße erweitern und das Herz entlasten. Vorteile meines ACE-Hemmers? Ich muss aufpassen, dass ich mich nicht verrate. Ich zögere, und Pfützner selbst hilft mir auf die Sprünge: Ob dieser ACE-Hemmer als Nebenwirkung vielleicht weniger Hustenanfälle verursache als die anderen?

»Sagt man, ja!«, lache ich erleichtert.

Meine Antwort scheint ihm zu genügen, und er weist auf die bekannte Tatsache hin, dass inzwischen ja mindestens hundert ACE-Hemmer auf dem Markt und die Unterschiede nicht sehr groß sind.

Pfützner schlägt ein Treffen vor, am 1. Mai in München während des Diabetes-Kongresses. Zum Frühstück in seinem Hotel »Le Meridien«. Da seien wir ungestört.

Unmittelbar nach dem Gespräch äußert er per E-Mail noch einmal sein großes Interesse an der Studie. Wenn die Honorierung tatsächlich so attraktiv sei, wie von mir dargestellt, könne sein Institut mithilfe des Patientenregisters sicher den größten Teil der 400 Patienten einbringen. Pfützner weist auch darauf hin, dass er mit österreichischen Zentren zusammenarbeite und deren Namen und Adressen einbringen könne.

Diese Namen interessieren mich natürlich, und in meinem Antwortschreiben frage ich nach. Aber Pfützner behält sich die Antwort bis zu unserem vereinbarten Treffen in München vor – das natürlich nicht stattfinden wird.

Medizinische Klinik und Poliklinik der Universität München

Der Hinweis des »arznei-telegramms«, die ADVANCE-Studie an Hochdruck-Patienten mit Diabetes sei ethisch bedenklich gewesen, hatte mich auf die Idee gebracht, auch Bluthochdruck-Spezialisten ein Angebot zur Mitarbeit an einer Studie mit Placebogruppe zu machen. Der ADVANCE-Studie selbst entnehme ich den Hinweis, dass nicht nur Hanefeld, sondern noch ein weiterer deutscher Klinikchef daran beteiligt war:

Professor Clemens von Schacky, Leiter der Abteilung »Präventive Kardiologie« der Medizinischen Klinik und Poliklinik Innenstadt der Universität München.

Nebenbei ist Schacky Geschäftsführer der von ihm gegründeten Firma Omegametrix, die sich darauf spezialisiert hat, den Gehalt von Omega-3-Fettsäuren im Körper zu bestimmen. Auf der Homepage dieser Firma werden Schackys Vortragstermine angezeigt, die darauf schließen lassen, dass er ein sehr beschäftigter Reisender in eigener Sache ist. Fast jede Woche ist er an einem anderen Ort der Welt, um seine Omega-3-Botschaften unter das medizinische Volk zu bringen, von Dubai über Bad Aibling, von der US-Stadt Kansas City über Liverpool bis zu Berlin und München.

Professor von Schacky antwortet sehr rasch per E-Mail. So wie Professor Pfützner scheint er sich durch mein Angebot geschmeichelt zu fühlen. »Ich denke, Sie haben die richtige Person«, schreibt er. Und: Er würde sich sehr wünschen, wieder an einer Studie nach dem Muster von ADVANCE teilzunehmen. Schließlich habe er diese Studie in Deutschland geleitet.

Voller Stolz schreibt von Schacky, dass er in Deutschland den zentralen Ethikantrag für die ADVANCE-Studie gestellt habe und München mit 147 Patienten daran teilgenommen habe. Außerdem weist er darauf hin, dass fast alle Patienten gerne wieder in eine vergleichbare Anschlussstudie aufgenommen werden möchten.

Diese Information bringt mich ins Grübeln: Wieso möchten die Patienten laut Professor von Schacky in eine vergleichbare Anschlussstudie aufgenommen werden? Die Ergebnisse der ADVANCE-Studie deuten schließlich darauf hin, dass die behandelten Versuchspersonen einerseits zwar ein verringertes Risiko von Nierenproblemen, andererseits jedoch ein erhöhtes Risiko von Unterzuckerungsreaktionen und damit von Gehirnschäden hatten. Das erinnert an den bekannten Witz: Krankheit erfolgreich behandelt, Patient leider tot.

Ganz abgesehen von der ethischen Fragwürdigkeit der ADVANCE-Studie: Welcher Patient nimmt freiwillig an einer ähnlichen Studie mit derartig fragwürdigem Nutzen teil? Laut der Deklaration von Helsinki sind Ärzte dazu verpflichtet, alle Versuchspersonen wahrheitsgemäß über die Ergebnisse zu informieren. Da fragt man sich, was die Ärzte ihren Patienten über die Studie erzählt haben.

Jedenfalls – von Ethik ist gar nicht die Rede – erklärt Schacky, dass wir uns bei den »Formalien« sicher einigen werden. Und bittet mich um einen Vorvertrag. Außerdem lädt er mich zur Besichtigung seines Studienzentrums ein.

Als ich ihn kurz darauf informiere, dass die Studienpläne aufgrund von Hinweisen auf eine unerwartete Nebenwirkung zunächst gestoppt seien und ich unseren Termin daher absagen müsse, hat Professor von Schacky Verständnis. »Das gehört zum Geschäft«, schreibt er in seiner Antwort. Offenbar hat ihn mein Angebot aber doch sehr gereizt, und er fügt hinzu: »Vielleicht ergibt sich ja in einem anderen thematischen Zusammenhang die Möglichkeit der Zusammenarbeit. Neben ADVANCE haben wir an einer großen Reihe von wesentlichen Studien teilgenommen und dabei sehr erfolgreich mit so gut wie jedem Unternehmen der Branche zusammengearbeitet.«

Und Professor von Schacky weist darauf hin, dass er mir das gerne näher erläutern würde. Ich antworte, es würde mich freuen, mehr über seine erfolgreichen Arbeiten zu erfahren. Diese Schmeichelei bringt ihn dazu, über das Wochenende eine Liste seiner erfolgreichen Arbeiten zusammenzustellen: Unter anderem die Studien BEAUTIFUL (vom Pharmakonzern Servier finanziert), METEOR (vom Pharmakonzern AstraZeneca finanziert), ORIGIN (vom Pharmakonzern Sanofi-Aventis finanziert). Darüber hinaus »unzählige kleine Studien in Zusammenarbeit mit verschiedensten Firmen wie Bayer, BMS, MSD, Novartis, Pfizer, Roche, Takeda und anderen«.

Woher, so fragt man sich, nimmt Schacky die vielen Patienten, die dafür notwendig sind?

Neurologische Klinik der Universität Duisburg–Essen

Kopfschmerzen zählen zu den häufigsten gesundheitlichen Beschwerden in Deutschland. Laut Robert-Koch-Institut in Berlin leiden 24 Millionen Frauen und 19 Millionen Männer mindestens einmal im Jahr daran. Kopfschmerzformen wie Migräne können so schlimm sein, dass damit Symptome wie Lähmungen, Sprachstörungen und Ohnmachten einhergehen.

Weil es sich bei Migräne um eine sehr häufige und vor allem auch schwere Krankheit handelt, beschließe ich, auch einem Kopfschmerz-Spezialisten eine Placebostudie anzubieten. Ich entscheide mich für den einflussreichsten deutschsprachigen Experten auf diesem Gebiet: Professor Hans-Christoph Diener, Chefarzt der Klinik für Neurologie an der Universitätsklinik Duisburg-Essen und Leiter des Westdeutschen Kopfschmerzzentrums.

Professor Diener war von 2003 bis 2004 Vorsitzender der Deutschen Gesellschaft für Neurologie, hat federführend die ärztlichen Leitlinien zu Migräne mitbestimmt und sich einen Namen als Spezialist für Schlaganfälle und Kopfschmerzen erworben.

In der internationalen Fachwelt ist Professor Dieners Ruf allerdings ein wenig angeknackst. Im August 2006 erhielt er gemeinsam mit Koautoren eine scharfe Rüge der renommierten Zeitschrift der amerikanischen Ärztevereinigung »JAMA«, weil er in einer Veröffentlichung zum Thema Migräne entgegen den Vorschriften seine Verbindungen zur Pharmaindustrie nicht offengelegt hatte. Er und seine Koautoren hatten Folgendes angegeben: »Es gibt keine finanziellen Interessen oder Beziehungen, die für unsere Darstellung über Migräne und das Risiko von Herz-Kreislauf-Erkrankungen bei Frauen von Bedeutung sind.«

Was die Anzahl der finanziellen Verbindungen zu Pharmakonzernen betrifft, zählt Professor Diener unzweifelhaft zu den deutschen Spitzenmedizinern. Im Laufe seiner Karriere war Prof. Dr. Hans-Christoph Diener für folgende 39 Firmen als Berater, Studienteilnehmer, Studienleiter oder Redner tätig:

1. 3M Medica Germany
2. Abbott USA
3. Allergan UK
4. Almirall Spain
5. Asta Medica Germany
6. AstraZeneca Sweden, UK and Germany
7. BASF, Knoll Germany
8. Bayer Vital Germany
9. Berlin Chemie
10. Boehringer Ingelheim
11. Bristol-Myers Squibb Germany
12. D-Pharm
13. Eisai Germany
14. Fresenius Germany
15. GlaxoSmithKline UK, USA and Germany
16. Grünenthal Germany
17. Hoffmann La Roche Switzerland
18. Janssen-Cilag Belgium and Germany
19. Johnson & Johnson USA
20. Lilly USA
21. MSD USA and Germany
22. Novartis Germany
23. Novo-Nordisk
24. Paion
25. Parke-Davis Germany
26. Pfizer USA, Germany
27. Pharmacia & Upjohn Sweden
28. Pierre Fabre
29. Sankyo
30. Sanofi-Aventis
31. Sanofi-Synthelabo
32. Schaper & Brümmer Germany
33. Schering Germany
34. Servier Germany
35. Solvay
36. UCB Germany
37. Weber & Weber Germany
38. Wyeth
39. Yamaguchi

Ein Schwerpunkt von Professor Dieners Industrieverbindungen ist die Zusammenarbeit mit dem deutschen Pharmakonzern Boehringer Ingelheim. Er trat im Rahmen zahlreicher Werbeveranstaltungen des Konzerns auf, vor allem für das beliebte Schmerzmittel Thomapyrin, das in Deutschland mit jährlich 15 Millionen Packungen den dritten Platz der meistverwendeten Medikamente einnimmt. Ein weiteres Boehringer-Ingelheim-Medikament – Aggrenox zur Schlaganfallvorbeugung – erhielt von Professor Diener wohlwollende werbliche Unterstützung. Beide Medikamente sind in ihrem therapeutischen Nutzen wissenschaftlich jedoch sehr umstritten. Auch für Bayer leistete Professor Diener nützliche Werbedienste, und so ist es nicht verwunderlich, dass ihm im Jahr 2007 der »International Aspirin Award« von Bayer verliehen wurde. Das bedeutet nicht nur Ehre, sondern auch Geld, nämlich 20 000 Euro.

Gemeinsam mit dem inzwischen leider verstorbenen Münchner Pharmakologen Professor Jörg Remien, einem der Experten des Buches »Bittere Pillen«, »erfinde« ich ein »neues« Migränemittel – eine Kombination der beiden Wirkstoffe Ibuprofen und Coffein; und zwar in Form einer Brausetablette. So etwas gibt es bisher noch nicht. Für Professor Remien ist es schwer vorstellbar, dass ein hochrangiger deutscher Neurologe bereit sein würde, mit diesem Medikament eine Placebostudie durchzuführen. Denn wie schon erwähnt: Migräne ist eine schwere Erkrankung, und Anfälle können dramatische Formen annehmen. »Also wenn er das tut … das wäre unethisch! Da würde mir die Galle hochkommen!«, lautete Professor Remiens Kommentar.

So wie bei meinen anderen Angeboten an Ärzte stelle ich mich als freier Pharma-Consultant in Wien vor und leite meine E-Mail mit dem Verweis auf einen Kollegen vom Novartis Research Headquarter in Boston ein, der in den höchsten Tönen von Professor Dieners Erfahrung und Verlässlichkeit bei klinischen Studien gesprochen habe. Als Teil eines speziellen Projekts für eine US-Firma sei es meine Aufgabe, in Deutschland die klinische Prüfung zur Wirksamkeit und Verträglichkeit eines Kombinationspräparates mit Ibuprofen und Coffein bei Migräne vorzubereiten. Da er der renommierteste und erfahrenste Meinungsbildner und Prüfer in diesem Bereich sei, habe ich beschlossen, mich direkt an ihn zu wenden.

Es gehe um die Durchführung einer doppelblinden, randomisierten und placebokontrollierten Studie mit insgesamt rund 1000 Patienten. Vorgesehen seien drei Versuchsgruppen, eine davon nur mit Placebo. Ich frage Professor Diener auch, ob er bereit wäre, die Funktion eines Leiters der klinischen Prüfung (LKP) zu übernehmen.

Mein finanzielles Angebot sieht folgendermaßen aus: Allein

From: <hans.diener@██████████████>
To: "Johann Alois Weiss" <johannalois.weiss@████████>
Sent: Tuesday, April 08, 2008 9:52 AM
Subject: Re: Einladung zur Durchführung einer klinischen Studie

Danke für die Einladung. Unser Kopfschmerzzentrum
wäre an der Koordination und Durchführung der Studie interessiert

Diener

E-Mail von Professor Hans-Christoph Diener, in der er sein Interesse an der angebotenen Placebostudie bekundet

für den Studienleiter sei am Beginn ein Betrag von 120 Euro
pro rekrutiertem Patient vorgesehen, für den Abschluss weitere 100 Euro. In Summe sind es also 220 000 Euro, die ich
Professor Diener als Studienleiter anbiete. Darüber hinaus natürlich die üblichen Vergütungen für die notwendigen Besprechungen (investigator meetings), die administrativen Kosten,
Prüfärzte etc. Und eine nicht rückzahlbare Start-up-Zahlung
von 15 000 Euro.

Eine automatische Rückantwort informiert mich, dass Professor Diener »out of office« und bis zum 7. April 2008 nicht
in der Klinik ist. Am 8. April gleich in der Früh schickt er
dann ohne sprachlichen Firlefanz die knappe E-Mail-Nachricht: »Danke für die Einladung. Unser Kopfschmerzzentrum
wäre an der Koordination und Durchführung der Studie interessiert. Diener.«

Ich bedanke mich und schlage ein Treffen in seiner Klinik
in Essen vor, um alle offenen Fragen zu klären. So wie bei allen anderen Chefarzt-Kontakten sage ich das Treffen kurz vor
dem Termin mit der üblichen Begründung ab: Eine unerwartet
aufgetretene Nebenwirkung des Prüfmedikaments habe zu einem Stopp der derzeit laufenden Studien geführt.

Bilanz meiner Lockangebote

Ich habe neun deutschsprachige Spitzenmediziner gefragt, ob sie bereit sind, im Auftrag eines Pharmakonzerns eine Placebostudie durchzuführen, die nach den Regeln des Weltärztebundes als unethisch bzw. ethisch bedenklich eingestuft werden müssen.

Fünf Psychiater – vier aus Deutschland und einer aus Österreich – waren bereit einzusteigen oder erklärten, sich dem »nicht zu verschließen«. Dabei ging es darum, eine Gruppe schwer depressiver Patienten nicht mit bewährten Antidepressiva, sondern nur mit einem Placebo zu behandeln – eindeutig eine Schädigung von Patienten und damit ein Verstoß gegen die Regeln des Weltärztebundes.

Drei Herz-Kreislauf-Spezialisten waren interessiert, eine fünf Jahre dauernde Bluthochdruckstudie an Diabetes-Patienten durchzuführen und dabei eine Gruppe von Patienten nur mit Placebo zu behandeln. Bei dieser Studie würde es sich um einen Verstoß gegen die Regeln des Weltärztebundes handeln, denn bei Bluthochdruck gibt es eine anerkannte medikamentöse Behandlung, und die Folgeschäden von hohem Blutdruck können beträchtlich sein – Herzschädigungen, Herzinfarkt, tödliches Herzversagen, Schlaganfall.

Und der bedeutendste deutschsprachige Neurologe war daran interessiert, eine Studie durchzuführen, bei der einige Hundert Migränepatienten nur mit Placebo behandelt werden sollten. Ein klarer Verstoß gegen die ärztliche Ethik. Wie heißt es in der Deklaration von Helsinki, die auch für deutsche Ärzte gilt:

»Die Gesundheit meines Patienten soll mein vornehmstes Anliegen sein. Der Arzt soll bei der Ausübung seiner ärztlichen Tätigkeit ausschließlich im Interesse des Patienten handeln. In der medizinischen Forschung haben Überlegungen, die das Wohlergehen der Versuchsperson betreffen, Vorrang vor den Interessen der Wissenschaft und der Gesellschaft.«

EINE LETZTE CHANCE

»Voraussetzungen für die Teilnahme am Auswahlverfahren: Sie sind engagiert, leistungsbereit,
überzeugungsstark und erfolgsorientiert.«

*(Interview-Einladung des Marketing & Sales Teams von
Advanced Medical Services in Mannheim an den Bewerber
Johann Alois Weiss, 25. April 2008)*

»Hat der Beruf des Pharmaberaters noch Zukunft?«

*(Themenstellung des Pharmakonzerns Janssen-Cilag beim
Auswahlverfahren für Pharmaberater)*

Leistungsbereit und erfolgsorientiert

»Möchten Sie immer noch als Pharmaberater arbeiten?«
Diese im April 2008 an mich gerichtete Frage überrascht mich vollkommen. Frau W., meine Ausbilderin bei der 1. Internet Pharmaschule in Mannheim, hat sie auf die Sprachbox meines Handys gesprochen. Seit ich erfolglos nach einem Job als Pharmavertreter gesucht hatte, sind zwei Jahre vergangen.

Ich rufe zurück und Frau W. macht mir ein konkretes Angebot. Ihre Firma habe einen Auftrag von einem der großen Pharmakonzerne an Land gezogen und suche Pharmavertreter. Es gebe keinerlei Altersbeschränkungen. Ich will wissen, für welche Firma ich arbeiten soll. Sie wehrt ab: Das dürfe sie nicht sagen, noch nicht.

From: S. M.
To: johannalois.weiss@▮▮▮▮▮
Sent: Monday, April 28, 2008 1:18 PM
Subject: Ihr Bewerbungsgespräch

Sehr geehrter Herr Weiss,
 gerne laden wir Sie zum Bewerbungsgespräch ein:

Freitag, den 16.05.2008, 12:30h
Hilton-Hotel
Georg-Glock-Str. 20 a.
40474 Düsseldorf-Goltzheim (Flughafennähe)

Ihre Gesprächspartner: Herr Dr. C. C. und Herr W. K. sowie Vertreter des Kunden. Für die Anfahrt erstatten wir die Kosten in Höhe einer Bahnfahrt 2. Klasse.
Wir freuen uns auf das Gespräch mit Ihnen und verbleiben,
mit freundlichen Grüßen

AMS Advanced Medical Services GmbH

Einladung zu einem Bewerbungsgespräch beim Pharmakonzern Janssen-Cilag, April 2008

Das Angebot klingt verlockend. Immerhin habe ich ein halbes Jahr in eine Ausbildung investiert, und es wäre interessant, jetzt noch einige Monate als Pharmavertreter durch Deutschland zu ziehen. Allerdings sitze ich schon am Manuskript für dieses Buch und möchte das Schreiben ungern unterbrechen. Hinzu kommt, dass ich daran zweifle, ob ich nun, nach all meinen Recherchen, als Pharmavertreter sehr viel Neues erfahren werde.

Ich verschiebe meine Entscheidung auf später, bekunde zunächst Interesse und erhalte von der Ausbildungsfirma »Advanced Medical Services« in Mannheim eine offizielle Einladung zur Teilnahme am Auswahlverfahren im Hotel Hilton in Düsseldorf, am 16. Mai um 12 Uhr 30. Gefordert wird das Übliche. »Sie sind engagiert, leistungsbereit, überzeugungsstark und erfolgsorientiert.« Und: »Sie können kurzfristig – bis allerspätestens 01.07.2008 – oder früher starten.«

Frau S., die mir die Einladung geschickt hat, weist darauf hin, dass die Entlohnung sehr niedrig sei: »2250 Euro im Monat. Aber wir haben eine klare Vorgabe vom Auftraggeber. Mehr geht nicht.« Mit einer kleinen Verzögerung antworte ich: »Sie merken, ich zögere. Aber gut, einverstanden!«

Frau S. erklärt mir auch den Ablauf des Auswahlverfahrens. Jeweils 20 Kandidaten würden in zwei Gruppen eingeteilt: Pro und Kontra. Dann werde ein Thema gestellt. Beim letzten Mal seien es Folgende gewesen: Halten Sie einen Olympia-Boykott für sinnvoll? Sind Sie dafür, dass der Staat das Rauchen in Autos verbietet? Hat der Beruf des Pharmaberaters noch Zukunft? Die anschließende Diskussion werde über die engere Auswahl entscheiden. Am Ende seien noch Einzelgespräche vorgesehen. Nun endlich nennt sie mir den Namen des Konzerns, für den ich als Pharmavertreter arbeiten sollte. Es ist Janssen-Cilag, Jahresumsatz in Deutschland: 578 Millionen Euro. Meine Aufgabe als Pharmavertreter sei es, ein Schmerz- und ein Asthmamittel zu bewerben.

Ein paar Tage vor dem festgelegten Termin in Düsseldorf sage ich mit einer privaten Begründung ab: Ich hätte beschlossen, nun doch nicht wie geplant als Pharmaberater zu arbeiten und nach Deutschland umzuziehen.

Das ist das Ende einer möglichen Karriere als Pharmavertreter. Ich werde keine Ärzte besuchen, ich werde keine Musterpackungen überreichen, ich werde niemanden zur Verschreibung eines bestimmten Medikaments drängen, ich werde keine Geschenke überreichen, ich werde niemanden zu bestechen versuchen, und ich werde niemanden korrumpieren.

Pharmakonzerne

»Wegen betrügerischer Preismanipulationen zahlt GlaxoSmithKline 150 Millionen Dollar ... Das Justizministerium wird derartige Praktiken mit aller Härte verfolgen, weil sie nur dem Profit von Pharmakonzernen und Ärzten dienen, zulasten von Sozialprogrammen für Arme und Alte.«

(Aus einer Presseaussendung des US-Justizministeriums vom 20. September 2005)

»Wir führen unsere Geschäfte voll Ehrlichkeit und Integrität und in strikter Beachtung aller gesetzlichen Vorschriften.«

(Aus den Verhaltensregeln [Codes of Conduct] von Glaxo-SmithKline, dem zweitgrößten Pharmakonzern der Welt, in der geltenden Fassung vom 27. Dezember 2000)

Konzernliste

Betrügerisch, illegal, irreführend, unethisch

Betrügerische oder illegale Marketingmethoden, Verheimlichung oder Verharmlosung von Nebenwirkungen, irreführende oder verbotene Werbung. Die folgenden Porträts zehn großer Pharmakonzerne belegen, dass solche Praktiken im Geschäft mit Arzneimitteln gang und gäbe sind. Man könnte die Liste um bekannte Firmennamen wie Johnson & Johnson, Wyeth, Amgen oder Schering Plough erweitern, aber im Ergebnis würde sich dasselbe schmutzige Bild zeigen: Geld hat in dieser Branche fast immer Vorrang vor Ethik.

Für die Zusammenstellung der Porträts wurden im Wesentlichen folgende Quellen benutzt:

- die von den Firmen selbst zusammengestellten Berichte »20-F« oder »K-10« oder »Q-10« an die US-Börsenaufsicht SEC
- Jahresberichte der Konzerne
- Presseaussendungen des US-Justizministeriums oder von Staatsanwaltschaften verschiedener US-Bundesstaaten
- Veröffentlichungen und Berichte der US-Arzneimittelbehörde FDA, zum Beispiel die über das Internet zugängliche Datenbank http://www.fda.gov/cder/warn/
- Berichte von Anwaltskanzleien, die im Auftrag geschädigter Patienten Konzerne verklagt hatten
- die über das Internet zugängliche Datenbank »Conflicts of interests in the biomedical field«: http://conflict-of-interest.org/drug_companies.html
- die über das Internet zugängliche Wirtschaftsdaten-

bank »Orbis« von Bureau van Dijk: https://orbis.bv-dep.com/version-2008811/cgi/template.dll?product=13
- die über das Internet zugängliche Datenbank »The False Claims Act Legal Center«: http://www.taf.org/
- der von der Marktforschungsfirma IMS herausgegebene Datenbericht DPM Deutschland für das Jahr 2006

Die Firmenporträts könnten den falschen Eindruck erwecken, dass Pharmakonzerne bei der Vermarktung von Medikamenten meist nur in den USA kriminelle oder unethische Praktiken anwenden. Nach meiner Erfahrung ist die Situation in Europa und anderen Weltgegenden nicht besser, sondern noch viel schlimmer. Aber bis auf vereinzelte Ausnahmen – ansatzweise etwa in Deutschland – gibt es nur in den USA den politischen und juristischen Willen, der Pharmaindustrie auf die Finger zu klopfen und Gesetzesverstöße auch zu ahnden.

In Europa können die Pharmakonzerne noch schalten und walten, wie es ihnen beliebt. Hier können sie auch ungehindert ihre – vollkommen legalen – Bilanztricks anwenden, um in Ländern wie Deutschland und Österreich ihre Steuern in Richtung null zu minimieren.

Ihre Steuerleistungen in Deutschland im Jahr 2005 in Prozent des Umsatzes (laut Wirtschaftsdatenbank Orbis):
- AstraZeneca: 0,046 %
- Bayer: 2,3 %
- BistrolMyersSquibb: 0,07 %
- GlaxoSmithKline: 1,7 %
- Novartis: 1,7 %
- Pfizer: 0,03 %
- Roche: 0,005 %

Für die Steuerzahlungen von Eli Lilly sowie Merck, Sharp & Dohme in Deutschland standen keine Daten zur Verfügung.

Eine Ausnahme bildet der deutsch-französische Konzern Sanofi-Aventis, der in Deutschland im Jahr 2005 einen Steueranteil von 12,9 % bezahlte. Insgesamt jedoch, als weltweiter Konzern, ist die Steuerleistung von Sanofi-Aventis nicht höher als die anderer Konzerne – rund 2,5 Prozent.

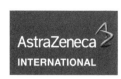 *»Gute Ideen in fortschrittliche verwandeln«*

Firmensitz: London, United Kingdom

Medikamente: Arimidex, Ascotop, Atacand/-plus, Beloc, Faslodex, Mobloc, Nexium, Pulmicort, Seroquel, Symbicort, Zoladex und andere

Firmenzahlen im Jahr 2007:
Umsatz: 20,5 Milliarden Euro
Gewinn: 5,4 Milliarden Euro
Gewinn in Prozent des Umsatzes: 26,4
Steuerleistung: 1,6 Milliarden Euro
Steuern in Prozent des Umsatzes: 7,8
Forschungsausgaben des Gesamtkonzerns: 2,08 Milliarden Euro
Forschungsausgaben des Gesamtkonzerns in Prozent des Umsatzes: 20,8
Gesamtzahl der Beschäftigten: 67 400

Wichtige Firmenkennzahlen 2001–2007:

Jahr	2001	2002	2003	2004	2005	2006	2007
Umsatz in Milliarden Euro	18,8	17,2	15,1	15,9	20,5	20,5	20,6
Gewinnrate in % des Umsatzes	24,6	22,3	22,1	22,4	27,7	31,6	26,4
Steuerleistung in % des Umsatzes	6,9	6,4	6,0	5,7	7,8	9,3	7,8

Rechtswidrige oder unethische Praktiken

1. Betrügerische Preismanipulationen: Im Februar 2008 verurteilte ein Gericht in Alabama (USA) den Pharmakonzern AstraZeneca wegen betrügerischer Preismanipulationen zulasten öffentlicher Sozialkassen zu einer Entschädigungszahlung von 40 Millionen US-Dollar und zu einer Strafzahlung von 175 Millionen Dollar. Nach einem Einspruch der angeklagten Firma – »AstraZeneca ist der Meinung, dass die Klage juristisch und faktisch nicht gerechtfertigt ist« – wurde die Strafzahlung auf 120 Millionen Dollar verringert.

2. Verdacht auf illegale Praktiken bei der Vermarktung des Magen-Darm-Mittels Nexium: Im Jahr 2008 waren in den US-Bundesstaaten Kalifornien und Massachusetts gegen AstraZeneca Gerichtsverfahren anhängig wegen »unfairem, rechtswidrigem und betrügerischem Verhalten« in Zusammenhang mit der Preisgestaltung, Vermarktung und Bewerbung des Medikaments Nexium.

3. Missbrauch einer dominanten Marktposition: Im Juni 2005 verhängte die Europäische Kommission über AstraZeneca eine Strafe von 60 Millionen Euro. Begründung: Der Konzern habe seine dominante Marktstellung dazu ausgenutzt, um Generika-Konkurrenten daran zu hindern, billigere Alternativen zum Medikament Nexium beziehungsweise dem darin enthaltenen Wirkstoff Omeprazol auf den Markt zu bringen. AstraZeneca hat Einspruch gegen diese Entscheidung erhoben, das Verfahren ist noch nicht abgeschlossen.

4. Missbrauch einer dominanten Marktposition: Im Jahr 2008 waren im Bezirksgericht von Columbia in den USA mehrere Gerichtsverfahren gegen AstraZeneca anhängig. Dem Konzern wurde vorgeworfen, in rechtswidriger Weise seine Monopolstellung bei der Vermarktung der Magen-Darm-Medikamente Prilosec und Nexium ausgenützt zu haben.

5. Verdacht auf illegale Vermarktung des Neuroleptikums Seroquel: Der »Commonwealth« des Bundesstaats Pennsylvania in den USA hat gegen AstraZeneca ein Klage wegen der illegalen Vermarktung des Neuroleptikums Seroquel eingebracht. AstraZeneca soll Seroquel auch zur Behandlung von Krankheiten beworben haben, für die es nicht zugelassen war. Generalstaatsanwälte mehrerer US-Bundesstaaten haben unterdessen Untersuchungen begonnen, die sich mit demselben Verdacht beschäftigen.

6. Verdacht auf Preismanipulationen zulasten öffentlicher Sozialkassen: Die Generalstaatsanwälte zahlreicher US-Bundesstaa-

204

ten haben gegen AstraZeneca wegen des Verdachts von Preismanipulationen beim Prostata-Krebsmittel Zoladex zulasten von Sozialkassen geklagt. Im Mai 2007 erklärte sich der Pharmakonzern in einem Vergleich vor einem Gericht in Boston bereit, 24 Millionen Dollar an Entschädigungen zu zahlen.

7. Verdacht auf Preismanipulationen zulasten öffentlicher Sozialkassen: In zwei weiteren Gerichtsverfahren wurde AstraZeneca wegen Preismanipulationen beim Prostata-Krebsmittel Zoladex zulasten von Sozialkassen vom selben Gericht in Boston im Juni und November 2007 zu Entschädigungszahlungen in Höhe von 5,5 und 7,4 Millionen Dollar verurteilt. Der Konzern hat Berufung eingelegt.

8. Verdacht auf Preismanipulationen zulasten öffentlicher Sozialkassen: Gegen AstraZeneca laufen derzeit – im August 2008 – wegen des Verdachts von Preismanipulationen zulasten von Sozialkassen zahlreiche weitere Klagen von Generalstaatsanwälten.

9. Verdacht auf illegale Vermarktungspraktiken: Behörden der US-Regierung, verschiedener Bundesstaaten sowie Kommissionen des US-Senats sowie des Repräsentantenhauses untersuchen derzeit – im Sommer 2008 – die Forschungs- und Marketingpraktiken von AstraZeneca und anderer Pharmakonzerne. In diesem Zusammenhang hat der Finanzausschuss des US-Senats von AstraZeneca Firmenunterlagen über Honorarzahlungen an Ärzte angefordert.

10. Verdacht auf illegale Zahlungen an Ärzte und Beamte: Die amerikanische Börsenaufsicht hat von AstraZeneca alle Firmendokumente betreffend Honorarzahlungen an Ärzte und Beamte in den Ländern Italien, Kroatien, Russland und der Slowakei angefordert. Vorsichtiger Kommentar von AstraZeneca zu diesem Sachverhalt: »Eine Voraussage über das Ergebnis dieser Untersuchung ist nicht möglich!«

11. Irreführende Werbung: Im November 2006 erhielt AstraZeneca von der US-Zulassungsbehörde FDA eine Verwarnung wegen irreführender Werbung für das Neuroleptikum Seroquel, dessen Risiken heruntergespielt (Überzuckerung, Diabetes) bzw. verschwiegen wurden (z. B. Herzrhythmusstörungen).

12. Irreführende Werbung: Im März 2005 erhielt AstraZeneca von der US-Zulassungsbehörde FDA eine Verwarnung wegen irreführender Werbung für den Cholesterinsenker Crestor. In Informatio-

205

nen für Patienten wurde die Wirksamkeit übertrieben. Crestor ist in Österreich unter demselben Markennamen erhältlich, in Deutschland erhielt das Mittel wegen der schweren Nebenwirkungen keine Zulassung.

13. Irreführende Werbung: Im Dezember 2004 erhielt AstraZeneca von der US-Zulassungsbehörde FDA eine Verwarnung wegen irreführender Werbung für den Cholesterinsenker Crestor. In einer Patienteninformation wurden die Risiken des Medikaments verharmlost. Und ganz ungeniert hieß es auf derselben Seite: »Sie können versichert sein, dass die Patientensicherheit bei uns an oberster Stelle steht!«

14. Irreführende Werbung: Im Oktober 2001 erhielt AstraZeneca von der US-Zulassungsbehörde FDA eine Verwarnung wegen irreführender Werbung für das Migränemittel Zomig, dessen Wirksamkeit übertrieben wurde. Außerdem wurde entgegen den Tatsachen der Eindruck erweckt, das Medikament sei besser als andere.

15. Irreführende Werbung: Im Januar 2001 erhielt AstraZeneca von der US-Zulassungsbehörde FDA eine Verwarnung wegen irreführender Werbung für das Magen-Darm-Mittel Prilosec. In einer Information für Patienten fehlten wichtige Informationen zur Indikation und zum richtigen Gebrauch.

Konzernadresse für Nachfragen
AstraZeneca GmbH; Tinsdaler Weg 183; 22880 Wedel;
Leiter Medic Relations: Peter Schiffer, Tel.: 04103/7083663,
Fax: 04103/708-3663; peter.schiffer@astrazeneca.com;
www.astrazeneca.de

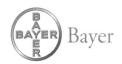 Bayer *»Wissenschaft für ein besseres Leben«*

Firmensitz: Leverkusen, Deutschland
Medikamente: Adalat, Aktren, Alka Seltzer, Aspirin, Aspirin plus C, Avalox, Bepanthen, Betaferon, Canesten, Ciprobay, Glucobay, Kinzalkomb, Kogenate, Lefax, Levitra, Mirena, Talcid, Yasmin und andere

Firmenzahlen im Jahr 2007:
Umsatz des Gesamtkonzerns inklusive Chemiesparte: 32,9 Milliarden Euro (davon Umsatz der Bayer Schering AG: 4,5 Milliarden Euro)
Gewinn des Gesamtkonzerns: 2,2 Milliarden Euro
Gewinn in Prozent des Umsatzes: 6,8
Steuern des Gesamtkonzerns: –72 Millionen Euro (Gutschrift)
Steuern des Gesamtkonzerns in Prozent des Umsatzes: –0,22
Forschungsausgaben des Gesamtkonzerns: 2,6 Milliarden Euro
Forschungsausgaben des Gesamtkonzerns in Prozent des Umsatzes: 8
Gesamtzahl der Beschäftigten: 106 000
Im Marketing Beschäftigte: 37 000
In der Forschung Beschäftigte: 1600

Wichtige Firmenkennzahlen 2001–2007 (nur Bayer Schering AG):

Jahr	2001	2002	2003	2004	2005	2006	2007
Umsatz in Milliarden Euro	5,1	5,2	5,0	5,1	5,7	5,9	4,5
Gewinnrate in % des Umsatzes	13,8	21,9	14,0	14,7	16,9	45,4	31,7
Steuerleistung in % des Umsatzes	5,3	5,3	5,1	5	6	5	0,2

Rechtswidrige oder unethische Praktiken

1. Schädigung durch Nebenwirkungen: Im Jahr 2001 zog Bayer seinen Cholesterinsenker Lipobay/Baycol weltweit vom Markt, weil er als Nebenwirkung bei gleichzeitiger Einnahme eines weiteren Fettstoffsenkers bei manchen Patienten das Muskelgewebe zerstörte. Das führte zu über 100 Todesfällen. Aus internen Bayer-Dokumenten ging hervor, dass in der Firma eine Kultur herrschte, die Verkaufsinteressen über die Sicherheit von Patienten stellte. Mehr als 3000 Patienten und deren Angehörige erhielten bis zum Februar 2007 von Bayer Entschädigungszahlungen in Höhe von 1,16 Milliarden US-Dollar – ohne Anerkennung einer Rechtspflicht. Ohne Schuldzugeständnisse zu machen, zahlte Bayer außerdem Anfang des Jahres 2007 8 Millionen US-Dollar Entschädigung an 30 US-Bundesstaaten, weil der Konzern es unterlassen hatte, Patienten ordnungsgemäß auf die Risiken von Baycol hinzuweisen. Im Februar 2008 waren weltweit noch 335 Baycol-Klagen offen.

2. Betrogene Sozialkassen: Im April 2003 musste Bayer wegen betrügerischer Preismanipulation zulasten öffentlicher Sozialkassen eine Entschädigung von 251,6 Millionen Dollar an die US-Regierung zahlen.

3. Betrogene Sozialkassen: Wegen Preismanipulationen beim Antibiotikum Cipro zum Schaden verschiedener US-Sozialkassen laufen seit dem Jahr 2000 Klagen gegen Bayer, deren Streitwert mehrere Hundert Millionen Dollar beträgt. Die Behörden stützen sich auf geheime Firmendokumente, in denen solche Praktiken als »bewährte Marketing-Instrumente« beschrieben wurden.

4. Geschädigte Patienten: In den USA wurde Bayer in den vergangenen Jahren von mehreren Patienten verklagt, die behaupten, sie hätten durch Quecksilber-Verunreinigungen in Immunglobulinen schwere Gesundheitsschäden erlitten. Es ist offen, wann diese Klagen vor Gericht verhandelt werden.

5. Geschädigte Patientinnen: Seit Juli 2003 haben 28 Patientinnen, die während der Wechseljahre mit Hormonersatztherapien behandelt wurden, Klagen gegen Bayer/Schering eingebracht. Sie werfen dem Konzern vor, durch die Nebenwirkungen schwere Schädigungen wie Brustkrebs, Gebärmutterkrebs, Schlaganfälle und Lungenembolien erlitten zu haben. Bis jetzt wurde noch nicht verhandelt.

6. Preismanipulationen: Derzeit sind in den USA mehrere Gerichtsverfahren gegen Bayer anhängig, die von verschiedenen Sozialkassen und staatlichen Gesundheitsprogrammen in Gang gesetzt wurden. Bayer werden Preismanipulationen zum Schaden der Kläger vorgeworfen.

7. Illegale Verträge mit Apotheken: Das Bundeskartellamt in Deutschland verdonnerte Bayer im Mai 2008 zu einem Bußgeld von 10 Millionen Euro, weil der Konzern illegale Preisabsprachen mit etwa 11 000 der insgesamt 21 000 deutschen Apotheken getroffen hatte. Es ging um rezeptfreie Medikamente wie Aspirin, die zu teuer an Patienten verkauft wurden.

8. Unethische Studie: Bayer finanzierte in den 1990er-Jahren zwei große Medikamentenversuche, in denen das Hochdruck-Mittel Nitrendepin getestet wurde. Tausende Patienten erhielten jahrelang kein wirksames Medikament, sondern nur ein Placebo. Bayer und die beteiligten Ärzte nahmen damit in Kauf, dass zahlreiche Patienten Schlaganfälle oder Herzinfarkte erlitten. Bayer erklärte dazu im August 2001, diese Tests seien von unabhängigen Studienkomitees genehmigt worden.

9. Manipulierte Studienergebnisse: Bereits Mitte der 1970er-Jahre finanzierte Bayer in deutschen Kliniken eine große Studie mit dem Medikament Trasylol, das bei schwer verletzten Patienten im Schockzustand verwendet wurde. Ergebnis: Die mit Trasylol behandelten Patienten hatten eine höhere Todesrate als Patienten, die nur mit Placebo behandelt wurden. Die beteiligten Mediziner manipulierten die Ergebnisse jedoch so, dass in einer Veröffentlichung das Gegenteil behauptet werden konnte. Dadurch erhielten Tausende von Patienten weiterhin Trasylol – mit wahrscheinlich tödlicher Wirkung für viele.

10. Verschwiegene Studienergebnisse: Trasylol wurde seit 1993 nicht mehr bei schwer verletzten Patienten im Schockzustand, sondern nur noch bei schweren Herzoperationen verwendet. Insgesamt erhielten weltweit rund 5 Millionen Patienten Trasylol. Jahresumsatz rund 220 Millionen Euro. Im Februar 2008 ergab eine neue Studie, dass Trasylol eine Steigerung der Todesrate verursacht. Bayer wurde vorgeworfen, dass firmenintern bereits Anfang des Jahres 2006 die negativen Ergebnisse bekannt waren, aber nicht entsprechend reagiert wurde. Bayer bestreitet diesen Vorwurf und behauptet, dass man die Gesundheitsbehörde FDA irrtümlicherweise nicht rechtzeitig informiert habe. In den USA sind in dieser Sache mehr als 200 Klagen anhängig. Im September 2007 zog Bayer Trasylol weltweit vom Markt.

11. Irreführende Werbung: Im April 2005 erhielt Bayer von der US-Zulassungsbehörde FDA eine Verwarnung wegen irreführender Werbung für das Erektionsmittel Levitra. In einer Patienteninformation fehlten Angaben zur Indikation, zu Nebenwirkungen und Kontraindikationen. Außerdem wurde der Eindruck erweckt, Levitra sei besser als Konkurrenzpräparate – wofür es jedoch keinen Beleg gab.

12 Irreführende Werbung: Im Juni 2001 erhielt Bayer von der US-Zulassungsbehörde FDA eine Verwarnung wegen irreführender Werbung für das Antibiotikum Avalox. Auf einer Apothekerkonferenz wurde das Medikament bei Indikationen beworben, die nicht zugelassen waren.

13. Verbotene Werbung: Im Juni 2001 erhielt Bayer von der US-Zulassungsbehörde FDA eine Verwarnung wegen verbotener Werbung für das Erektionsmittel Levitra, das damals noch gar nicht zugelassen war.

Konzernadresse für Nachfragen
Bayer AG, Günter Forneck, Presseleitung, Gebäude W11,
D-51368 Leverkusen;
E-Mail: guenter.forneck.gf@bayer-ag.de

Bristol-Myers Squibb

»Ihr Wunsch. Unsere Medizin«

Firmensitz: New York, USA

Medikamente: Abilify, Iscover, Karvea, Karvezide, Lopirin, Pravasin, Reayataz, Sprycel, Sustiva und andere

Firmenzahlen im Jahr 2007:
Umsatz: 13,1 Milliarden Euro
Gewinn: 2,4 Milliarden Euro
Gewinn in Prozent des Umsatzes: 18,3
Steuerleistung: 545 Millionen Euro
Steuern in Prozent des Umsatzes: 4,2
Forschungsausgaben des Gesamtkonzerns: 3,3 Milliarden Euro
Forschungsausgaben des Gesamtkonzerns in Prozent des Umsatzes: 25,0
Gesamtzahl der Beschäftigten: 42000
In Verkauf und Marketing Beschäftigte: unbekannt
In der Forschung Beschäftigte: 8200

Wichtige Firmenkennzahlen 2001–2007:

Jahr	2001	2002	2003	2004	2005	2006	2007
Umsatz in Milliarden Euro	20,5	17,3	14,8	14,3	15,8	13,1	13,1
Gewinnrate in % des Umsatzes	12,5	15,3	25,1	22,8	23,1	13,9	18,3
Steuerleistung in % des Umsatzes	nicht bekannt	nicht bekannt	nicht bekannt	7,8	4,7%	3,7	4,2

Rechtswidrige oder unethische Praktiken

1. Überhöhte Preise: Im Juli 2007 erklärte sich Bristol-Myers Squibb vor einem Gericht in Boston bereit, wegen überhöhter Preise für das Krebsmittel Taxol 13 Millionen Euro Entschädigung an Versicherungen und Konsumenten zu zahlen. Dadurch konnte der Konzern ein Gerichtsverfahren vermeiden. Bristol-Myers Squibb hat alle Vorwürfe bestritten.

2. Illegale Marketingpraktiken und betrügerische Preismanipulationen: Im September 2007 erklärte sich Bristol-Myers Squibb bereit, in einem gerichtlichen Vergleich mit dem US-Justizministerium sowie den Generalstaatsanwälten zweier Bundesstaaten insgesamt 515 Millionen Dollar Entschädigung zu zahlen. Dem Pharmakonzern waren illegale Marketingpraktiken und betrügerische Preismanipulationen vorgeworfen worden. Beispielsweise erhielten Ärzte im Zeitraum von 2000 bis 2003 verschiedenste Zuwendungen in Form von Beratungshonoraren, »Fortbildungen« und luxuriösen Reisen, um sie zur Verschreibung von Medikamenten zu bewegen. Indirekt wurde das alles von öffentlichen Sozialkassen bezahlt – über künstlich erhöhte Medikamentenpreise.
Weiterhin wurde dem Konzern vorgeworfen, dass er das Neuroleptikum Abilify bei Anwendungsgebieten (Indikationen) vermarktete, für die es nicht zugelassen war, beispielsweise bei Kindern oder alten Menschen mit Demenz – obwohl die Arzneimittelbehörde FDA sogar extra vor der Verwendung bei alten Menschen mit Demenz gewarnt hatte. Während des Gerichtsverfahrens waren Bristol-Myers Squibb auch betrügerische Preismanipulationen bei Krebsmedikamenten und einem Antidepressivum zulasten öffentlicher Sozialkassen vorgeworfen worden.

3. Unfaire Handelspraktiken: Im November 2007 erklärte sich Bristol-Myers Squibb vor einem Gericht in Boston bereit, wegen »unfairer Handelspraktiken« 14 Millionen Dollar an Konsumenten und Krankenversicherungen zu zahlen.

4. Verschwörerische Preisabsprachen: Vor dem obersten Gerichtshof des Bundesstaates Kalifornien läuft derzeit ein Verfahren gegen Bristol-Myers Squibb und zahlreiche andere Pharmakonzerne wegen »verschwörerischer Preisabsprachen«. Den Beschuldigten wird vorgeworfen, sie hätten abgesprochen, in den USA höhere Medikamentenpreise als in anderen Ländern festzusetzen. Der Ausgang dieses Verfahrens ist laut Bristol-Myers Squibb »ungewiss«.

212

5. Bestechung von Ärzten: Im Mai 2004 durchsuchte die Staatsanwaltschaft München die deutsche Firmenzentrale von Bristol-Myers Squibb wegen des Verdachts auf Bestechung von Ärzten. Nach Auswertung der Unterlagen wurden gegen 3000 deutsche Ärzte Ermittlungsverfahren eingeleitet. Bis Februar 2008 wurde etwa die Hälfte der Verfahren wegen geringer Schuld eingestellt oder mit Geldbußen bis 10000 Euro abgeschlossen. Bislang wurde keine Haftstrafe verhängt. Bis Ende 2008 sollen alle Verfahren abgeschlossen sein.

6. Irreführende Werbung: Im Dezember 2001 erhielt Bristol-Myers Squibb von der US-Zulassungsbehörde FDA eine Verwarnung wegen irreführender Werbung für den Cholesterinsenker Pravachol (in Deutschland und Österreich unter dem Markennamen Pravasin vermarktet), dessen Risiken heruntergespielt bzw. verschwiegen wurden – zum Beispiel Nebenwirkungen wie Leberschäden oder Muskelzerfall.

7. Irreführende Werbung: Im August 2003 erhielt Bristol-Myers Squibb von der US-Zulassungsbehörde FDA erneut eine Verwarnung wegen irreführender Werbung für den Cholesterinsenker Pravachol (in Deutschland und Österreich unter dem Markennamen Pravasin vermarktet), der zur Vermarktung nicht zugelassener Anwendungsgebiete angepriesen wurde.

Konzernadresse für Nachfragen
Bristol-Myers Squibb GmbH & Co. KGaA,
Sapporobogen 6-8, D-80809 München;
PR & Kommunikation: Connie Schönherr;
Telefon: +49(0)89/121 42-528;
Fax: +49(0)89/121 42-192;
E-Mail: cornelia.schoenherr@bms.com; www.b-ms.de

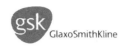 *»Eine Verpflichtung zur Vielfalt«*

Firmensitz: Brentford, UK

Medikamente: Avandamet, Avandia, Combivir, Flutide, Fraxiparin, Imigran, Infanrix Hexa, Influsplit, Lamictal, Priorix, Serevent, Trizivir, Twinrix, Viani und andere

Firmenzahlen im Jahr 2007:
Umsatz: 31,3 Milliarden Euro
Gewinn: 10,1 Milliarden Euro
Gewinn in Prozent des Umsatzes: 32,4
Steuerleistung: 2,9 Milliarden Euro
Steuern in Prozent des Umsatzes: 9,3
Forschungsausgaben des Gesamtkonzerns: 3,3 Milliarden Euro
Forschungsausgaben des Gesamtkonzerns in Prozent des Umsatzes: 10,5
Ausgaben für Verkauf + Administration (ohne Marketing) in Prozent des Umsatzes: 22,2
Gesamtzahl der Beschäftigten: 103 400
In Verkauf, Marketing + Administration Beschäftigte: 53 707
In der Forschung Beschäftigte: 15 719

Wichtige Firmenkennzahlen 2001–2007:

Jahr	2001	2002	2003	2004	2005	2006	2007
Umsatz *in Milliarden Euro*	33,9	32,7	30,4	28,1	31,7	34,9	31,3
Gewinnrate *in % des Umsatzes*	21,9	25,9	29,3	28,9	31,0	33,4	32,4
Steuerleistung *in % des Umsatzes*	6,5	6,7	7,9	8,8	8,8	9,7	9,3

Rechtswidrige oder unethische Praktiken

1. Betrug im großen Stil: Im März 1997 wurde die Firma »Smith Kline Beecham Clinical Laboratories« (eine Vorgängerfirma des Konzerns GSK) wegen Betrügereien zulasten von Sozialkassen von einem US-Gericht zu einer Zahlung von 325 Millionen US-Dollar verpflichtet. Die Firma war involviert in Mehrfachabrechnungen von Labortests, regte Ärzte dazu an, unnötige Labortests durchzuführen oder Tests abzurechnen, die gar nicht durchgeführt worden waren, und beteiligte Ärzte an den betrügerischen Einnahmen. Die Firma erklärte, sie habe nie absichtlich gegen Gesetze verstoßen.

2. Betrügerische Preismanipulationen: Im April 2003 erklärte sich GlaxoSmithKline bereit, wegen betrügerischer Preismanipulationen zulasten von Sozialkassen 88 Millionen Dollar an die US-Regierung, 49 Bundesstaaten, verschiedene Sozialkassen und an den District of Columbia zu zahlen.

3. Anklage wegen Korruption und Bildung einer kriminellen Vereinigung: Im Mai 2004 erhob die italienische Finanzbehörde nach einer zwei Jahre dauernden Untersuchung Anklage gegen 273 Mitarbeiter von GlaxoSmithKline und mehr als 4400 Ärzte. Mitarbeiter des Konzerns hatten versucht, Ärzte durch Bestechung und Geschenke zu mehr Verschreibungen anzuregen. Unter dem Deckmäntelchen »medizinische Reisen« gab es beispielsweise Einladungen zum Grand Prix der Formel I nach Monte Carlo. Insgesamt ging es um eine Summe von 278 Millionen US-Dollar. Mithilfe einer Computer-Software namens Giove (Jupiter) konnten die Konzernmitarbeiter genau überprüfen, ob die Bestechungen zum Erfolg führten. Zahlreiche Firmenmitarbeiter sind wegen »Korruption und Bildung einer kriminellen Vereinigung« angeklagt.
Die erste Anhörung in diesem Gerichtsverfahren soll im Oktober 2008 in Verona stattfinden. Die US-Finanzbehörde »Security and Exchange Commission« (SEC) hat in dieser Sache ebenfalls mit Untersuchungen begonnen.

4. »Wiederholter und anhaltender Betrug«: Diesen Vorwurf erhob der New Yorker Generalstaatsanwalt Eliot Spitzer am 18.5.2004 in einer Klage gegen GlaxoSmithKline. Der Konzern habe Nebenwirkungen beim Antidepressivum Seroxat – stark erhöhtes Suizidrisiko bei Jugendlichen – bewusst geheim gehalten. GlaxoSmithKline wies alle Vorwürfe von sich: Man habe »verantwortungsbewusst agiert« und »alle Studien seien den Arzneimittelbehörden zugänglich gemacht worden«. Das Verfahren wurde im September 2004 eingestellt, nachdem sich der Konzern bereit erklärt hatte, alle klinischen Studien auf einer Website zu veröffentlichen und 2,5 Millionen Dollar Entschädigung zu zahlen.

5. Betrügerische Preismanipulationen: Im September 2005 musste GlaxoSmithKline in den USA Schadenersatz in Höhe von 150 Millionen Dollar zahlen, wegen Medikamentenpreisen, die »auf betrügerische Art und Weise erhöht waren«. Dadurch wurden mehrere von der US-Regierung und von US-Bundesstaaten finanzierte Sozialkassen geschädigt. Es ging um Medikamente, die bei Krebsbehandlungen verwendet wurden. Am Ende des Prozesses erklärte das US-Justizministerium: »Wir werden diese betrügerischen Praktiken mit aller Härte verfolgen. Sie dienen nur dem Profit von Pharmakonzernen und Ärzten, zulasten von Sozialprogrammen für Arme und Alte.«

6. Betrügerisches Verhalten: Im März 2006 endete in New York ein Gerichtsverfahren, bei dem sich GlaxoSmithKline in einem Vergleich zur Zahlung von 14 Millionen US-Dollar an verschiedene Sozialkassen bereit erklärte. Der Konzern hatte durch juristische und marketingtechnische Tricks versucht, die Vermarktung billiger Generika zu verhindern und den hohen Preis für das Antidepressivum Seroxat/Paxil aufrechtzuerhalten. Dem Konzern war »betrügerisches Verhalten« vorgeworfen worden.

7. Betrügerische Preismanipulationen: Im August 2007 wurde ein mehrjähriges Gerichtsverfahren abgeschlossen, das von amerikanischen Bundesstaaten gegen GlaxoSmithKline wegen Preismanipulationen zum Schaden von Sozialkassen in Gang gesetzt wurde. Der Konzern musste 70 Millionen Dollar Schadenersatz leisten.

8. Verheimlichung von Nebenwirkungsrisiken: Nach einer vierjährigen Untersuchung über die Praktiken von GlaxoSmithKline bei der Vermarktung des Antidepressivums Seroxat/Paxil kam die englische Arzneimittelbehörde im März 2008 zu folgendem Ergebnis: Der Konzern habe es unterlassen, die Behörden zeitgerecht über das achtfach erhöhte Suizidrisiko bei Kindern und Jugendlichen zu informieren. Die britische Regierung unterließ es jedoch, strafrechtlich gegen GlaxoSmithKline vorzugehen, weil die britischen Gesetze eine derartige Informationspflicht gar nicht vorschreiben und eine Klage deshalb keinen Erfolg gehabt hätte.

9. Ernsthafte Verletzungen der Informationspflicht: Am 25. März 2008 erhielt GlaxoSmithKline von der amerikanischen Arzneimittelbehörde wegen »ernsthafter Verletzungen der Informationspflicht«

216

eine Verwarnung. In zahlreichen Studienberichten fehlten Angaben über bedeutsame Nebenwirkungen. Der Konzern wurde aufgefordert, die Missstände unverzüglich abzustellen.

10. Verdacht auf illegale Marketingmethoden: Im Juni 2008 weitete das US-Justizministerium seine Untersuchung über die beim Antidepressivum Seroxat/Paxil angewandten Marketingmethoden von GlaxoSmithKline aus. Laut einem Bericht der Zeitschrift »Wall Street Journal« wies der Konzern alle Anschuldigungen folgendermaßen zurück: »Wir haben uns verantwortungsvoll verhalten bei unseren Forschungen, bei der Dokumentation der Ergebnisse und in unserer Kommunikation mit Behörden und der Öffentlichkeit.«

11. Verdacht auf betrügerische Preismanipulationen: Im Juni 2008 waren in den USA noch mindestens zehn Klagen gegen GlaxoSmithKline anhängig. Kläger: Mehrere US-Bundesstaaten und Bezirksverwaltungen des Staates New York. Der Vorwurf: Preismanipulationen zum Schaden von Sozialkassen.

12. Verdacht auf Bestechung und Beihilfe zur Steuerhinterziehung: Im Oktober 1999 leitete die Staatsanwaltschaft München gegen SmithKline Beecham (inzwischen GlaxoSmithKline) ein Ermittlungsverfahren wegen des Verdachts der Bestechung und Beihilfe zur Steuerhinterziehung ein. In diesem Zusammenhang wurden auch Firmen- und Reisebürounterlagen beschlagnahmt und die Untersuchungen auf 3500 Ärzte ausgeweitet, die bis zu 26000 Euro an Zuwendungen erhielten. »Die von der Pharmafirma bezahlten Reisen hatten fast ausschließlich Unterhaltungsprogramme zum Gegenstand«, erklärte die Staatsanwaltschaft. Bis März 2002 wurden 2200 Verfahren wieder eingestellt, weil Zuwendungen bis zu einem Betrag von 511 Euro als geringfügig und daher als nicht strafbar eingestuft wurden, oder weil es sich bei Zuwendungen bis zu einem Betrag von 51 Euro um Werbegeschenke handelte.

13. Irreführende Werbung: Im November 2007 erhielt GlaxoSmithKline von der US-Zulassungsbehörde FDA eine Verwarnung wegen irreführender Werbung für das Krebsmittel Tykerb, das in Deutschland und Österreich unter dem Namen Tyverb vermarktet wird. Einerseits wurde die Wirksamkeit stark übertrieben, andererseits fehlten Hinweise auf bedeutsame Nebenwirkungsrisiken.

14. Irreführende Werbung: Im Mai 2007 erhielt GlaxoSmithKline von der US-Zulassungsbehörde FDA eine Verwarnung wegen irreführender Werbung für das Heuschnupfenmittel Flonase, das in

Deutschland unter dem Namen Flutide Nasal, in Österreich unter dem Namen Flixonase vermarktet wird. In einer von Pharmavertretern benützten Werbeunterlage wurden falsche Angaben über die Wirksamkeit gemacht und der Eindruck erweckt, das Medikament sei besser als andere.

15. Verbotene Werbung: Im Juni 2006 erhielt GlaxoSmithKline von der US-Zulassungsbehörde FDA eine Verwarnung wegen irreführender Werbung für die Herpes-Creme Zovirax. In der Website zu diesem Mittel wurde für nicht zugelassene Indikationen geworben, die Wirksamkeit übertrieben, und außerdem fehlten Angaben über wichtige Nebenwirkungen.

16. Irreführende Werbung: Im Januar 2005 erhielt GlaxoSmithKline von der US-Zulassungsbehörde FDA eine Verwarnung wegen irreführender Werbung für den Betablocker Coreg, der in Deutschland und Österreich als Generikum unter dem Namen Carvedilol plus angehängtem Firmennamen vermarktet wird – allerdings nicht von GlaxoSmithKline. Auf einem Apothekerkongress wurde die Wirksamkeit übertrieben, und es fehlten Angaben über wichtige Nebenwirkungen.

17. Verbotene Werbung: Im Juni 2004 erhielt GlaxoSmithKline von der US-Zulassungsbehörde FDA eine Verwarnung wegen irreführender Werbung für die Herpes-Creme Zovirax. Auf der Website zu diesem Mittel wurde für nicht zugelassene Indikationen geworben, die Wirksamkeit übertrieben, und außerdem fehlten Angaben über wichtige Nebenwirkungen.

18. Verbotene Werbung: Im Juni 2003 erhielt GlaxoSmithKline von der US-Zulassungsbehörde FDA eine Verwarnung wegen irreführender Werbung für das Heuschnupfenmittel Flonase (in Deutschland unter dem Namen Flutide Nasal, in Österreich unter dem Namen Flixonase vermarktet). In einer Werbeunterlage wurden falsche Angaben über die Wirksamkeit gemacht und der Eindruck erweckt, das Medikament sei besser als andere. Außerdem wurde für Indikationen geworben, für die das Medikament nicht zugelassen ist.

19. Irreführende Werbung: Im Mai 2002 erhielt GlaxoSmithKline von der US-Zulassungsbehörde FDA eine Verwarnung wegen irreführender Werbung für das Migränemittel Imitrex, das in Deutschland und Österreich unter dem Namen Imigran vermarktet wird. In einer Patientenwerbung wurde die Wirksamkeit stark übertrieben.

20. Irreführende Werbung: Im Juni 2001 erhielt GlaxoSmithKline von der US-Zulassungsbehörde FDA eine Verwarnung wegen irreführender Werbung für das Diabetes-Medikament Avandia. Informationen für Konsumenten enthielten missverständliche oder falsche Angaben über Indikationen, Wirksamkeit und Nebenwirkungen.

21. Irreführende Werbung: Im Oktober 2000 erhielt GlaxoSmithKline von der US-Zulassungsbehörde FDA eine Verwarnung wegen irreführender Werbung für das Diabetes-Medikament Avandia. Einerseits wurden falsche Angaben über die Wirksamkeit gemacht, andererseits Nebenwirkungsrisiken heruntergespielt.

22. Irreführende Werbung: Im März 2000 erhielt GlaxoSmithKline von der US-Zulassungsbehörde FDA eine Verwarnung wegen irreführender Werbung für das Heuschnupfenmittel Flonase, das in Deutschland unter dem Namen Flutide Nasal, in Österreich unter dem Namen Flixonase vermarktet wird. In Patienteninformationen wurden falsche oder irreführende Angaben über die Wirksamkeit gemacht.

Konzernadresse für Nachfragen
GlaxoSmithKline GmbH & Co. KG, Theresienhöhe 11,
D-80339 München; Director Corporate Communications:
Florian Martius, Telefon: 089/36044-8329, Fax: 089/36044-8066; E-Mail:florian.martius@gsk.com; www.glaxosmithkline.de

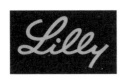 »Werte für Patienten und die Gesellschaft zur Verfügung stellen«

Firmensitz: Indianapolis, USA
Medikamente: Cialis, Cymbalta, Forsteo, Gemzar, Humalog, Humatrope, Huminsulin Basal, Huminsulin Normal, Strattera, Yentreve, Zyprexa und andere
Firmenzahlen im Jahr 2007:
Umsatz: 12,7 Milliarden Euro
Gewinn: 2,6 Milliarden Euro
Gewinn in Prozent des Umsatzes: 20,8
Steuerleistung: 630 Millionen Euro
Steuern in Prozent des Umsatzes: 5,0
Forschungsausgaben des Gesamtkonzerns: 2,4 Milliarden Euro
Forschungsausgaben des Gesamtkonzerns in Prozent des Umsatzes: 18,7
Ausgaben für Verkauf, Marketing + Administration in Prozent des Umsatzes: 33
Gesamtzahl der Beschäftigten: 103 400
In Verkauf, Marketing + Administration Beschäftigte: 40 217
In der Forschung Beschäftigte: 7946

Wichtige Firmenkennzahlen 2001–2007:

Jahr	2001	2002	2003	2004	2005	2006	2007
Umsatz in Milliarden Euro	13,1	10,6	10,0	10,2	12,4	11,9	12,7
Gewinnrate in % des Umsatzes	30,8	31,2	25,9	21,2	18,6	21,8	20,8
Steuerleistung in % des Umsatzes	6,3	6,8	5,6	8,2	4,9	4,8	5,0

Rechtswidrige oder unethische Praktiken

1. Anklage wegen illegaler Marketingpraktiken und Lügen: Im März 2008 reichte der US-Bundesstaat Conneticut eine Klage gegen Eli Lilly wegen illegaler Marketingpraktiken und Verharmlosung von Nebenwirkungen beim Antidepressivum Zyprexa ein. Richard Blumenthal, öffentlicher Ankläger des Bundesstaats Conneticut nahm in seiner Anklageschrift kein Blatt vor den Mund: »Mithilfe eines illegal organisierten Netzwerks und Lügen gelang es Eli Lilly, ein milliardenschweres Medikamentengeschäft aufzuziehen – auf Kosten von Patientenleben und Steuerzahlern. Das krankhafte Marketingmotto lautete: »Profite haben Vorrang vor Patienten, Verkauf hat Vorrang vor Sicherheit. Getrieben von Habgier, begann Eli Lilly Ärzte, Apotheker und öffentliche Beamte zu korrumpieren – die mitspielten und sich bereicherten.« Blumenthal warf dem Konzern vor, er habe die Wirksamkeit von Zyprexa übertrieben und die Nebenwirkungen verharmlost oder sogar verheimlicht.

In etwa 30 weiteren US-Bundesstaaten laufen ebenfalls Untersuchungen über illegale Vermarktungspraktiken von Eli Lilly. Das Ergebnis ist laut Eli Lilly »nicht abschätzbar« und kann sowohl strafrechtliche als auch zivilrechtliche Folgen mit hohen Schadenersatzzahlungen haben. Im Januar 2008 verhandelte der Konzern laut einem Bericht der »New York Times« mit US-Bundesanwälten über eine außergerichtliche Einigung in allen anstehenden Verfahren. Als mögliche Summe für einen Vergleich wurde eine Milliarde US-Dollar genannt. Eine Kleinigkeit im Vergleich zu der Summe, die der Konzern mit Zyprexa seit Beginn der Vermarktung im Jahr 1996 umgesetzt hatte: 37 Milliarden Dollar.

2. Verdacht auf illegale Marketingpraktiken: Im März 2004 begann die US-Staatsanwaltschaft in Pennsylvania mit Untersuchungen über die Marketingpraktiken von Eli Lilly betreffend das Antidepressivum Prozac (in Deutschland als Fluctin, in Österreich als Fluctine vermarktet). Im Oktober 2005 wurden die Untersuchungen auf eine Reihe weiterer Medikamente von Eli Lilly ausgeweitet.

4. Entschädigungszahlungen an Zyprexa-Patienten: Bis Anfang des Jahres 2008 zahlte Eli Lilly insgesamt 1,2 Milliarden Dollar an 26 000 US-Patienten, die dem Konzern vorwarfen, durch verschwiegene Zyprexa-Nebenwirkungen wie Überzuckerung und Diabetes geschädigt worden zu sein. Weitere, ähnlich lautende Klagen von 1235 Patienten in den USA waren Anfang des Jahres 2008 noch offen. Patienten in Kanada haben ähnlich lautende Klagen gegen den Konzern eingebracht.

5. Verdacht auf betrügerische Preismanipulationen: Anfang des Jahres 2008 waren in den USA noch Schadenersatzklagen mehrerer US-Bundesstaaten und Bezirksverwaltungen des Staates New York gegen Eli Lilly anhängig. Der Vorwurf: Preismanipulationen zum Schaden von Sozialkassen.

6. Illegale Vermarktungspraktiken: Im Februar 2006 endete ein Gerichtsverfahren, bei dem sich Eli Lilly in einem Vergleich mit dem US-Justizministerium bereit erklärte, 36 Millionen US-Dollar zu zahlen. Der Konzern hatte das Osteoporosemittel Evista im Jahr 1998 bei nicht zugelassenen Indikationen vermarktet. Im Rahmen des Vergleichs verpflichtete sich Eli Lilly auch, fünf Jahre lang vereinbarte Regeln bei der Vermarktung von Evista einzuhalten. Die Frage ist allerdings: Was passiert danach?

7. Verdacht auf Korruption: Im August 2003 begann die US-Börsenaufsicht SEC mit einer Untersuchung über mögliche Korruption bei der Eli-Lilly-Tochterfirma in Polen und forderte vom Konzern entsprechende firmeninterne Dokumente. Die Untersuchung war Anfang des Jahres 2008 noch nicht abgeschlossen.

8. Verdacht auf illegale Vermarktungspraktiken: Kommissionen des US-Repräsentantenhauses sowie des US-Senats untersuchen derzeit – im Sommer 2008 – Praktiken von Eli Lilly bei der Vermarktung des Neuroleptikums Zyprexa.

9. Irreführende Werbung: Im September 2007 erhielt Eli Lilly von der US-Zulassungsbehörde FDA eine Verwarnung wegen irreführender Werbung für das Antidepressivum Cymbalta. In Fachinformationen für Ärzte fehlten Hinweise über wichtige Nebenwirkungen und Risiken. Außerdem wurde in der Darstellung die Wirksamkeit übertrieben.

10. Irreführende Werbung: Im Juli 2006 erhielt Eli Lilly von der US-Zulassungsbehörde FDA eine Verwarnung wegen irreführender Werbung für das Krebsmittel Alimta. In der Patientenbroschüre fehlte unter anderem der wichtige Hinweis, dass Alimta nicht von Schwangeren verwendet werden darf.

11. Irreführende Werbung: Im September 2005 erhielt Eli Lilly von der US-Zulassungsbehörde FDA eine Verwarnung wegen irreführender Werbung für das Antidepressivum Cymbalta. In Fachinformationen für Ärzte fehlten Hinweise über wichtige Nebenwirkungen und Risiken. Außerdem entsprachen die Angaben über die Wirksamkeit nicht den Tatsachen.

12. Irreführende Werbung: Im Juni 2005 erhielt Eli Lilly von der US-Zulassungsbehörde FDA eine Verwarnung wegen irreführender Werbung für das Medikament Strattera, das bei überaktiven Kindern verwendet wird. In einer – in den USA erlaubten – Fernsehwerbung fehlten Hinweise über wichtige Nebenwirkungen und Risiken. Außerdem enthielt die Werbung falsche Angaben über die Wirksamkeit.

13. Irreführende Werbung: Im Januar 2002 erhielt Eli Lilly von der US-Zulassungsbehörde FDA eine Verwarnung wegen irreführender Werbung für das Erektionsmittel Cialis. Auf Webseiten wurde dieses Medikament, das von der Arzneimittelbehörde noch gar nicht zugelassen war, als »sicher und wirksam« bezeichnet, obwohl die Untersuchungen dazu noch gar nicht abgeschlossen waren.

14. Irreführende Werbung: Im Oktober 2000 erhielt Eli Lilly von der US-Zulassungsbehörde FDA eine Verwarnung wegen irreführender Werbung für das Diabetes-Medikament Avandia. Einerseits wurden falsche Angaben über die Wirksamkeit gemacht, andererseits Nebenwirkungs-Risiken heruntergespielt.

15. Irreführende Werbung: Im September 2000 erhielt Eli Lilly von der US-Zulassungsbehörde FDA eine Verwarnung wegen irreführender Werbung für das Osteoporosemittel Evista, dessen Wirksamkeit in einer Patienteninformation übertrieben wurde.

Konzernadresse für Nachfragen
Lilly Deutschland GmbH, Werner-Reimers-Straße 2–4, 61352 Bad Homburg; Pressesprecherin: Katrin Blank; Tel.: 061 72/2 73-27 38; Fax: 061 72/2 73-25 39; E-Mail: https://www.lillyregistration.de/forms/pressekontakt.jsp; www.lilly-pharma.de

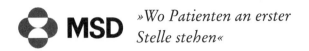 *»Wo Patienten an erster Stelle stehen«*

Firmensitz: Hunterdon, USA

Medikamente: Arcoxia, Cosopt, Ezetrol, Fosamax, Inegy, Lorzaar, Lorzaar plus, Maxalt, Propecia, Proscar, Singulair, Xanef, Zocor und andere

Firmenzahlen im Jahr 2007:
Umsatz: 16,4 Milliarden Euro
Gewinn: 2,3 Milliarden Euro
Gewinn in Prozent des Umsatzes: 13,9
Steuerleistung: 65 Millionen Euro
Steuern in Prozent des Umsatzes: 0,4
Forschungsausgaben des Gesamtkonzerns: 3,3 Milliarden Euro
Forschungsausgaben des Gesamtkonzerns in Prozent des Umsatzes: 20,2
Ausgaben für Verkauf, Marketing + Administration in Prozent des Umsatzes: 31
Gesamtzahl der Beschäftigten: 59 800

Wichtige Firmenkennzahlen 2001–2007:

Jahr	2001	2002	2003	2004	2005	2006	2007
Umsatz *in Milliarden Euro*	24,1	20,4	17,8	16,9	18,7	17,2	16,4
Gewinnrate *in % des Umsatzes*	47,0	45,0	40.3	34,9	33,5	27,5	13,9
Steuerleistung *in % des Umsatzes*	13,7	13,1	10,7	9,4	12,3	8,1	0,4

Rechtwidrige oder unethische Praktiken

1. Betrügerische Vermarktungspraktiken: Im Februar 2008 endeten zwei Gerichtsverfahren, bei dem sich Merck, Sharp & Dohme (MSD) in einem Vergleich mit dem US-Justizministerium und mehreren US-Bundesstaaten bereit erklärte, 671 Millionen US-Dollar Entschädigung zu zahlen. Der Konzern hatte zulasten öffentlicher Sozialkassen die Preise des Cholesterinmittels Zocor, des Rheumamittels Vioxx und des Magenmittels Pepcid manipuliert und verschreibende Klinikärzte an den illegalen Erlösen beteiligt. »Einer der größten Betrugsfälle im Gesundheitswesen«, nannte es der Generalstaatsanwalt. Die illegalen Zahlungen an Ärzte waren vom Konzern als »Training«, »Beratung« oder »Marktforschung« verbucht worden. In Wirklichkeit handelte es sich um illegale »kickbacks« – also Umsatzbeteiligungen. Als Bestandteil des Vergleichs wurde der Konzern dazu verpflichtet, in den kommenden fünf Jahren bestimmte Regeln zur Verhinderung ähnlicher Vorkommnisse einzuhalten.

David Burns, Sprecher der amerikanischen NGO »Steuerzahler gegen Betrug«, bezeichnete die von Merck, Sharp & Dohme angewandte Marketingmethode als »Heroin-Dealer-Geschäft: Der erste Schuss ist kostenlos, aber danach wird es richtig teuer – für die Krankenversicherung, die das alles bezahlen muss«.

Ähnliche Marketingpraktiken, allerdings ohne Umsatzbeteiligung von Klinikärzten, sind in Deutschland und Österreich seit Langem üblich: Klinikpatienten werden meist auf neue, sehr teure Medikamente eingestellt, die von den Firmen oft kostenlos oder fast kostenlos an das Krankenhaus abgegeben werden. Die Klinik freut sich, denn das entlastet das Budget. Nach der Entlassung in die ambulante medizinische Versorgung übernehmen die behandelnden Allgemeinärzte üblicherweise die vom Krankenhaus vorgeschlagene Medikation – und die Krankenkassen müssen die neuen, teuren Medikamente bezahlen.

2. Entschädigungszahlungen an Vioxx-Patienten: Im Februar 2008 erklärte Merck, Sharp & Dohme vor Gericht, einen Fonds für rund 47 000 Vioxx-geschädigte Patienten in Höhe von 4,85 Milliarden Dollar einzurichten. Ansprüche an diesen Fonds können jedoch nur von amerikanischen Patienten geltend gemacht werden. Vioxx, ein Rheumamittel vom Typ der Cox-2-Hemmer, war mit riesigem Marketingaufwand im Jahr 1999 auf den Markt gebracht worden. Weil es vom Konzern als besser verträglich als herkömmliche Rheumamittel angepriesen wurde, entwickelte sich das Medikament rasch zu einem Bestseller. Nach dem Bekanntwerden von Nebenwirkungen wie

Herzinfarkten und Schlaganfällen wurde es im Jahr 2004 vom Markt gezogen. Dem Konzern wurde vorgeworfen, die Risiken vertuscht und den Arzneimittelbehörden geschönte Zahlen übergeben zu haben. Alle Vorwürfe wurden von Merck, Sharp & Dohme bestritten.

3. Schadenersatzklagen: Unabhängig von der gerichtlichen Einigung, die Merck, Sharp & Dohme in den USA mit der überwiegenden Zahl der Vioxx-Geschädigten erreicht hat, laufen derzeit unzählige individuelle Gerichtsverfahren in den USA und in zahlreichen anderen Ländern. In den meisten Fällen geht es um Ansprüche auf individuellen Schadenersatz von Patienten, aber auch von Aktienbesitzern. Der Ausgang dieser Verfahren ist offen.

4. Verdacht auf illegale Vermarktungspraktiken: Die amerikanische Börsenaufsicht, das US-Justizministerium, die Generalstaatsanwälte mehrerer US-Bundesstaaten sowie die Behörden mehrerer europäischer Länder untersuchen derzeit – im Sommer 2008 – die Forschungs-, Marketing- bzw. Verkaufsaktivitäten von Merck, Sharp & Dohme im Zusammenhang mit dem inzwischen verbotenen Rheumamittel Vioxx. Der Ausgang dieser Verfahren ist offen, daraus könnten sich jedoch straf- und zivilrechtliche Folgen für den Konzern ergeben.

5. Schadenersatzklagen: In den USA wurde Merck, Sharp & Dohme von mehr als 900 Patienten wegen Schädigung durch eine Nebenwirkung beim Osteoporosemittel Fosamax verklagt. Es handelte sich um Knochenfraß im Kiefergewebe. Der Konzern hat wegen dieser Klagen 2007 in seinem Budget eine Rückstellung von 27 Millionen Dollar gebildet. Der Ausgang dieser Verfahren ist offen.

6. Verdacht auf Vertuschung von Studienergebnissen: Die Generalstaatsanwälte von New York und Conneticut sowie Kommissionen des US-Repräsentantenhauses und des US-Senats untersuchen derzeit – im Sommer 2008 – Praktiken von Merck, Sharp & Dohme und Schering Plough bei der Vermarktung des Cholesterinsenkers Vytorin (in Europa unter dem Namen Inegy vermarktet). Den Konzernen wird vorgeworfen, die Ergebnisse einer Studie über die Wirksamkeit des Medikaments Vytorin längere Zeit unter Verschluss gehalten zu haben, weil diese nicht so ausfielen wie erhofft. Das Medikament, das als »großer Fortschritt« angepriesen wurde, wirkte nicht besser als sehr viel billigere, bereits bewährte Medikamente. Im Zusammenhang mit der Vermarktung von Vytorin wurden in den USA außerdem mehrere Dutzend Zivilrechtrechtsklagen gegen Merck, Sharp & Dohme sowie Schering Plough eingebracht.

7. Schadenersatzklagen: In den USA wurde Merck, Sharp & Dohme von mehr als 400 Patienten wegen Schädigung durch den in einem Impfmittel verwendeten Hilfsstoff Thiomersal verklagt. Die Patienten hatten neurologische Schäden erlitten. Der Ausgang dieser Verfahren ist offen.

8. Verdacht auf betrügerische Preismanipulationen: Anfang des Jahres 2008 waren in den USA noch Schadenersatzklagen mehrerer US-Bundesstaaten und Bezirksverwaltungen des Staates New York gegen Merck, Sharp & Dohme anhängig. Der Vorwurf: Preismanipulationen zum Schaden von Sozialkassen.

9. Verbotene Werbung/Ghostwriting: Im September 2001 erhielt Merck, Sharp & Dohme von der US-Zulassungsbehörde FDA eine Verwarnung wegen irreführender Werbung für das Rheumamittel Vioxx, das drei Jahre später, im Jahr 2004, vom Markt gezogen wurde. In Presseaussendungen, Ärztekonferenzen, Werbematerial und Statements von Pharmavertretern fehlten Hinweise über wichtige Nebenwirkungen, wie etwa erhöhtes Risiko von Herzinfarkten und möglicherweise Thrombosen. Außerdem entsprachen die Angaben über die Wirksamkeit nicht den Tatsachen. Darüber hinaus wurde Vioxx für nicht zugelassene Indikationen beworben.

In der Verwarnung wies die FDA darauf hin, dass der Konzern zwei Jahre zuvor wegen ähnlicher Vergehen abgemahnt wurde. Im Mai 2008 erklärte Merck, Sharp & Dohme wegen des Herunterspielens von Herzrisiken bei Vioxx-Werbungen, Entschädigungen in der Höhe von 58 Millionen Dollar an 29 US-Bundesstaaten sowie den District of Columbia zu leisten. Außerdem verpflichtete sich der Konzern, die Praxis des »medizinischen ghostwritings« zu beenden.

Konzernadresse für Nachfragen
MSD SHARP & DOHME GMBH, Lindenplatz 1, D-85540 Haar; Direktor PR/Öffentlichkeitsarbeit: Kurt Leidner; Tel.: 0 89/45 61-11 30; Fax: 0 89/45 61-13 29; E-Mail: kurt_leidner@msd.de; www.msd.de

Ⴑ NOVARTIS »*Den Patienten verpflichtet*«

Firmensitz: Basel, Schweiz

Medikamente: Begrivac, Codiovan, Diovan, Encepur, Femara, Fenistil, Fluad, Foradil, Glivec, Insidon, Locol, Mono Embolex, Otriven, Sandimmun, Sandostatin, Visodyne, Voltaren, Zometa und andere

Firmenzahlen im Jahr 2007:
Umsatz: 26,4 Milliarden Euro
Gewinn: 5,1 Milliarden Euro
Gewinn in Prozent des Umsatzes: 19,2
Steuerleistung: 643 Millionen Euro
Steuern in Prozent des Umsatzes: 2,4
Forschungsausgaben des Gesamtkonzerns: 4,4 Milliarden Euro
Forschungsausgaben des Gesamtkonzerns in Prozent des Umsatzes: 17,0
Ausgaben für Verkauf, Marketing + Administration in Prozent des Umsatzes: 35
Gesamtzahl der Beschäftigten: 98 200

Wichtige Firmenkennzahlen 2001–2007:

Jahr	2001	2002	2003	2004	2005	2006	2007
Umsatz *in Milliarden Euro*	21,7	22,3	19,7	21,2	27,7	27,9	26,5
Gewinnrate *in % des Umsatzes*	26,5	27,2	24,4	22,3	22,2	22,6	19,2
Steuerleistung *in % des Umsatzes*	4,5	4,6	4,0	3,7	3,4	3,5	2,4

Rechtswidrige oder unethische Praktiken

1. Betrügerische Preismanipulationen: Im Juli 2008 wurde die Novartis-Tochterfirma Sandoz von einem US-Zivilgericht in Alabama zu Entschädigungszahlungen in Höhe von 33,3 Millionen Dollar verurteilt – wegen manipulierter, erhöhter Medikamentenpreise zulasten öffentlicher Sozialkassen. Es ging um Medikamente wie das Hochdruck-Mittel Diovan, den Cholesterinsenker Lescol und Ritalin, ein Mittel zur Behandlung hyperaktiver Kinder. Der Konzern legte gegen das Urteil Berufung ein und erklärte, man habe immer nur »echte Medikamentenpreise« verwendet. Die Berufungsverhandlung wurde auf den 27. Oktober 2008 festgesetzt.

2. Betrügerische Preismanipulationen: In den USA sind derzeit gegen Novartis bzw. Novartis-Tochterfirmen gerichtliche Untersuchungen oder Gerichtsverfahren wegen des Verdachts auf betrügerische Preismanipulationen zulasten öffentlicher Sozialkassen anhängig, deren Ausgang nicht absehbar ist.

3. Schadenersatzklagen: In den USA wurden Novartis-Tochterfirmen von mehr als 400 Patienten wegen Schädigung durch eine Nebenwirkung der Krebsmittel Aredia und Zometa verklagt (in Einzel- und Sammelklagen). Es handelte sich um Knochenfraß im Kiefergewebe. Der Ausgang dieser Verfahren ist offen.

4. Illegale oder unethische Vermarktungspraktiken: Der Journalist Markus Grill von der Wochenzeitschrift »Stern« deckte im Herbst des Jahres 2007 diverse illegale Marketingpraktiken von Novartis in Deutschland auf: Vergnügungsfahrten für Ärzte, die als Fortbildungen getarnt waren; angebliche Medikamentenbeobachtungen, für die der Konzern bis zu 1000 Euro an Ärzte zahlte; angebliche Experteninterviews, die mit 200 Euro honoriert wurden. In einer allgemein gehaltenen Stellungnahme teilte die Firma mit: »Novartis Pharma unterstützt die Freiwillige Selbstkontrolle (FSA). Zusätzlich hat Novartis einen eigenen, sehr weitreichenden (…) Kodex. (…) Verstöße werden dabei konsequent verfolgt und aufgearbeitet.«

5. Militärisch ausgerichtete Vermarktungsstrategien: Im Sommer des Jahres 2000 gab der neue Chef von Novartis Pharma, Thomas Ebeling, seinen firmeninternen Einstand. Als er über die Marketingstrategien für zwei neue Medikamente referierte, schlug er ungewohnt rabiate Töne an und projizierte zehn Gebote an die Wand, darunter die Regel Nummer acht: »Do whatever it takes: Kill to win –

no prisoners.« Übersetzt heißt das: Tu alles, was nötig ist: Töte, um zu gewinnen – mach keine Gefangenen! In einer anderen Präsentation ging es dann auch um »Schlachtpläne« und ähnlich militärisch ausgerichtete Marketingstrategien. Die zehn Gebote des Oberkommandierenden der Pharmadivision von Novartis wurden auch ins Intranet des Konzerns gestellt und damit allen Mitarbeitern vor Augen geführt. Nach einem Aufschrei in schweizerischen Medien wollte der Konzern Ebelings Gebote ganz anders verstanden wissen. »Kill to win – no prisoners« bedeute einfach: Arbeiten Sie produktiv und konzentrieren Sie sich auf das Wichtigste.

So ähnlich funktioniert auch die Werbung in der Pharmaindustrie: Wenn etwas schiefläuft, dann haben das die Empfänger der Botschaften einfach nur falsch verstanden. In der deutschen Filiale von Novartis pflegt man ebenfalls eine sehr militärische Sprache. »Stern«-Journalist Markus Grill schrieb in einem Bericht Ende des Jahres 2007: »In firmeninternen Broschüren werden die Medikamente zu ›Waffen‹ im Wettbewerb erklärt, eine positive Studie wird als ›unser schärfstes Schwert‹ bezeichnet. Gegenüber Ärzten sei ›Streetfighting‹ angesagt und (der neue Blutdrucksenker) Exforge solle in ›Bulldoze‹-Manier durchgesetzt werden.« Der deutsche Vorstandschef Peter Maag hat laut »Stern« sogar von »Blitzkrieg« gesprochen.

6. Verschleierung illegaler Marketingpraktiken: Firmeninterne »Richtlinien für ›Werbeausgaben‹« der österreichischen Tochterfirma von Novartis geben interessante Einblicke in Sprachregelungen und Marketingpraktiken des Konzerns. Da werden die Pharmavertreter angewiesen, »Freizeitaktivitäten« von Ärzten im Rahmen von »wissenschaftlichen Programmen ... als »nebensächlich darzustellen!«.

Veranstaltungen, die bis dahin unter dem Titel »Wissen und Sport« oder »Wissen und Kultur« verbucht wurden, sollten »ab sofort« den Titel »wissenschaftliche Fortbildungsveranstaltung« tragen. Und prinzipiell hieße es ab sofort »nicht mehr: Förderung von Lescol-Verordnung, sondern Fortbildung oder Präsentation Produkt XY (auch bei Weihnachtsfeier, Geburtstagsfeier, Praxiseröffnung, Christbaum-Aktion)«. – In diesem Zusammenhang kann man sich auch vorstellen, wie viel kreative Energie firmenintern aufgewandt wird, um reine Marketingaktivitäten als »Wissenschaft« und »Forschung« zu verbuchen.

7. Umsatzbeteiligungen für Ärzte: Novartis bzw. Tochterfirmen von Novartis beteiligen die rund 1000 österreichischen Allgemeinärzte, die berechtigt sind, nebenbei eine Apotheke zu führen, am Umsatz – und zwar in einer Höhe von bis zu 20 Prozent des Einkaufspreises. Ein lohnendes Zusatzgeschäft zulasten der Krankenkassen bzw. der Beitragszahler. Jährlich geht es dabei um Millionensummen.

8. Illegale Vermarktung: Im Februar 2007 erhielt die Novartis-Tochterfirma Sandoz von der US-Zulassungsbehörde FDA eine Verwarnung wegen der Vermarktung eines nicht zugelassenen Medikaments gegen Migräne.

9. Irreführende Werbung: Im Mai 2008 erhielt Novartis von der US-Zulassungsbehörde FDA eine Verwarnung wegen irreführender Werbung für das Epilepsiemittel Trileptal. Auf der Medikamentenverpackung wurde die Wirksamkeit übertrieben und das Risiko heruntergespielt.

10. Irreführende Werbung: Im August 2007 erhielt Novartis von der US-Zulassungsbehörde FDA eine Verwarnung wegen irreführender Werbung für das Alzheimer-Mittel Exelon. In einer Fachinformation für Ärzte entsprachen die Angaben über die Wirksamkeit nicht den Tatsachen. Darüber hinaus wurde Exelon für nicht zugelassene Indikationen beworben und enthielt irreführende Angaben über Nebenwirkungen und andere Risiken.

11. Irreführende Werbung: Im April 2004 erhielt Novartis von der US-Zulassungsbehörde FDA eine Verwarnung wegen irreführender Werbung für das Herz-Kreislauf-Mittel Diovan. In einer Fachwerbung für Ärzte wurde das Medikament für nicht zugelassene Indikationen beworben.

12. Illegale Werbung: Im August 2003 erhielt Novartis von der US-Zulassungsbehörde FDA eine Verwarnung wegen irreführender Werbung für das Pilzmittel Lamisil. Dabei wurde die Wirksamkeit übertrieben und das Risiko heruntergespielt.

13. Irreführende Werbung: Laut der Berliner Fachzeitschrift »arznei-telegramm« bewarben Pharmavertreter von Novartis Anfang des Jahres 2002 das Hochdruck-Mittel Diovan auch zur Behandlung von Herzschwäche, obwohl es dafür noch gar nicht zugelassen war. Novartis wies die vom »arznei-telegramm« geäußerte Kritik zurück.

14. Irreführende Werbung: Im Oktober 2001 erhielt Novartis von der US-Zulassungsbehörde FDA eine Verwarnung wegen irreführender Werbung für das Parkinsonmittel Comtan. Die in einer Werbebroschüre enthaltenen Angaben über die Wirksamkeit waren falsch und irreführend.

15. Irreführende Werbung: Im Februar 2001 erhielt Novartis von der US-Zulassungsbehörde FDA eine Verwarnung wegen irreführender Werbung für das Krebsmittel Femara. Eine Fachinformation für Ärzte und eine Novartis-Presseaussendung enthielten falsche bzw. irreführende Angaben über die zugelassenen Indikationen.

Konzernadresse für Nachfragen
Novartis AG, Lichtstr. 35, CH-4056 Basel;
Director Global Media Relations: Eric Althoff;
Tel: +41 61 32 47 99; E-Mail: eric.althoff@novartis.com;
www.novartis.com

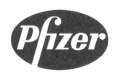 *»Fortschritt. Versprechen. Pfizer«*

Firmensitz: New York, USA

Medikamente: Aromasin, Beloc comp, Cabaseril, Campto, Celebrex, Detrusitol, Gelonida, Genotropin, Lyrica, Neurontin, Nicorette, Norvasc, Olynth, Revatio, Sab, Sortis, Valoron N, Viagra, Visine Yxin, Xalacom, Xalatan, Zeldox, Zithromax und andere

Firmenzahlen im Jahr 2007:
Umsatz: 32,9 Milliarden Euro
Gewinn: 6,3 Milliarden Euro
Gewinn in Prozent des Umsatzes: 19,2
Steuerleistung: 695 Millionen Euro
Steuern in Prozent des Umsatzes: 2,1
Forschungsausgaben des Gesamtkonzerns: 5,5 Milliarden Euro
Forschungsausgaben des Gesamtkonzerns in Prozent des Umsatzes: 17,0
Ausgaben für Verkauf, Marketing + Administration in Prozent des Umsatzes: 55
Gesamtzahl der Beschäftigten: 86 600

Wichtige Firmenkennzahlen 2001–2007:

Jahr	2001	2002	2003	2004	2005	2006	2007
Umsatz in Milliarden Euro	32,9	30,8	35,4	36,0	40,2	36,7	32,9
Gewinnrate in % des Umsatzes	34,4	36,4	7,3	27,4	22,8	26,9	19,2
Steuerleistung in % des Umsatzes	8,4	8,1	3,6	5,0	6,7	4,1	2,1

Rechtswidrige oder unethische Praktiken

1. Illegale, verbrecherische Marketingpraktiken: Im Mai 2004 erklärte sich Warner-Lambert, eine Tochterfirma von Pfizer, vor einem US-Gericht für schuldig, bei der Vermarktung des Epilepsiemittels Neurontin systematisch illegale, verbrecherische Marketingpraktiken (»illegal promotion«; »felonies«) angewandt zu haben. Pfizer erklärte sich bereit, eine Strafe von 240 Millionen Dollar und Schadenersatz in der Höhe von 190 Millionen zu zahlen. Außerdem erklärte sich Pfizer bereit sicherzustellen, dass nicht zugelassene Indikationen in Zukunft nicht mehr vermarktet werden.
Der Konzern wies allerdings jede Schuld von sich – die im Gerichtsverfahren zur Sprache gekommenen Marketingpraktiken seien angewandt worden, noch bevor Pfizer die Firma Warner-Lambert im Jahr 2000 gekauft und in die Konzernstruktur eingegliedert habe. Pfizer selbst wurde jedoch von der US-Arzneimittelbehörde FDA zweimal – 2001 und 2002 – wegen irreführender Werbung für Neurontin verwarnt.
Mit einem Jahresumsatz von 2,7 Milliarden Dollar zählte Neurontin bis zum Jahr 2004 zu Pfizers Bestsellern. In Deutschland setzte der Konzern im Jahr 2006 damit 13,5 Millionen Euro um.
Das US-Justizministerium, 50 Bundesstaaten und der »District of Columbia« hatten Warner-Lambert verklagt, weil der Konzern in den 1990er-Jahren Neurontin auch für Indikationen wie Migräne, Schmerzen, Depression, manisch-depressive Störung, Restless-Syndrom und Hyperaktivität von Kindern vermarktet hatte. Zugelassen war es jedoch nur als Zusatzbehandlung bei Epilepsie.
Während des Gerichtsverfahrens soll ein Zeuge ausgesagt haben, dass die Pharmavertreter für die Vermarktung folgende Anweisung erhielten: »Wir müssen die Hand des Arztes halten und ihm ins Ohr flüstern: Neurontin für Schmerzen, Neurontin für manisch-depressive Störungen, Neurontin für alles und jedes.«
Zur Steigerung des Umsatzes benutzte Warner-Lambert vor allem ärztliche Meinungsbildner, die beispielsweise unter dem Titel »consultant meetings« zu exklusiven Wochenendtrips nach Florida, zu den Olympischen Spielen in Atlanta oder zu Urlauben nach Hawaii eingeladen wurden. Außerdem sponserte der Konzern Neurontin-Werbeveranstaltungen, die als »unabhängige medizinische Fortbildungen« getarnt waren und nur dazu dienten, Ärzte zur Verschreibung von Neurontin bei nicht zugelassenen Indikationen anzuregen.

2. Betrügerische Preismanipulationen: Im Oktober 2002 erklärte sich Pfizer vor einem US-Gericht bereit, 49 Millionen Dollar Entschädigung zu zahlen, weil Warner-Lambert, eine Tochterfirma von Pfizer, bei der Vermarktung des Cholesterinsenkers Lipitor durch Preismanipulationen öffentliche Sozialkassen geschädigt hatte.

3. Illegale Vermarktung: Im April 2007 zahlte Pfizer in einem Vergleich mit dem US-Justizministerium 34,7 Millionen Dollar Strafe, weil zwei Tochterfirmen des Konzerns das Wachstumshormon Genotropin für nicht zugelassene Indikationen wie »Anti-aging« und »Leistungssteigerung im Sport« vermarktet hatte. Pfizer erklärte, in die Marketingpraktiken selbst nicht involviert gewesen zu sein. Diese seien angewandt worden, bevor Pfizer die Tochterfirmen erworben habe.

4. Untersuchung der Vermarktungspraktiken von Rheumamitteln: Das US-Justizministerium untersucht derzeit – im Sommer 2008 – die Marketingpraktiken und die Sicherheit der Rheumamittel Celebrex und Bextra (im Jahr 2005 vom Markt gezogen). Die Generalstaatsanwälte mehrerer US-Bundesstaaten haben ebenfalls Untersuchungen über die Marketingpraktiken dieser beiden Medikamente begonnen und von Pfizer firmeninterne Unterlagen angefordert.

5. Schädigung von Patienten: Wegen des Verdachts auf Schädigung durch die Rheumamittel Celebrex und Bextra wurden in zahlreichen US-Bundesstaaten Klagen (auch Sammelklagen) gegen Pfizer eingebracht. Der Ausgang dieser Verfahren, die zusammengefasst in New York beziehungsweise Kalifornien weitergeführt werden, ist offen.

6. Verdacht auf betrügerische Vermarktungspraktiken: Seit Mai 2006 läuft vor einem US-Gericht im Bundesstaat Illinois eine Sammelklage von Patienten, die Pfizer vorwerfen, den Cholesterinsenker Lipitor illegalerweise auch bei nicht zugelassenen Indikationen vermarktet zu haben. Die Klage lautet auf Betrug, unzulässige Bereicherung und Verstoß gegen das Antikorruptionsgesetz. Der Ausgang dieser Verfahren ist offen.

7. Schädigung von Patientinnen: Verdacht auf Schädigung durch Hormonersatztherapie: In den USA laufen derzeit – Anfang 2008 – mehrere Klagen von Frauen gegen Pfizer, die durch die Behandlung mit Hormonen während der Wechseljahre durch Brustkrebs, Schlaganfall oder Herzerkrankungen geschädigt wurden. Der Ausgang dieser Verfahren ist offen.

8. Ärztehonorare: Das US-Justizministerium untersucht seit Längerem Zahlungen von Pfizer an Ärzte im Zusammenhang mit verschreibungspflichtigen Medikamenten.

9. Betrügerische Preismanipulationen: In den USA sind derzeit gegen Pfizer bzw. Pfizer-Tochterfirmen mehrere gerichtliche Untersuchungen oder Gerichtsverfahren wegen des Verdachts auf betrügerische Preismanipulationen zulasten öffentlicher Sozialkassen anhängig, deren Ausgang nicht absehbar ist.

10. Verdacht auf illegale Zahlungen und Geschenke an Ärzte: Italienische Regierungsbehörden untersuchen derzeit – Anfang des Jahres 2008 – Zahlungen einer italienischen Tochterfirma von Pfizer wegen des Verdachts auf strafrechtliche Tatbestände.

11. Verdacht auf Steuerbetrug: In Deutschland laufen derzeit – Anfang des Jahres 2008 – wegen Steuerangelegenheiten straf- und zivilrechtliche Ermittlungen gegen eine Tochterfirma von Pfizer.

12. Verdacht auf unethische Medikamentenversuche mit tödlichen Folgen: Im Mai 2007 brachten die Generalstaatsanwälte von Nigeria sowie des nigerianischen Bundesstaates Kano straf- und zivilrechtliche Klagen gegen Pfizer und Mitarbeiter von Pfizer ein. Dem Konzern werden illegale Medikamentenversuche an Kindern mit einem Antibiotikum vorgeworfen. Mindestens elf Kinder starben an den Folgen, mehr als 200 erlitten irreparable Schäden wie Lähmungen, Blindheit und Taubheit. In derselben Sache laufen derzeit zwei Zivilrechtsverfahren in den USA, die von Eltern geschädigter Kinder angestrengt wurden.

13. Irreführende Werbung: Nach einer Klage von Generalstaatsanwälten mehrerer US-Bundesstaaten gegen Pfizer wegen irreführender Werbung für das Antibiotikum Zithromax erklärte sich der Konzern im Januar 2003 bereit, 6 Millionen US-Dollar Entschädigung zu leisten. Davon 4 Millionen Dollar für Gerichtskosten und 2 Millionen Dollar für eine öffentliche Aufklärungskampagne über Antibiotika-Resistenzen sowie die Wirkungslosigkeit von Antibiotika bei Erkältungen. Pfizer war vorgeworfen worden, die Wirksamkeit von Zithromax im Vergleich mit anderen Antibiotika zu übertreiben. Durch den gerichtlichen Vergleich wurde Pfizer auch dazu verpflichtet, in allen Werbeunterlagen für Zithomax darauf hinzuweisen, dass Antibiotika unwirksam sind bei Virus-Infektionen wie Erkältung oder Schnupfen. Pfizer war bereits im Dezember 2000 von der US-Zulassungsbehörde FDA wegen irreführender Werbung für Zithromax verwarnt worden.

14. Irreführende Werbung: Im April 2008 erhielt Pfizer von der US-Zulassungsbehörde FDA eine Verwarnung wegen irreführender Werbung für das Erektionsmittel Viagra. In einem Werbevideo fehlten Angaben über die Risiken.

15. Irreführende Werbung: Im Mai 2005 erhielt Pfizer von der US-Zulassungsbehörde FDA eine Verwarnung wegen irreführender Werbung für das Antidepressivum Zoloft. In einer Patienteninformation fehlte der Hinweis, dass das Medikament als Nebenwirkung Suizidgedanken und -wünsche verursachen kann.

16. Irreführende Werbung: Im April 2005 erhielt Pfizer von der US-Zulassungsbehörde FDA eine Verwarnung wegen irreführender Werbung für das Allergiemittel Zyrtec. In Patientenbroschüren wurde die Wirksamkeit übertrieben.

17. Irreführende Werbung: Im Januar 2005 erhielt Pfizer von der US-Zulassungsbehörde FDA eine Verwarnung wegen irreführender Werbung für die Rheumamittel Celebrex und Bextra. Dabei wurde die Wirksamkeit übertrieben, das Risiko heruntergespielt und irreführende Indikationsangaben gemacht. Im April 2005 wurde Bextra wegen seiner Nebenwirkungen vom Markt gezogen.

18. Irreführende Werbung: Im November 2004 erhielt Pfizer von der US-Zulassungsbehörde FDA eine Verwarnung wegen irreführender Werbung für das Erektionsmittel Viagra. Verschiedene Werbeinformationen enthielten fehler- und lückenhafte Angaben über Wirkungen und Nebenwirkungen des Medikaments.

19. Irreführende Werbung: Im April 2004 erhielt Pfizer von der US-Zulassungsbehörde FDA eine Verwarnung wegen irreführender Werbung für das Allergiemittel Zyrtec. Verschiedene Werbeinformationen enthielten lückenhafte Angaben über die Nebenwirkungen und Risiken des Medikaments.

20. Irreführende Werbung: Im August 2002 erhielt Pfizer von der US-Zulassungsbehörde FDA eine Verwarnung wegen irreführender Werbung für den Cholesterinsenker Lipitor. In einer Werbeanzeige wurde fälschlicherweise behauptet, die Verwendung von Lipitor sei weniger riskant als die anderer Cholesterinsenker.

21. Irreführende Werbung: Im April 2002 erhielt Pfizer von der US-Zulassungsbehörde FDA eine Verwarnung wegen irreführender Werbung für das Allergiemittel Zyrtec. Eine Werbeinformation enthielt lückenhafte Angaben über die Nebenwirkungen und Risiken des Medikaments.

22. Irreführende Werbung: Im Juli 2001 erhielt Pfizer von der US-Zulassungsbehörde FDA eine Verwarnung wegen irreführender Werbung für den Cholesterinsenker Lipitor. In einer Fachinformation für Ärzte wurden Indikationen angegeben, für die das Medikament nicht zugelassen war. Außerdem wurden Nebenwirkungsrisiken heruntergespielt.

23. Irreführende Werbung: Im Februar 2000 erhielt Pfizer von der US-Zulassungsbehörde FDA eine Verwarnung wegen irreführender Werbung für das Erektionsmittel Viagra. Eine Werbeinformation enthielt keinerlei Angaben über die Nebenwirkungen und Risiken des Medikaments.

Konzernadresse für Nachfragen
Pfizer Deutschland GmbH, Pfizerstraße 1, D-76139 Karlsruhe;
Unternehmenskommunikation: Martin Fensch;
Telefon: 07 21/61 01-187; Fax: 07 21/62 03-187
E-Mail: presse@pfizer.com; Homepage: www.pfizer.de

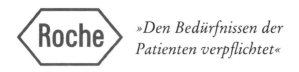

»Den Bedürfnissen der Patienten verpflichtet«

Firmensitz: Basel / Schweiz

Medikamente: Aponal, Avastin, Bondronat, Cellcept, Copegus, Dilatrend, Dormicum, Herceptin, Lexotanil, Madopar, Marcumar, Neorecormon, Pegasys, Pulmozyme, Restex, Roferon A, Rohypnol, Tamiflu, Tarceva, Valcyte, Xeloda und andere

Firmenzahlen im Jahr 2007:
Umsatz: 29,2 Milliarden Euro
Gewinn: 9,2 Milliarden Euro
Gewinn in Prozent des Umsatzes: 31,6
Steuerleistung: 2,3 Milliarden Euro
Steuern in Prozent des Umsatzes: 7,9
Forschungsausgaben des Gesamtkonzerns: 5,3 Milliarden Euro
Forschungsausgaben des Gesamtkonzerns in Prozent des Umsatzes: 18,2
Ausgaben für Verkauf, Marketing + Administration in Prozent des Umsatzes: nicht bekannt
Gesamtzahl der Beschäftigten: 78 600

Wichtige Firmenkennzahlen 2001–2007:

Jahr	2001	2002	2003	2004	2005	2006	2007
Umsatz in Milliarden Euro	20,6	22,0	21,0	20,8	24,3	27,5	29,2
Gewinnrate in % des Umsatzes	15,6	10,0	14,9	20,5	24,3	28,5	31,6
Steuerleistung in % des Umsatzes	8,4	8,1	3,6	5,8	6,2	7,6	7,9

Rechtswidrige oder unethische Praktiken

1. Verdacht auf illegale Vermarktungspraktiken: Im Oktober 2004 begann das US-Justizministerium eine zivil- und strafrechtliche Untersuchung über die Vermarktungspraktiken des extrem teuren Krebsmittels Rituxan, das von der Roche-Tochterfirma Genentech vermarktet wird. Genentech wurde unter Strafandrohung aufgefordert, alle entsprechenden firmeninternen Dokumente betreffend Marketing und Verkauf von Rituxan für die Indikation »rheumatoide Arthritis« zur Verfügung zu stellen. In Deutschland und Österreich wird Rituxan von Roche unter dem Markennamen Mabthera vermarktet.

Der Hintergrund dieser Untersuchung: Es besteht der Verdacht, dass das Krebsmittel Rituxan illegalerweise auch für die nicht zugelassene Indikation »rheumatoide Arthritis« beworben und vermarktet wurde. Dies wurde aufgrund einer Anzeige bekannt, die ein Genentech-Mitarbeiter im Jahr 2005 eingebracht hatte. Er behauptete, Genentech habe eine Werbekampagne organisiert, für die einflussreiche Rheumatologen als ärztliche Meinungsbildner angeworben wurden. Für ein Honorar von 2000 bis 2500 Dollar hätten sie ärztliche Kollegen in Fortbildungsveranstaltungen davon überzeugt, Rituxan auch bei nicht zugelassenen Indikationen zu verschreiben. Gegen entsprechende Honorare seien diese Meinungsbildner auch bereit gewesen, sich als Autoren für unabhängige medizinische Fachartikel auszugeben, die zur Gänze von der Firma geschrieben wurden.

Die Einleitung eines Gerichtsverfahrens aufgrund der Behauptungen des Genentech-Mitarbeiters wurde aus formalrechtlichen Gründen von einem US-Gericht in Maine im Großen und Ganzen abgelehnt. Eine Sprecherin von Genentech hatte erklärt, die Firma halte sich an ethische und legale Werbepraktiken.

Der Ausgang der vom Justizministerium durchgeführten Untersuchung, die inzwischen nur noch zivilrechtliche Aspekte beinhaltet, ist derzeit – Mitte des Jahres 2008 – offen.

2. Illegale Vermarktungspraktiken: Vor einem Gericht in Kalifornien erklärte sich die von Roche kontrollierte Biotechfirma Genentech 1999 bereit, wegen illegaler Vermarktung des Wachstumshormons Protropin 30 Millionen Dollar Strafe und 20 Millionen Dollar Entschädigung an öffentliche Sozialkassen zu zahlen. Die US-Arzneimittelbehörde FDA hatte der Firma vorgeworfen, das Medikament auch bei nicht zugelassenen Indikationen wie »übergewichtigen Kindern« oder »Verbrennungen« beworben und vermarktet zu haben.

3. Kriminelle Verschwörung und illegale Preisabsprachen: Im Mai 1999 wurde der Schweizer Pharmakonzern Roche von einem US-Gericht zu einer Strafzahlung von 500 Millionen Dollar verurteilt, weil er mit anderen Pharmakonzernen illegale Preisabsprachen getroffen hatte, um die Preise von Vitaminpräparaten künstlich hoch zu halten – eine »kriminelle Verschwörung«. Im Zeitraum von 1990 bis 1999 hatten sich Manager von Roche und anderen Konzernen regelmäßig getroffen, um Produktionsquoten und Preise festzulegen. Roche wurde vom Gericht als »Anstifter« identifiziert. Ein verantwortlicher Roche-Manager wurde zu einer Geldstrafe von 100 000 Dollar und einer Gefängnisstrafe von vier Monaten verurteilt, ein zweiter zu einer Geldstrafe von 150 000 Dollar und einer Gefängnisstrafe von fünf Monaten.

4. Illegale Preisabsprachen: Im November 2001 verhängte die EU-Wettbewerbs-Kommission über den Schweizer Pharmakonzern Roche wegen illegaler Preisabsprachen für Vitaminmittel im Zeitraum 1989-1999 eine Geldbuße in der Höhe von 462 Millionen Euro. Roche verkaufte seine Vitaminsparte im Jahr 2003 an die holländische Firma DSM.

5. Unerlaubte Marketingpraktiken: Im Juli 2008 wurde Roche in England wegen unerlaubter Praktiken bei der Vermarktung des Schlankheitsmittels Xenical für die Dauer von einem halben Jahr von der Vereinigung pharmazeutischer Unternehmer (ABPI) ausgeschlossen.

6. Irreführende Werbung: Im Juli 2005 erhielt Roche von der US-Zulassungsbehörde FDA eine Verwarnung wegen irreführender Werbung für das HIV-Mittel Fuzeon. Auf einer wissenschaftlichen Konferenz in Washington hatte ein Roche-Mitarbeiter das Medikament für Indikationen beworben, für die es nicht zugelassen war.

7. Irreführende Werbung: Im Mai 2003 erhielt Roche von der US-Zulassungsbehörde FDA eine Verwarnung wegen irreführender Werbung für das Krebsmittel Xeloda. Informationsunterlagen für Ärzte als auch für Patienten enthielten übertriebene Darstellungen der Wirksamkeit und lückenhafte Angaben über lebensbedrohliche Risiken.

8. Irreführende Werbung: Im Juli 2002 erhielt Roche von der US-Zulassungsbehörde FDA eine Verwarnung wegen irreführender

Werbung für das Aknemittel Accutane (in Deutschland und Österreich unter dem Markennamen Roaccutan vermarktet). In Werbeaktivitäten von Roche wurden die gravierenden Risiken der Behandlung mit diesem Medikament verharmlost.

9. Irreführende Werbung: Im Mai 2002 erhielt Roche von der US-Zulassungsbehörde FDA eine Verwarnung wegen irreführender Werbung für das Grippemittel Tamiflu. Die Informationen in einer Werbesendung enthielten übertriebene Darstellungen der Wirksamkeit.

10. Irreführende Werbung: Im Januar 2002 erhielt Roche von der US-Zulassungsbehörde FDA eine Verwarnung wegen irreführender Werbung für das Krebsmittel Xeloda. Informationsunterlagen für Patienten enthielten unvollständige und irreführende Darstellungen der Wirkungen, Nebenwirkungen und Kontraindikationen.

11. Irreführende Werbung: Im März 2001 erhielt Roche von der US-Zulassungsbehörde FDA eine Verwarnung wegen irreführender Werbung für das Schlankheitsmittel Xenical. Informationen für Patienten enthielten unvollständige und irreführende Darstellungen der Wirkungen, Nebenwirkungen und Kontraindikationen.

12. Irreführende Werbung: Im April 2000 erhielt Roche von der US-Zulassungsbehörde FDA eine Verwarnung wegen irreführender Werbung für das Grippemittel Tamiflu. Werbeunterlagen von Pharmavertretern enthielten unvollständige und irreführende Darstellungen von Wirkungen und Risiken.

Konzernadresse für Nachfragen:
F. Hoffmann-La Roche Ltd, Grenzacherstrasse 124,
CH-4070 Basel, Schweiz; Mediensprecher: Daniel Piller,
Tel. +41-61-6 88 88 88; E-Mail: basel.mediaoffice@roche.com;
www.roche.com

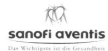

»*Unsere Herausforderung ist Leben*«

Firmensitz: Straßburg, Frankreich
Medikamente: Acomplia, Amaryl, Apidra, Aprovel, Arava, Batrafen, Clexane, Coaprovel, Copaxone, Delix, Delix plus, Delmuno, Dermatop, D-Fluoretten, Eloxatin, Ergenyl, Ferrlecit, Insuman Basal/Comb/Rapid, Isocillin, Jodetten, L-Thyroxin Henning, Lantus, Lasix, Novalgin, Plavix, Tavanic, Taxotere, Thyronajod, Trental, Ximovan und andere; außerdem Impfstoffe der Tochterfirma Sanofi Pasteur MSD, zum Beispiel gegen Masern, Mumps, Diphterie, Keuchhusten, Polio, Grippe, Hepatitis

Firmenzahlen im Jahr 2007:
Umsatz: 29,8 Milliarden Euro
Gewinn: 6 Milliarden Euro
Gewinn in Prozent des Umsatzes: 21
Steuerleistung: 687 Millionen Euro
Steuern in Prozent des Umsatzes: 2,3
Forschungsausgaben des Gesamtkonzerns: 4,54 Milliarden Euro
Forschungsausgaben des Gesamtkonzerns in Prozent des Umsatzes: 16,2
Gesamtzahl der Beschäftigten: 100 000
In Verkauf und Marketing Beschäftigte: 48 800
In der Forschung Beschäftigte: 19 310

Wichtige Firmenkennzahlen 2001–2007:

Jahr	2001	2002	2003	2004	2005	2006	2007
Umsatz *in Milliarden Euro*	6,7	7,6	8,3	15,9	28,8	29,9	29,8
Gewinnrate *in % des Umsatzes*	36,4	34,0	37,9	17,1	7,4	17,4	21,4
Steuerleistung *in % des Umsatzes*	12,9	10,0	13,1	3,0	1,7	2,6	2,3

Rechtwidrige oder unethische Praktiken

1. Betrügerische Preismanipulationen: Im September 2007 zahlte Sanofi-Aventis wegen betrügerischer Preismanipulationen beim Medikament Anzemet zum Nachteil von US-Sozialkassen an die US-Bundesregierung, mehrere Bundesstaaten, sowie den District of Columbia eine Entschädigung in der Höhe von mehr als 190 Millionen US-Dollar. Anzemet (in Deutschland unter dem Namen Anemet im Handel) ist ein Mittel gegen Übelkeit und Erbrechen bei Krebserkrankungen.

2. Geschädigte Patienten: In England läuft derzeit eine Sammelklage von 128 Patienten in der Höhe von 58 Millionen Euro gegen Sanofi-Aventis. Sie behaupten, als Nebenwirkung des Antiepileptikums Sabril schwere Augenschäden erlitten zu haben. Die Klage soll im Oktober 2008 verhandelt werden.

3. Geschädigte Patienten: In Frankreich laufen derzeit mehr als 160 Zivilrechtsklagen gegen Sanofi-Aventis. Die Kläger behaupten, dass sie als Folge von Hepatitis-B-Impfungen neurologische Schäden und Autoimmunerkrankungen erlitten hätten.

4. Geschädigte Patienten: In den USA wurde Sanofi-Aventis im Jahr 2001 von 285 Patienten verklagt, die behaupten, sie hätten durch Quecksilber-Verunreinigungen in Impfstoffen schwere Gesundheitsschäden erlitten. Es ist offen, wann diese Klagen vor Gericht entschieden werden.

5. Illegale Marketingpraktiken und Preismanipulationen: In den USA laufen derzeit eine ganze Reihe von straf- und zivilrechtlichen Untersuchungen bzw. Gerichtsverfahren gegen Sanofi-Aventis. Kläger sind mehrere US-Bundesstaaten und die US-Regierung. In fast allen Fällen geht es um Betrug, illegale Marketingpraktiken und Preismanipulationen in der Zeit von 1995 bis heute zum Nachteil von Sozialkassen. Es ist offen, wann diese Klagen vor Gericht entschieden werden.

6. Unethische Hochdruck-Studie: Die Firma Hoechst Marion Roussel (inzwischen Teil von Sanofi-Aventis) finanzierte in den 1990er Jahren gemeinsam mit dem englisch-schwedischen Konzern AstraZeneca einen international angelegten Medikamentenversuch mit dem ACE-Hemmer Ramipirl, der im Aventis-Hochdruck-Mittel Delix enthalten ist. Kritiker werfen dem Konzern und den beteiligten Ärzten – darunter 31 deutsche Mediziner – vor, dass zahlreichen Patienten eine sachgerechte Behandlung vorenthalten wurde

244

und sie dadurch wahrscheinlich zu Schaden kamen. Dr. Friedmar Nusch, im Jahr 2001 Head of Corporate Communications Aventis S. A., wies diese Vorwürfe im Herbst 2001 zurück.

7. Unethische Marketingpraktiken: Laut der Berliner Fachzeitschrift »arznei-telegramm« (Juni-Heft 2000) versuchte Aventis mit Pseudo-Fortbildungsveranstaltungen für Ärzte, die Zahl der Ramipril-Verschreibungen anzukurbeln. Die Teilnehmer erhielten eine Aufwandsentschädigung von rund 200 Euro.

8. Unethische Schizophrenie-Studie: Ende der 90er-Jahre finanzierte Hoechst Marion Roussel (heute Bestandteil des Sanofi-Aventis Konzerns) am Nyiro Gyula Krankenhaus in Budapest eine Studie mit der Testsubstanz M100907/3004, bei der viele schizophrene Patienten kein wirksames Medikament erhielten. Laut der Helsinki-Deklaration des Weltärztebundes ist es verboten, schwere Erkrankungen nur mit einem Placebo zu behandeln, wenn es bereits erprobte Medikamente gibt. Die Entwicklung der Testsubstanz M100907/3004 wurde von Hoechst Marion Roussel im Juli 1999 abgebrochen, weil sich letztendlich herausstellte, dass es bei akuter Schizophrenie nicht wirkt. Dr. Friedmar Nusch, damals Head of Corporate Communications Aventis S. A., bestätigte im Herbst 2001, dass in der Studie eine Gruppe von Patienten nur Placebos erhalten hatte, und berief sich darauf, dass die lokalen Gesundheitsbehörden dies genehmigt hatten.

13. Irreführende Werbung: Im Dezember 2003 erhielt Aventis von der US-Zulassungsbehörde FDA eine Verwarnung wegen falscher und irreführender Werbung für das Allergiemittel Allegra, das in Deutschland und Österreich unter dem Namen Telfast vermarktet wird. In Patienteninformationen wurde die Wirksamkeit im Vergleich zu anderen Medikamenten stark übertrieben dargestellt.

14. Irreführende Werbung: Im November 2003 erhielt Aventis von der US-Zulassungsbehörde FDA eine Verwarnung wegen wiederholt falscher oder irreführender Werbung für das Krebsmittel Taxotere. In verschiedenen Patienteninformationen wurden falsche Angaben über die Wirksamkeit gemacht und die Nebenwirkungen verharmlost. Außerdem fehlten Angaben über bedeutsame Risiken. In der Verwarnung wurde mit Nachdruck darauf hingewiesen, dass der Konzern in derselben Sache bereits mehrfach verwarnt worden war.

15. Irreführende Werbung: Im Dezember 2002 erhielt Aventis von der US-Zulassungsbehörde FDA eine Verwarnung wegen falscher oder irreführender Werbung für das Krebsmittel Taxotere. In verschiedenen Patienteninformationen wurden falsche Angaben über die Wirksamkeit gemacht und die Nebenwirkungen verharmlost. Außerdem fehlten Angaben über bedeutsame Risiken.

16. Verbotene Werbung: Im Juli 2001 erhielt Aventis von der US-Zulassungsbehörde FDA eine Verwarnung wegen verbotener Werbung für das Krebsmittel Taxotere. In Informationen für Ärzte wurde für nicht zugelassene Indikationen geworben.

17. Irreführende Werbung: Im März 2001 erhielt Aventis von der US-Zulassungsbehörde FDA eine Verwarnung wegen irreführender Werbung für das Diabetes-Mittel Amaryl. Diverse Informationen für Ärzte enthielten übertriebene Angaben zur Wirksamkeit des Medikaments.

18. Irreführende Werbung: Im Juni 2000 erhielt Aventis von der US-Zulassungsbehörde FDA eine Verwarnung wegen irreführender Werbung für das Allergiemittel Allegra, das in Deutschland und Österreich unter dem Namen Telfast vermarktet wird. Werbeunterlagen enthielten übertriebene Angaben zur Sicherheit des Medikaments.

Konzernadresse für Nachfragen
Sanofi-Aventis Deutschland GmbH – Industriepark Höchst, Gebäude F 821 – D-65926 Frankfurt am Main; Vice President Communications: Miriam Henn; Tel.: 069-305-5085; Fax: 069-305-84118; E-Mail: miriam.henn@sanofi-aventis.com; www.Sanofi-Aventis.com

Pharma-Ärzte

»Abbott, Allergan, Almirall, Asta Medica, AstraZeneca, BASF, Bayer Vital, Berlin Chemie, Boehringer Ingelheim, BMS, D-Pharm, Eisei, Eli Lilly, Fresenius, GlaxoSmithKline, Grünenthal, Janssen-Cilag, Johnson & Johnson, La Roche, 3M Medica, MSD, Novartis, Novo Nordisk, Paion, Parke-Davis, Pfizer, Pharmacia & Upjohn, Pierre Fabre, Sanofi-Aventis, Sankyo, Schaper & Brümmer, Schering, Servier, Solvay, Weber & Weber, Wyeth, Yamaguchi«

(Pharmafirmen, von denen Prof. Hans-Christoph Diener, Direktor der Universitätsklinik für Neurologie in Essen, Honorare für die Beteiligung an klinischen Studien oder als Firmenberater (Mitglied eines Advisory Boards) oder als Vortragender erhalten hat)

»Einflussreiche Ärzte werden von der Pharma-industrie als Marketingberater engagiert, um den Umsatz neuer Medikamente zu steigern. In allen medizinischen Fachbereichen, in Kliniken und Universitäten erhalten führende Spezialisten üppige Honorare, damit sie im Interesse der großen Pharmakonzerne ihren Einfluss geltend machen.«

(Aus einem Artikel der angesehenen Fachzeitschrift »British Medical Journal«: Key Opinion Leaders – Independant experts or drug representatives in disguise?, 21. Juni 2008)

Im Interesse der Pharmakonzerne

In der Beziehung zwischen Ärzten und der Pharmaindustrie gibt es vier Gesetzesmäßigkeiten:

Erstens: Die Pharmakonzerne haben sehr viel Geld.

Zweitens: Geld ist verführerisch.

Drittens: Ärzte gelten als unabhängig.

Viertens: Je einflussreicher ein Arzt ist, umso größer ist die Wahrscheinlichkeit, dass er von einem oder mehreren Pharmakonzernen dafür bezahlt wird, dass er nebenbei als Berater oder Vortragender oder Studienleiter tätig ist.

Angesehene englische Fachzeitschriften verlangen von allen Autoren, dass sie ihre finanziellen Beziehungen zu Pharmakonzernen offenlegen. Das soll es Lesern ermöglichen, sich selbst ein Bild über deren Unabhängigkeit zu machen und die Ergebnisse entsprechend einzuordnen. Im deutschsprachigen Raum sträuben sich viele Mediziner gegen solche Veröffentlichungen. Hier gilt meist noch das Prinzip: Die Gentlemen kassieren und schweigen. Wer jedoch international anerkannt werden will, kommt nicht darum herum, in englischen Fachzeitschriften zu publizieren - und wird auf diese Art und Weise gezwungen, Farbe zu bekennen. Langfristig wird das auch im deutschsprachigen Raum üblich werden. Inzwischen gibt es auch im deutschsprachigen Raum einige Zeitschriften und Fachverbände, die das von ihren Autoren verlangen. Gelegentlich wird dabei jedoch so gelogen, dass sich die Balken biegen.

Die folgende Liste erhebt keinen Anspruch auf Vollständigkeit – im Gegenteil. Hier werden beispielhaft einige mit der Industrie verbundene Ärzte aus den Fachbereichen Onkologie, Psychiatrie, Neurologie und Herz-Kreislauf aufgezählt. Die Informationen stammen aus medizinischen Fachpublikationen und beruhen auf Eigenangaben der Ärzte.

Deutschland

Arzt/Ärztin	Arbeitet für die Firma	Tätigkeit/Funktion
Arntz, Hans-Richard, Prof. Dr. med., Medizinische Klinik II, Kardiologie und Pulmologie, Charité, Campus Benjamin Franklin, Berlin	Bristol-Myers Squibb (BMS), Sanofi-Aventis	Referent für Vorträge dieser Firmen. War an der Durchführung einer Studie von BMS beteiligt.
Baghai, Thomas C., Privatdozent Dr. med., Funktionsoberarzt der Klinik und Poliklinik für Psychiatrie und Psychotherapie, Ludwig-Maximilians-Universität München	Janssen-Cilag, Organon, Pfizer, Servier	War für diese Firmen als Berater (Consultant) und bezahlter Vortragender bei Industriesymposien tätig.
Baron, Ralf, Prof. Dr. med., Klinik für Neurologie, Universitätsklinikum Schleswig-Holstein, Campus Kiel	Allergan, Endopharmaceutical, Genzyme, Grünenthal, Lilly, Medtronic, Mundipharma, Novartis, Pfizer, Sanofi, Schwarz	Honorare für die Durchführung klinischer Studien oder als Firmenberater (Advisory Board) oder als Redner
Böhm, Michael, Prof. Dr. med., Direktor der Klinik für Innere Medizin III, Kardiologie, Angiologie und internistische Intensivmedizin, Universitätsklinikum des Saarlandes, Homburg an der Saar	AstraZeneca, Aventis, Bayer, Boehringer Ingelheim, Pfizer, Servier	War für diese Firmen als Berater (Consultant) oder Vortragender tätig.
Buhl, Roland, Prof. Dr. med., Leitender Arzt des Schwerpunkts Pneumologie der III. Medizinischen Klinik des Klinikums der Johannes-Gutenberg-Universität Mainz	Aerocrine, Altana, AstraZeneca, Bayer, Boehringer Ingelheim, GlaxoSmithKline, Novartis, Merck, Sharp & Dohme, Pfizer, Schering Plough, Zambon	Hat von diesen Firmen Honorare oder Aufwandsentschädigungen für Beratung (Consulting) und/oder Vorträge, und/oder wissenschaftliche Konferenzen erhalten. Hat auch Forschungsunterstützungen erhalten.

Arzt/Ärztin	Arbeitet für die Firma	Tätigkeit/Funktion
Burmester, Gerd R., Prof. Dr. med., Direktor der Medizinischen Klinik (Schwerpunkt Rheumatologie und Klinische Immunologie an der Charité Berlin	Merck, Sharp & Dohme, Merckle, Novartis, Pfizer	Berater, Studienteilnehmer oder Vortragender dieser Firmen
	Abbot, Essex, Merck, Novartis, Pfizer, Roche, Sanofi-Aventis, UCB, Wyeth	»Finanzielle Verbindungen mit diesen Firmen«
	Abbot, Roche	Berater (Consultant) und Vortragender dieser Firmen
Busse, Otto, Prof. Dr. med., Neurologische Klinik, Klinikum Minden	AstraZeneca, Boehringer Ingelheim, Bristol-Myers Squibb, GlaxoSmithKline, Pfizer	Hat von diesen Firmen Honorare für Beratung oder Vorträge erhalten.
Danek, Adrian, Prof. Dr. med., Neurologische Klinik und Poliklinik der Ludwig-Maximilians-Universität München	Amersham, Biogen, Boehringer, Cephalon, Eisai, Elan, Elsevier, Hexal, Innogenetics, Janssen-Cilag, GE, Glaxo-Wellcome, Licher, Lundbeck, Medtronic, Novartis, Organon, Pfizer, Pharmacia, Medice, Merz, Roche, Sanofi-Aventis, Schering, Serono, SKB Pharma, Squibb, UCB, Wyeth	»Standgebühren bei Fortbildungsveranstaltungen, Projekt- und Druckkostenzuschüsse bzw. Sachspenden, die mit meiner Tätigkeit in Zusammenhang stehen, wurden (von diesen Firmen) an das Klinikum der Universität München geleistet.«
	Eisai, Janssen-Cilag, Pfizer, Schering	»Das Klinikum der Universität München erhielt Honorare für von mir gehaltene Referate (dieser Firmen).«
	Amersham/GE, Eisai, Glaxo-Smith-Kline, Janssen, Lundbeck	»Ich war/bin als Studienleiter (PI) tätig bei Projekten (dieser) Firmen.«

Arzt/Ärztin	Arbeitet für die Firma	Tätigkeit/Funktion
Deuschl, Günther, Prof. Dr. med., Klinikum der Christian-Albrechts-Universität Neurozentrum in Kiel	Orion, Pfizer, Medtronic	Vortragshonorare und Beratertätigkeit
Diener, Hans-Christoph, Prof. Dr. med., Direktor der Universitätsklinik für Neurologie in Essen	Abbott, Allergan, Almirall, Asta Medica, AstraZeneca, BASF, Bayer Vital, Berlin Chemie, Boehringer Ingelheim, BMS, D-Pharm, Eisei, Eli Lilly, Fresenius, GlaxoSmithKline, Grünenthal, Janssen-Cilag, Johnson & Johnson, Roche, 3M Medica, MSD, Novartis, Novo Nordisk, Paion, Parke-Davis, Pfizer, Pharmacia & Upjohn, Pierre Fabre, Sanofi-Aventis, Sankyo, Schaper & Brümmer, Schering, Servier, Solvay, Weber & Weber, Wyeth, Yamaguchi	Honorare für die Beteiligung an klinischen Studien oder als Firmenberater (Mitglied des Advisory Boards) oder als Vortragender
Dominiak, Peter, Prof. Dr. med., Direktor des Pharmakologie-Instituts in Lübeck	AWD Pharma, Bayer, Merck, Sharp & Dohme, Novartis, Sanofi-Aventis	Hat für diese Firmen Vorträge gehalten und erhielt Reisezuschüsse.
Erbguth, Frank, Prof. Dr. med., Dipl. Psych., Chefarzt der Neurologie des Klinikums Nürnberg	Allergan, AstraZeneca, Bayer, Boehringer Ingelheim, Bristol-Myers Squibb, Desitin, Elan, GlaxoSmithKline, Hofmann La Roche, Ipsen, Merz Pharmaceuticals, Novartis, Orion Pharma, Pfizer, Schering AG, Schwarz-Pharma, Sanofi-Aventis, Servier	Berater, Studienteilnehmer, Studienleiter oder Vortragender dieser Firmen

Arzt/Ärztin	Arbeitet für die Firma	Tätigkeit/Funktion
Erdmann, Erland, Prof. Dr. med., Direktor der Medizinischen Klinik III, Universität Köln	Merck Darmstadt, Takeda	Hat von diesen Firmen Vortragshonorare erhalten. War Berater (Consultant) und hat Reisespesen von Takeda erhalten. War bei einigen nicht genannten Firmen als Berater oder Mitglied von Advisory Boards tätig.
Evers, Stefan, Prof. Dr. med. Dr. phil., Geschäftsführender Oberarzt, Klinik für Neurologie, Universitätsklinikum Münster	Almirall, AstraZeneca, Berlin Chemie, Boehringer Ingelheim, GlaxoSmithKline, Institute de Recherche Pierre Fabre, Ipsen Pharma, Janssen-Cilag, Merz Pharmaceuticals, MSD, Novartis, Pfizer, Pharm Allergan	Honorare für die Durchführung klinischer Studien oder als Berater oder als Redner
Fetter, Michael, Prof. Dr. med., Chefarzt der Neurologie am Klinikum Karlsbad-Langensteinbach	AstraZeneca, Boehringer, Desitin, Glaxo, Hennig, Janssen-Cilag, MSD, Pfizer, Roche, Sanofi, Servier	Vortragshonorare
Gaebel, Wolfgang, Prof. Dr. med., Direktor der Klinik und Poliklinik für Psychiatrie und Psychotherapie der Heinrich-Heine-Universität Düsseldorf	AstraZeneca, BMS, GSK, Janssen-Cilag, Eli Lilly, Lundbeck, Novartis. Sanofi-Aventis	Hat Vorträge für diese Firmen gehalten.
	Eli Lilly, Lundbeck, Novartis, Wyeth	War Berater (Mitglied Advisory Boards).
	BMS, Lilly, Janssen-Cilag, Lundbeck, Wyeth	Hat Forschungsunterstützungen erhalten.
Giagounidis, Aristoteles, Dr. med., Oberarzt der Medizinischen Klinik II., St. Johannes-Hospital Duisburg	Celgene, Chugai, Sanofi-Aventis	War Mitglied von Beratergremien (Advisory Boards) dieser Firmen und auf der Liste Vortragenden von Celgene.

Arzt/Ärztin	Arbeitet für die Firma	Tätigkeit/Funktion
Goette, Andreas, Privatdozent Dr. med., Oberarzt an der Abteilung für Kardiologie, Universitätsklinik Magdeburg	3M Medica, Astra-Zeneca, BMS, Boehringer Ingelheim, Daiichi-Sankyo, Sanofi-Aventis, Servier	Hat von diesen Firmen Beraterhonorare (consulting fees) bzw. Honorare erhalten. Hat von 3M Medica, Daiichi-Sankyo und Sanofi-Aventis Forschungsunterstützungen erhalten.
Gold, Ralf, Prof. Dr. med., Vorsitzender des Instituts für Multiple Sklerose-Forschung an der Universität Göttingen	Amgen, Aventis, Aventis Centeon, Bayer Vital, Biogenidec, Novartis, Schering, Serono, TEVA	Hat Referenten- und/oder Consulting-Honorare dieser Firmen erhalten.
Grunze, Heinz, Dr. med., Oberarzt, Abteilung für Psychiatrie, Ludwig-Maximilians-Universität München; Vizepräsident der internationalen Gesellschaft für bipolare Störungen	AstraZeneca, Eli Lilly, Pfizer, Janssen-Cilag	War Mitglied von Beratergremien (Advisory Boards) dieser Firmen.
	AstraZeneca, Novartis, Pfizer, UCB	Hat von dieser Firma Forschungsunterstützungen erhalten.
	AstraZeneca, Eli Lilly, Pfizer	War bei diesen Firmen auf der Liste von Vortragenden.
Haberl, Roman L., Prof. Dr. med., Chefarzt der Abteilung Neurologie des Krankenhauses München-Harlaching	Sanofi-Synthelabo	Mitglied des Advisory Committee der getABI Studie
	Boehringer-Ingelheim	Mitglied des nationalen Advisory Boards für Aggrenox
Hallek, Michael, Prof. Dr. med., Direktor der Klinik I für Innere Medizin, Universität Köln	Amgen, Ribosepharm, Roche	Hat von diesen Firmen Forschungsunterstützungen erhalten und war für Amgen und Roche als Vortragender tätig.

Arzt/Ärztin	Arbeitet für die Firma	Tätigkeit/Funktion
Hamann, Gerhard F., Prof. Dr. med., Neurologische Klinik, Klinikum Großhadern der Ludwig-Maximilians-Universität München	Bristol-Myers Squibb, Boehringer Ingelheim und Merck, Sharp & Dohme (MSD)	Consultant (Berater)
	Bristol-Myers Squibb, Boehringer Ingelheim, Eisai und Sanofi-Synthelabo	Unterstützungen für Forschungsprojekte von diesen Firmen
	Bristol-Myers Squibb, Boehringer Ingelheim, Eisai und Sanofi-Synthelabo	Hat Vortragshonorare von diesen Firmen erhalten.
Hand, Iver, Prof. Dr. med., Facharzt für Psychiatrie und Psychotherapie. Gesellschafter, Dozent und Supervisor am Institut für Verhaltenstherapie-Ausbildung, Hamburg	Lundbeck	War für diese Firma als Referent tätig.
Hanefeld, Markolf, Prof. Dr. med., Direktor des Zentrums für Klinische Studien, Dresden	Bayer, GlaxoSmithKline, Novo Nordisk, Sanofi-Aventis	Hat von diesen Firmen Honorare als Berater (Consultant) erhalten.
	Bayer, Eli Lilly, GlaxoSmithKline, Roche, Merck Darmstadt, Novartis, Novo Nordisk, Sanofi-Aventis, Takeda	Hat von diesen Firmen Honorare für Vorträge erhalten.
Heinen, Florian, Prof. Dr. med., Leiter der Abteilung Pädiatrische Neurologie und Entwicklungsneurologie der Ludwig-Maximilians-Universität München	Allergan, Merz, Ipsen Pharma, Desitin, Novartis, UCB	War für diese Firmen als Referent und beratend tätig.

Arzt/Ärztin	Arbeitet für die Firma	Tätigkeit/Funktion
Hochhaus, Andreas, Prof. Dr. med., III. Medizinische Klinik, Fakultät für Klinische Medizin Mannheim	Bayer Schering Pharma,Boehringer Ingelheim, Bristol-Myers Squibb, MSD, Novartis, Roche	Hat von diesen Firmen Forschungsunterstützungen erhalten. War außerdem Firmenberater (Consultant) von Novartis und Mitglied von Beratergremien (Advisory Boards) bei Bristol-Myers Squibb und Novartis. Und ist für Bristol-Myers Squibb als Vortragender tätig.
Hoelzer, Dieter, Prof. Dr. med., Direktor der Medizinischen Klinik III, Johann Wolfgang Goethe-Universitätsklinik Frankfurt	Mundipharma	Hat von dieser Firma Forschungsunterstützung erhalten.
Hohnloser, Stefan, Dr. med., Leiter der Elektrophysiologie, Medizinische Klinik III, Abteilung Kardiologie, Klinikum der Universität Frankfurt	BMS, Boehringer Ingelheim, Procter & Gamble, Sanofi-Aventis	Hat von diesen Firmen Beraterhonorare (consulting fees) bzw. Honorare erhalten. Hat von Boehringer Ingelheim und Sanofi-Aventis Forschungsunterstützungen erhalten.
Hufnagel, Andreas, Prof. Dr. med., Neurologische Privatpraxis und Geschäftsführer der Neuro-Consil GmbH, Düsseldorf	Desitin, GlaxoSmith-Kline, Janssen-Cilag, Novartis, Pfizer, Sanofi-Synthelabo, UCB	Hat »marktübliche« Vortragshonorare von diesen Firmen erhalten und führt für einige dieser Firmen klinische Studien durch.

256

Arzt/Ärztin	Arbeitet für die Firma	Tätigkeit/Funktion
Jost, Wolfgang, Prof. Dr. med., Deutsche Klinik für Diagnostik, Bereich Neurologie und Klinische Neurophysiologie in Wiesbaden	Allergan, Almirall, AstraZeneca, Biogen, Boehringer Ingelheim, Bristol-Myers Squibb, Elan, Eli Lilly, GlaxoSmithKline, Hoffmann La Roche, Ipsen, Jerini Pharmaceuticals, Lundbeck, Medtronic, Merz Pharmaceuticals, Orion Pharma, Pfizer, Sanofi, Schering, Schwarz-Pharma, Servier, TEVA	War als Berater, Studienteilnehmer, Studienleiter oder Redner für diese Firmen tätig.
Kirchhof, Paulus, Prof. Dr. med., Medizinische Klinik und Poliklinik C, Kardiologie und Angiologie, Universitätsklinikum Münster	AstraZeneca, Sanofi-Aventis, Servier, Takeda	Hat von diesen Firmen Beraterhonorare (consulting fees) bzw. Honorare erhalten.
Kleber, Franz, Prof. Dr. med., Direktor der Klinik für Innere Medizin am Unfallkrankenhaus Berlin; Akademisches Lehrkrankenhaus der Freien Universität Berlin, Charité Berlin	Abbott und Orion Pharma	Berater dieser beiden Firmen und Empfänger von Forschungszuschüssen von Orion Pharma
Kolloch, Rainer, Prof. Dr. med., Ärztlicher Leiter der Klinik für Innere Medizin, Kardiologie, Nephrologie, Evangelisches Krankenhaus in Bielefeld	Berlin Chemie, Novartis	War Vortragender für diese Firmen.
Kreutz, Reinhold, Prof. Dr. med., Abteilungsleiter klinische Pharmakologie, Campus Benjamin Franklin, Charité, Universitätsmedizin Berlin	Daiichi Sankyo	War Vortragender dieser Firma und führte für sie eine Studie durch.

Arzt/Ärztin	Arbeitet für die Firma	Tätigkeit/Funktion
Lambert, Martin, Privatdozent, Dr. med., Co-Direktor der sozialpsychiatrischen Psychosen-Ambulanz, Universitätsklinikum Eppendorf, Hamburg	Eli Lilly	War auf der Referentenliste dieser Firma.
Löwe, Bernd, Privatdozent, Dr. med. Dipl., Psych., Leitender Oberarzt der Abteilung für Psychosomatik und Allgemeine Klinische Medizin, Universitätsklinikum Heidelberg	Pfizer	Hat von dieser Firma Honorare und finanzielle Unterstützung erhalten.
Lübbert, Michael, Prof. Dr. med., Oberarzt, Universitätsklinikum Freiburg Abteilung Hämatologie/ Onkologie Freiburg	MGI Pharma	Berater (Consultant)
	Merck, Sharp & Dohme	War Vortragender für diese Firma.
Maier, Wolfgang, Prof. Dr. med., Chefarzt der Klinik und Poliklinik für Psychiatrie und Psychotherapie am Universitätsklinikum Bonn	AstraZeneca, Cyberonics, Eli Lilly, Janssen-Cilag, Lundbeck, Pfizer	Hat Projektunterstützung dieser Firma erhalten.
	Bristol-Myers Squibb, Otsuka	War auf der Referentenliste dieser Firmen.
Matthaei, Stephan, Prof. Dr. Med., Chefarzt am Diabetes-Zentrum Quakenbrück	GlaxoSmithKline	War auf der Referentenliste dieser Firma.
Mäurer, Mathias, Privatdozent, Dr. med., Geschäftsführender Oberarzt an der Neurologischen Poliklink, Universitätsklinik Erlangen	Biogenldec, Bayer-Schering Pharma, MerckSerono, TEVA, Sanofi-Aventis, Novartis	Hat als Berater bzw. Referent von diesen Firmen »Honorare oder andere finanzielle Leistungen« erhalten.
	Biogenldec, Medac, Sanofi-Aventis	War Studienleiter für diese Firmen.

258

Arzt/Ärztin	Arbeitet für die Firma	Tätigkeit/Funktion
May, Arne, Privatdozent, Dr. med., Leiter der Kopfschmerzambulanz am Neurozentrum des Universitätsklinikums Hamburg-Eppendorf	Almirall, AstraZeneca, BayerVital, Berlin Chemie, Bristol-Myers Squibb, GSK, MSD, Pfizer	Honorare für die Durchführung klinischer Studien oder persönliche Honorare für Vorträge
Meinertz, Thomas, Prof. Dr. med., Direktor der Klinik und Poliklinik für Kardiologie und Angiologie, Universitäres Herzzentrum Hamburg	3M Medica, Sanofi-Aventis, Servier	Hat von diesen Firmen Beraterhonorare (consulting fees) bzw. Honorare erhalten.
	Daiichi-Sankyo, Medtronic	Hat von diesen Firmen Forschungsunterstützung erhalten.
Möller, Hans-Jürgen, Prof. Dr. med., Chefarzt der Psychiatrischen Klinik an der Ludwig-Maximilians-Universität München	AstraZeneca, Bristol-Myers Squibb, Eli Lilly, GlaxoSmithKline, Janssen-Cilag, Lundbeck, Merck, Novartis, Organon, Pierre Fabre, Pfizer, Sanofi-Aventis, Servier und Wyeth	Hat von diesen Firmen Forschungsunterstützungen und /oder Honorare für Vorträge oder als Berater erhalten.
Oertel, Wolfgang H., Prof. Dr. med., Leiter der Klinik für Neurologie, Philipps-Universität Marburg	Orion Pharma	Berater, klinischer Studienleiter
	Boehringer Ingelheim	Berater
Ottmann, Oliver, Privatdozent, Dr. med., Medizinische Klinik II, Abteilung für Hämatologie, Uniklinikum Frankfurt	Bristol-Myers Sqibb, Novartis	War Mitglied von Beratergremien (Advisory Boards) dieser Firmen und hat von ihnen Forschungsunterstützungen erhalten.
Pfaffenrath, Volker, Dr. med., Facharzt für Neurologie, München	Almirall, Berlin Chemie, Boehringer Ingelheim, MSD, Pfizer	Von diesen Firmen Honorare für klinische Studien und Vorträge
Pfreundschuh, Michael, Prof. Dr. med., Direktor der Inneren Medizin I, Universität des Saarlandes in Homburg (Saar)	Genentech, Eli Lilly, Roche	War Mitglied von Beratergremien (Advisory Boards) dieser Firmen und hat von Roche Forschungsunterstützung erhalten.

Arzt/Ärztin	Arbeitet für die Firma	Tätigkeit/Funktion
Pfützner, Andreas, Prof. Dr. med. Dr. rer. nat., Geschäftsführer Forschung und Entwicklung, Institut für klinische Forschung und Entwicklung, Mainz	Abbott, Bayer, Boehringer Ingelheim, Eli Lilly, GlaxoSmithKline, Johnson & Johnson, Merck Darmstadt, Merck, Sharp & Dohme, Novartis, Novo Nordisk, Pfizer, Roche, Sanofi-Aventis, Takeda	Diese Firmen waren Kunden von Pfützners Institut.
	Daichi-Sankyo, GlaxoSmithKline, Takeda	Pfützner hat von diesen Firmen Forschungs- und Reiseunterstützungen sowie Honorare für Beratung (Consulting) und Vorträge erhalten.
Rahn, Karl-Heinz, Prof. Dr. med., Akademie für Hypertensiologie, Universität Münster	AstraZeneca, Boehringer Ingelheim, GlaxoSmithKline, Pfizer	War für diese Firmen als Berater tätig, erhielt persönliche Entschädigungen oder war Empfänger von Zuschüssen.
Ravens, Ursula, Prof. Dr. med., Leiterin der Abteilung für Pharmakologie und Toxikologie, Medizinische Fakultät der Technischen Universität, Dresden	Aventis, Cardiome Pharma Corporation	Hat von diesen Firmen Beraterhonorare (consulting fees) bzw. Honorare erhalten.
Reiners, Karlheinz, Prof. Dr. med., Leitender Oberarzt der Neurologischen Klinik, Universität Würzburg	Eli Lilly, Pfizer, Wörwag Pharma GmbH	Hat als Berater bzw. Referent von diesen Firmen »Honorare oder andere finanzielle Leistungen« erhalten.
Röther, Joachim, Prof. Dr. med., Chefarzt der Neurologischen Klinik, Klinikum Minden	AstraZeneca, Boehringer Ingelheim, Bristol-Myers Squibb, MSD, Sanofi-Synthelabo, Schering, Servier	War als Berater, Studienteilnehmer, Studienleiter oder Redner für diese Firmen tätig.

Arzt/Ärztin	Arbeitet für die Firma	Tätigkeit/Funktion
Rump, Lars Christian, Prof. Dr. med., Leiter der Medizinischen Klinik I, Marienhospital Herne, Klinikum der Ruhr-Universität Bochum	Berlin Chemie	Führte für diese Firma eine Studie durch und war Vortragender bei einer Werbeveranstaltung.
	Merckle	War Vorsitzender eines von dieser Firma organisierten Industriesymposiums.
Schacky auf Schönfeld, Clemens, Prof. Dr. med., Leiter der Abteilung für präventive Kardiologie, Medizinische Klinik und Poliklinik der Ludwig-Maximilians-Universität, München	AstraZeneca, Bayer, Bristol-Myers Squibb, Merck, Sharp & Dohme, Novartis, Pfizer, Roche, Sanofi-Aventis, Servier, Takeda	Hat in Zusammenarbeit mit diesen Firmen Studien durchgeführt.
Schmauss, Max, Prof. Dr. med., Direktor der Klinik für Psychiatrie am Bezirkskrankenhaus Augsburg	Boehringer Ingelheim, Bristol-Myers Squibb, Eli Lilly, Lundbeck, Merz, Otsuka, Pfizer	Hat für diese Firmen Vorträge gehalten.
Schreiber, Stefan, Prof. Dr. med., Abteilung für Interne Medizin, Christian-Albrechts-Universität, Kiel	Abbott Laboratories, Bayer, Berlex/Schering, Boehringer Ingelheim, Bristol-Myers Squibb, Centocor, Elan Pharmaceuticals, Otsuka, Schering Pharma, Schering-Plough, Teva, UCB Pharma	Hat von diesen Firmen Beraterhonorare erhalten.
	AstraZeneca, Abbott Laboratories, Essex/Schering-Plough, Falk, Ferring, Genizon, UCB Pharma	Hat von diesen Firmen Vortragshonorare erhalten.
	AstraZeneca, Berlex/Schering, UCB Pharma	Hat von diesen Firmen Forschungsunterstützungen erhalten.

Arzt/Ärztin	Arbeitet für die Firma	Tätigkeit/Funktion
Schwenkhagen, Anneliese, Dr. med., Schwerpunktpraxis für hormonelle Störungen, Hamburg	GlaxoSmithKline, Janssen-Cilag, Jenapharm, Novartis, Pfizer, Sanofi-Synthelabo, Schering, UCB	Hat von diesen Firmen Honorare erhalten.
Sliwka, Ulrich, Prof. Dr. med., Chefarzt der Neurologischen Klinik, Sana-Klinikum Remscheid	AstraZeneca, Boehringer Ingelheim, Paion, Sanofi-Synthelabo, Servier	Hat als Referent, Studienleiter oder Organisator von Fortbildungsveranstaltungen Gelder für das 3. Mittelkonto der Neurologischen Klinik Sana-Klinikum Remscheid oder persönlich von diesen Firmen erhalten.
Standl, Eberhard, Prof. Dr. med., Chefarzt der 3. Medizinischen Abteilung des Krankenhauses Schwabing, München	Takeda	War beteiligt an einer klinischen Studie für diese Firma. War Berater (Consultant) dieser Firma und hat von ihr Honorare für Reisespesen und Vorträge erhalten.
Steinbeck, Gerhard, Prof. Dr. med., Direktor der Medizinischen Klinik und Poliklinik I Großhadern der LMU München	AstraZeneca, Sanofi-Aventis	Hat von diesen Firmen Beraterhonorare (consulting fees) bzw. Honorare erhalten.
Steinhoff, Bernhard, Prof. Dr. med., Chefarzt der Epilepsie-Klinik am Epilepsie-Zentrum in Kehl-Kork	Cyberonics, Desitin Arzneimittel, Dibropharm, Eisai, GlaxoSmithKline, Janssen-Cilag, Lundbeck, Novartis, Pfizer, UCB	Hat »im Auftrag« dieser Firmen »in üblicher Honorierung Fortbildungsveranstaltungen, Vorträge und Gutachten« durchgeführt.

Arzt/Ärztin	Arbeitet für die Firma	Tätigkeit/Funktion
Stilgenbauer, Stephan, Prof. Dr. med., Leitender Oberarzt der Klinik für Innere Medizin III, Universitätsklinikum Ulm	Abbott, Amgen, Bayer Schering Pharma, Celgene, Roche	Hat für diese Firmen Vorträge gehalten.
	Amgen, Bayer Schering Pharma, Ribosepharm, Roche, Sanofi-Aventis, Wyeth	Hat von diesen Firmen Forschungsunterstützungen erhalten.
	Bayer Schering Pharma	War Berater (Consultant) dieser Firma.
	Sanofi-Aventis	War Ende des Jahres 2006 an dieser Firma finanziell beteiligt.
Straube, Andreas, Prof. Dr. med., Neurologische Klinik, Ludwig-Maximilians-Universität München, Klinikum Großhadern	Almirall, AstraZeneca, Bayer Vital, Berlin Chemie, GlaxoSmithKline, Ipsen-Pharma, MSD, Pfizer	Sponsoring klinischer Studien und persönliche Honorare für Vorträge
Vogelmeier, Claus, Prof. Dr. med., Klinik für Innere Medizin der Universität Gießen und Marburg, Standort Marburg	AstraZeneca, Boehringer Ingelheim, GlaxoSmithKline, Meda, Merck, Sharp & Dohme, Novartis, Schwarz Pharma	Referententätigkeit, Forschungsunterstützung
Zeymer, Uwe, Prof. Dr. med., Herzzentrum und Institut für Herzinfarktforschung (Leitender Oberarzt), Ludwigshafen	Bristol-Myers Squibb, Sanofi-Aventis	Referent für Vorträge dieser Firmen. War an der Durchführung einer Studie von BMS beteiligt.
Zidek, Walter, Prof. Dr. med., Direktor der Medizinischen Klinik IV (Nephrologie) im Fachbereich Humanmedizin der Freien Universität Berlin	Aventis, Solvay	Mitarbeit an Studien, die von diesen Firmen finanziert wurden, Vortragstätigkeit für diese und andere, nicht genannte Firmen

Österreich

Arzt/Ärztin	Arbeitet für die Firma	Tätigkeit/Funktion
Fleischhacker, Wolfgang, Prof. Dr. med., Leiter der Abteilung für Biologische Psychiatrie an der Medizinischen Universität Innsbruck	AstraZeneca, Bristol-Myers Squibb, Janssen-Cilag, Lundbeck, Otsuka, Pfizer, Servier, Wyeth	War für diese Firmen als bezahlter Berater (Consultant) und bezahlter Vortragender tätig.
	AstraZeneca, Bristol-Myers Squibb, Janssen, Otsuka, Pfizer, Servier	War Mitglied der Advisory Boards dieser Firmen.
	AstraZeneca, Bristol-Myers Squibb, Eli Lilly, Janssen, Novartis, Organon Otsuka, Sanofi-Synthelabo, Servier	Hat von diesen Firmen finanzielle Forschungsunterstützungen und Honorare erhalten.
Gnant, Michael F., Professor für chirurgisch-exp.Onkologie, Medizinische Universität Wien	AstraZeneca, Aventis, Novartis	Hat von diesen Firmen Forschungsunterstützungen erhalten und war Berater (Consultant) der Firma AstraZeneca. Führte von Novartis organisierte »Kamingespräche« mit Medizinjournalisten.
Huber, Johannes, Prof. Dr med., Dr. theol., Leiter der Abteilung für gynäkologische Endokrinologie an der Universitätsklinik für Frauenheilkunde in Wien	Grünenthal	War Referent bei Werbeveranstaltungen für das Grünenthal-Medikament Belara und war Vortragender auf einem von Grünenthal finanzierten Industriesymposium.
Huber, Kurt, Prof. Dr. med., Primarius der Abteilung für Interne Medizin, Wilhelminenspital Wien	Boehringer Ingelheim, Bristol-Myers Squibb, Daiichi-Sankyo, Eli Lilly, Sanofi-Aventis	Referent für Vorträge dieser Firmen. War an der Durchführung einer Studie von BMS beteiligt. War Berater für Daiichi-Sankyo, Eli Lilly, Sanofi Aventis.

Arzt/Ärztin	Arbeitet für die Firma	Tätigkeit/Funktion
Jäger, Ulrich, Prof. Dr. med., Universitätsklinik für Innere Medizin I, Leiter der Abteilung für Hämatologie, AKH Wien	Bayer Schering Pharma, Biogen, Novartis, Roche	Hat von diesen Firmen Forschungsunterstützungen erhalten.
	Amgen	War Mitglied des Beratungsgremiums (Advisory Board) dieser Firma.
Kasper, Siegfried, Prof. Dr. med., Direktor der Abteilung für Psychiatrie und Psychotherapie, Medizinische Universität Wien	AstraZeneca, Bristol-Myers Squibb, Eli Lilly, GlaxoSmithKline, Janssen, Lundbeck, Novartis, Organon, Pfizer	War Berater (Consultant) für diese Firmen.
	Bristol-Myers Squibb, Eli Lilly, GlaxoSmith-Kline, Lundbeck, Organon, Servier	Hat von diesen Firmen Forschungsunterstützungen erhalten.
	AstraZeneca, Bristol-Myers Squibb, Eli Lilly, GlaxoSmithKline, Janssen, Lundbeck, Otsuka, Pierre Fabre	War auf der Referentenliste dieser Firmen.
Ludwig, Heinz, Prof. Dr. med., Leiter 1. Medizinische Abteilung mit Onkologie, Wilhelminenspital, Wien	Amgen, Celgene, Janssen-Cilag, Roche	Hat für diese Firmen Vorträge gehalten und war Mitglied in ihren Beratergremien (Advisory Boards).
	Janssen-Cilag, Schering Plough	Hat von diesen Firmen Forschungsunterstützungen erhalten.
	Merck, Mundipharma	War für diese Firmen als Vortragender tätig.

Arzt/Ärztin	Arbeitet für die Firma	Tätigkeit/Funktion
Schernthaler, Guntram, Prof. Dr. med., Vorstand der 1. Medizinischen Abteilung im Krankenhaus Rudolfstiftung, Wien	Aventis, Novo Nordisk, Takeda	War beteiligt an klinischen Studien für diese Firmen. War Berater (Consultant) dieser Firmen und hat von Takeda Honorare für Reisespesen und Vorträge erhalten. Schernthaler und/oder sein Krankenhaus haben Unterstützung von Novo Nordisk und Aventis für Beratung/Forschung/Lehrtätigkeit erhalten.
Zielinski, Christoph, Prof. Dr. med., Leiter der Klinischen Abteilung für Onkologie am Allgemeinen Krankenhaus, Wien	Amgen, Bio Life Science, Eli Lilly, Merck, Roche	War als Berater (Consultant/Advisory Board) für diese Firmen tätig, besitzt außerdem Anteile von Bio Life Science und hat Auftragsarbeiten für Roche durchgeführt. Leitete für Roche ein Industriesymposium.

Schweiz

Arzt/Ärztin	Arbeitet für die Firma	Tätigkeit/Funktion
Auricchio, Angelo, Prof. Dr. med., Cardiocentro Ticino, Lugano	Biotronik, Sorin, Takeda	Hat von diese Firmen Beraterhonorare (consulting fees) bzw. Honorare erhalten.
Baumann, Pierre, Prof. Dr. med., Unité de Biochimie et Psychopharmacologie Clinique, Département Universitaire de Psychiatrie Adulte, Prilly-Lausanne	Lundbeck, Pfizer	War Mitglied von Beratergremien (Advisory Boards) dieser Firmen
	Fast alle in der Schweiz im Psychopharmakologie-Bereich tätige Firmen	Wurde von fast allen Pharmafirmen gesponsert, die in der Schweiz im Bereich Psychopharmakologie tätig sind, und hat für diese Firmen Studien durchgeführt, an Symposien teilgenommen und Kongresse organisiert.
	Novartis, Roche	Besitzt Aktien dieser Firmen.
Kiowski, Wolfgang, Prof. Dr. med., Facharzt für Kardiologie, Belegarzt am Herzgefäß-Zentrum in Zürich	Aventis, Merck, Novartis, Pfizer, Roche, Sanofi-Synthelabo, Takeda, Yamanouchi	War für diese Firmen als Berater (Consultant) tätig, erhielt persönliche Entschädigungen oder war Empfänger von Zuschüssen. Besaß Aktien von Novartis, Pfizer und Roche.
Lüscher, Thomas, Prof. Dr. med., Klinik für Kardiologie, Departement für Innere Medizin, Universitätsklinik Zürich	Abbott (Knoll), AstraZeneca, Aventis, Bayer, Bristol-Myers Squibb, Menarini, Merck, Pfizer, Pharmacia, Sanofi-Synthelabo, Servier	War für diese Firmen als Berater (Consultant) tätig, erhielt persönliche Entschädigungen oder war Empfänger von Zuschüssen. Besaß Aktien von Novartis, Pfizer und Roche.

Arzt/Ärztin	Arbeitet für die Firma	Tätigkeit/Funktion
Riecher-Rössler, Anita, Prof. Dr. med., Psychiatrische Poli-klnik, Universitäts-spital Basel	AstraZeneca, Bristol-Myers Squibb, Eli Lilly, Janssen-Cilag, Sanofi-Synthelabo	Hat von diesen Fir-men Honorare für Vor-träge und Beratungen (Consultancy) oder Forschungsunterstüt-zungen erhalten.
Sartorius, Norman, Prof. Dr. med. Dr. phil., Genf, seit 1999 Präsident der Euro-päischen Psychiater-Vereinigung (AEP). Gastprofessor an den Universitäten Genf, Prag, Zagreb und an-deren Universitäten in Europa, den USA und China	Eli Lilly, Janssen, Lundbeck, Pfizer, Servier, Wyeth	War Berater (Consul-tant) dieser Firmen und/oder erhielt von ihnen Honorare für Präsentationen bei Meetings oder Sym-posien.
Waeber, Bernard, Prof. Dr. med., Chef-arzt der Abteilung für klinische Pathophy-siologie, Universitäts-klinik Lausanne	AstraZeneca, Bristol-Myers Squibb, Menarini, Merck, Novartis, Pfizer, Sanofi-Synthelabo, Servier, Takeda	War für diese Firmen als Berater (Consul-tant) tätig, erhielt per-sönliche Entschä-digungen oder war Empfänger von Zu-schüssen. Besaß Aktien von Novartis, Pfizer und Roche.
Weller, Michael, Prof. Dr. med., Direktor der Neurologischen Klinik und Poliklinik des Uni-versitätsspitals Zürich	Essex Pharma, Merck Darmstadt	War Berater dieser Firmen und hat für sie Vorträge gehalten.

Ärzte- und Konzernregister

3M Medica 248
Abbott 248
Adli, Mazda 127
Aerocrine 250
Allergan 248
Almirall 248
Altana 250
Amersham 251
Amgen 254
Anghelescu, Ion G. 127
Angst, Jules 127
Applied Biosys 261
Arntz, Hans-Richard 250
Arolt, Volker 158
Asta Medica 248
AstraZeneca 203
Auricchio, Angelo 267
Aventis Centeon 254
AWD Pharma 252
Baghai, Thomas C. 250
Bandelow, Borwin 127
Baron, Ralf 250
BASF 248
Bauer, Michael 127
Baumann, Pierre 267
Bayer 30, 207
Berlex/Schering 261
Berlin Chemie 248
Biogen Idec 251, 254
BMS 107. 211
Boehringer Ingelheim 248
Böhm, Michael 98, 250
Braus, Dieter 127
Bristol-Myers Squibb
  (BMS) 107, 211
Buhl, Roland 250

Burmester, Gerd R. 251
Busse, Otto 251
Cardiome Pharma 260
Celgene 253
Cephalon 251
Cerny, Thomas 106
Chugai 253
Cordes, Joachim 166
Crion 252
Daiichi Sankyo 257
Danek, Adrian 251
Desitin 252
Deuschl, Günther 252
Dibropharm 262
Diener, Hans-Christoph 187,
  252
Dobmeier, Matthias 128
Dominiak, Peter 91, 252
D-Pharm 248
Eisei 248
Elan 251
Eli Lilly (Lilly) 115, 220
Elsevier 251
Endopharmaceutical 250
Erbguth, Frank 252
Erdmann, Erland 253
Erfurth, Andreas 128
Essex 251
Evers, Stefan 253
Falk 261
Ferring 261
Fetter, Michael 253
Finzen, Asmus 7
Fleischhacker, Wolfgang 264
Fresenius 248
Gaebel, Wolfgang 164, 253

269

Genizon 261
Genzyme 250
Giagounidis, Aristoteles 253
GlaxoSmithKline (GSK) 50, 214
Gnant, Michael F. 264
Goette, Andreas 254
Gold, Ralf 254
Grass, Guido 154
Greil, Waldemar 128
Grünenthal 248
Grunze, Heinz 128, 254
GSK 50, 214
Haberl, Roman 254
Hallek, Michael 254
Hamann, Gerhard F. 255
Hand, Iver 255
Hanefeld, Markolf 175, 255
Heinen, Florian 255
Hennig 253
Hexal 251
Hippius, Hanns 128
Hochhaus, Andreas 109, 256
Hoelzer, Dieter 256
Hohnloser, Stefan 256
Hölzel, Dieter 105
Hoyer, Joachim 96
Huber, Johannes 264
Huber, Kurt 264
Hufnagel, Andreas 256
Innogenetics 251
Ipsen 252
Jäger, Ulrich 265
Janssen-Cilag 196, 248
Johnson & Johnson 248
Jost, Wolfgang 257
Kasper, Siegfried 171, 265
Kiowski, Wolfgang 104, 267
Kirchhof, Paulus 257
Kleber, Franz 257
Kolloch, Rainer 98, 257
Kreutz, Reinhold 99, 257
Kühn, Kai-Uwe 162
Lambert, Martin 129, 258

Lemke, Matthias 129
Licher 251
Lilly 115, 220
Löwe, Bernd 258
Lübbert, Michael 258
Ludvik, Bernhard 134
Ludwig, Heinz 265
Ludwig, Wolf-Dieter 9
Lüscher, Thomas 104, 267
Maier, Wolfgang 163, 258
Matthaei, Stephan 71, 258
Mäurer, Mathias 258
May, Arne 259
Medac 258
Medice 251
Medtronic 250
Meinertz, Thomas 259
Merck Darmstadt 253
Merck, Sharp & Dohme
   (MSD) 224
Merckle 251
Merz 251
Messer, Thomas 170
MGI Pharma 258
Möller, Hans-Jürgen 129, 148,
   259
Motz, Wolfgang 99
MSD 224
Mundipharma 250
Naber, Dieter 129
Novartis 228
Novo Nordisk 248
Oertel, Wolfgang H. 259
Organon 250
Ottmann, Oliver 259
Paion 248
Parke-Davis 248
Pfaffenrath, Volker 259
Pfizer 233
Pfreundschuh, Michael 259
Pfützner, Andreas 182, 260
Pharmacia & Upjohn 248
Pierre Fabre 248

Putzhammer, Albert 129
Rahn, Karl Heinz 99, 105, 260
Ravens, Ursula 260
Reiners, Karlheinz 260
Ribosepharm 254
Riecher-Rössler, Anita 268
Riedel, Michael 134, 152
Roche 239
Röther, Joachim 260
Rump, Lars Christian 99, 261
Sachs, Gabriele 129
Sankyo 248
Sanofi-Aventis 91, 243
Sartorius, Norman 268
Sass, Henning 130
Sauer, Heinrich 156
Schacky, Clemens von 185, 261
Schaper & Brümmer 248
Schering Plough 250
Schering 248
Schernthaler, Guntram 266
Schmauss, Max 130, 169, 261
Schönhöfer, Peter S. 161
Schreiber, Stefan 261
Schreiber, Wolfgang 130
Schwarz 250
Schwenkhagen, Anneliese 262
Serono 251

Servier 248
SKB Pharma 251
Sliwka, Ulrich 262
Solvay 248
Spitzer, Manfred 134
Standl, Eberhard 262
Steinbeck, Gerhard 262
Steinhoff, Bernhard 262
Stilgenbauer, Stephan 263
Straube, Andreas 263
Takeda 253
TEVA 254
Trenckmann, Ulrich 134
UCB 251
Vogelmeier, Claus 263
Volz, Hans-Peter 130
Waeber, Bernard 105, 268
Walden, Jörg 130
Washeim, Heike-Ariane 130
Weber & Weber 248
Weller, Michael 268
Wörwag Pharma 260
Wyeth 248
Yamaguchi 248
Zambon 250
Zeymer, Uwe 263
Zidek, Walter 100, 263
Zielinski, Christoph 106, 266

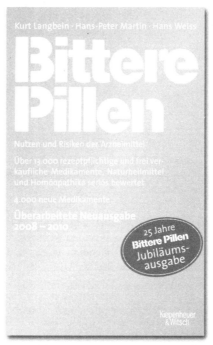

Kurt Langbein, Hans-Peter Martin, Hans Weiss. Bittere Pillen.
Nutzen und Risiken der Arzneimittel. Broschur

Dieses Buch ist kein Buch gegen Medikamente. Im Gegenteil. Durch die gezielte Beurteilung versteht es sich als Buch für den sinnvollen Gebrauch von Arzneimitteln – egal ob es sich um konventionelle oder alternative handelt.

»Eine Orientierungshilfe für Patienten, aber auch für Ärzte.«
Rheinisches Ärzteblatt

Neu: **www.bittere-pillen.de**
Unabhängig. Kritisch. Kompetent. Werbefrei

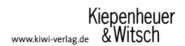

www.kiwi-verlag.de